GUSTAV HOFMANN

EXPERIMENTELLE GRUNDLAGEN DER MULTIFAKTORIELLEN GENESE DER SCHIZOPHRENIE

EXPERIMENTELLE GRUNDLAGEN DER MULTIFAKTORIELLEN GENESE DER SCHIZOPHRENIE

UNTER BESONDERER BERÜCKSICHTIGUNG DER ZWILLINGSFORSCHUNG UND DER STOFFWECHSELFORSCHUNG

VON

DR. GUSTAV HOFMANN
OBERARZT DER PSYCHIATRISCH-NEUROLOGISCHEN UNIVERSITÄTSKLINIK WIEN
(VORSTAND: PROF. DR. HANS HOFF)

MIT 9 TEXTABBILDUNGEN

IN KOMMISSION
WIEN, SPRINGER-VERLAG, 1963

ISBN-13: 978-3-211-80642-5 e-ISBN-13: 978-3-7091-7915-4
DOI: 10.1007/978-3-7091-7915-4

INHALTSVERZEICHNIS

I. Einleitung

Der Begriff der multifaktoriellen Kausalität der Schizophrenie ist auf den verschiedensten Ebenen der Schizophrenieforschung aufgestellt worden (4, 8, 9, 11, 20, 22, 53, 55, 56, 57, 107, 109, 116, 169, 181, 186)

Im Bereich der klinisch-psychopathologischen Richtung, die die Grundlagen für diesen Begriff aus langjährigen Nachuntersuchungen schizophrener Patienten, einer genauen psychopathologischen und phänomenologischen deskriptiven Methodik, und im Hinblick auf die Therapiemöglichkeit gewonnen hat, steht dieser Begriff auf dem Boden einer synoptischen ganzheitlichen Anschauungsweise. Diese Auffassung erwuchs, historisch gesehen, aus der Ablehnung extremer Standpunkte — hier reine Heredität, dort reine Psychogenie der Schizophrenie. Die Auffassung von einer multifaktoriellen Genese der Schizophrenie hat ihre erkenntnistheoretische Fundierung in den grundlegenden Arbeiten von *Driesch* (113) und *Müller-Suur* (312) zu diesem Thema gewonnen, die der Ganzheitspsychologie ihren Schlagwortcharakter genommen haben. (7)

Die klinische Erfahrung begründete und bestärkte diese Ansicht. Bei jedem Einzelpatienten ist immer eine Verknüpfung von Faktoren der verschiedensten Ebenen des menschlichen Seins an der Auslösung der schizophrenen Psychose, an der Ausprägung der Symtomatologie und am weiteren Schicksal des erkrankten Menschen beteiligt. (7, 20, 22, 56, 109, 133, 181, 203, 206, 305, 317, 324, 455)

Nun haben auch die Ergebnisse der Therapie — von somatischen Behandlungsverfahren älterer Prägung, der modernen psychopharmakologischen Richtung bis zu psychotherapeutischen Bemühungen im weiteren Sinn — gezeigt, daß ein Behandlungsverfahren *allein* nicht imstande ist, eine optimale therapeutische Beeinflussung zu erreichen. (12, 13, 14, 15, 16, 17, 18, 21, 30, 36, 50, 67, 139, 147, 158, 183, 184, 190, 191, 213, 330)

Die gedankliche Schwierigkeit bestand jedoch darin, die Faktoren auf den verschiedensten Ebenen menschlichen Seins in eine Beziehung zu einander zu setzen und in ihrem jeweiligen Stellenwert für den Menschen in der einbrechenden Psychose zu erkennen.

Die existentielle oder daseinsanalytische Betrachtungsweise zum Beispiel hat mit der biochemischen Forschungsrichtung keinerlei Berührungspunkte, es scheint sich um völlig inkommensurable Tatbestände in den Ergebnissen beider Forschungsrichtungen zu handeln. Gerade diese Schwierigkeiten hat *Bertalanffy* (65) in seiner Arbeit über die offenen Kausalsysteme betont. Von der deterministischen Stufe des Anorganischen gibt es zunächst keinen gedanklich, methodischen und erkenntnistheoretischen Übergang zur finalen Betrachtungsweise im Biologischen.

Auch die Erstellung von Relationen und Korrelationen von Teilkausalfaktoren zum Gesamten des schizophrenen Prozesses ändert ohne ein übergeordnetes Bezugssystem, das die „biologische Wertigkeit“ der einzelnen Faktoren festlegt, zunächst nichts an dieser unüberbrückbaren Kluft. Verschiedene kategoriale Bereiche — im Sinne einer Schichtenlehre der menschlichen Persönlichkeit — lassen sich nicht miteinander in Beziehung bringen.

Es bleibt auch weiterhin so, daß das Leib-Seele-Problem folgerichtig nicht Gegenstand der Naturwissenschaften sein kann. Die Frage für unser Problem lautet also nicht dahingehend, wo die fehlenden Glieder in den hypothetischen Kausalketten, im gegenständlichen Falle innerhalb der Teilkausalfaktoren im multifaktoriellen Prozeß der Schizophrenie, aufzufinden wären. Verschiedene Beziehungen zwischen Emotionalität und Neurovegetativum oder hormoneller Steuerung lassen sich natürlich untersuchen, um nur einige Beispiele zu nennen.

Diesbezüglich hat auch die neue Stoffwechselforschung, nicht zuletzt in ihren Untersuchungen über die genetische Kontrolle, die Informationstheorie und die Beeinflussung des Stoffwechsels durch das chemische Milieu der Zelle im allgemeinen sehr interessante Aufschlüsse gegeben. (102, 398, 430)

Man kann also mit *Arnold* und *Hoff* (4, 8, 11, 20, 22) nur auf dem Standpunkt stehen, daß die biochemischen Vorgänge auf Zellebene, insbesondere im Zusammenhang mit ihrer genetischen Fixierung, mit gleicher Berechtigung als *ein* Aspekt des kranken Menschen untersuchbar sind, wie Untersuchungen im geistigen Bereich, und Untersuchungen über Umstrukturierung und Entdifferenzierung im psychischen Bereich.

Die biochemische Forschungsrichtung in der Psychiatrie, insbesonders im Rahmen der Schizophrenieforschung, ist noch ein junger Zweig der Wissenschaften, der sich um die Aufdeckung einer definierbaren Stoffwechselstörung der Krankheit Schizophrenie bemüht. Ihre Berechtigung nimmt diese Arbeitsrichtung heute nicht mehr aus spekulativen Vorstellungen über die „Somatose“ Schizophrenie, sondern aus den klaren Ergebnissen der Humangenetik, die die Schizophrenie als eine Erbkrankheit festgelegt hat. Zu dieser Frage gibt es heute kaum noch Gegenstimmen. Unter der Annahme eines Gendefektes muß aber nach den Ansichten der genetischen Chemie eine umgrenzbare Stoffwechselstörung auf zellulärer Ebene vorhanden sein.

Sicherlich sind in dieser Hinsicht, vor allem bezüglich der Ansatzpunkte solcher biochemischer Untersuchungen, noch manche Fragen offen, die dringend einer Klärung bedürfen.

Auf Grund der dargelegten einleitenden Erörterungen boten sich nun als experimentelle Grundlagen zu diesem Problem auf der einen Seite Untersuchungen von Zwillingspaaren, insbesondere an eineiigen Zwillingspaaren, als „Experiment der Natur“ an. Zwillingsuntersuchungen konnten in mancherlei großen und ausgezeichnet untersuchten Serien eine Reihe von Fragen der Genetik beantworten, sie brachten eine Fülle von Hinweisen auf die Rolle anderer Teilkausalfaktoren als die hereditäre Basis oder sie konnten zumindestens die Fragestellung für manches Problem näher und besser präzisieren.

Ein solches Vorgehen erweist sich auch vielleicht deshalb von Vorteil, um möglichst von einem subjektiv gefärbten Beobachtungsstandpunkt, der nie frei von persönlicher „Wertung“ sein kann, zu abstrahieren. Dazu ist es für das Kapitel der Zwillingsforschung unumgänglich notwendig erschienen, den erkenntnistheoretischen Standpunkt des Untersuchers zur „Schizophrenie-Frage“ und zu Fragen der Genetik kurz zu skizzieren.

Zur Problematik einer Stoffwechselforschung bei der Schizophrenie wird es nötig sein, die bestehende Literatur kritisch zu sichten und auf diesen Erfahrungen aufbauend, eigene Untersuchungen mit einem speziellen Ansatzpunkt zu unterbreiten.

Auch die „Biochemie der Schizophrenie“ hat eine Fülle von Daten erbracht, die kritisch auf ihren Gehalt und auf ihren Stellenwert im Konzept der multifaktoriellen Genese der Schizophrenie zu sichten wären.

Auch für diese Forschungsrichtung haben sich eine Reihe von erkenntnistheoretischen Voraussetzungen für die Möglichkeit biochemischer Forschung im Rahmen der „Schizophrenie-Frage“ aus der Klinik und sonstiger Grundlagenforschung herauskristallisiert.

Erst unter diesen Prämissen wird man imstande sein, methodisch einwandfreie Ansätze zu einer Stoffwechselforschung bei Schizophrenen zu gewinnen, die nicht von der übrigen, jahrzehntealten klinischen Erfahrung zum Problemkreis der Schizophrenie isoliert bleiben.

Erst dann wird man vorurteilsfrei die Ergebnisse der Stoffwechselforschung, genau so wie die Ergebnisse der Humangenetik, der Psychopathologie, Tiefenpsychologie, Pharmakospychiatrie und vieler anderer Disziplinen ernst nehmen und akzeptieren. Denn die Stoffwechselforschung bei Schizophrenen hat einen wichtigen Beitrag zu manchen Grundfragen in diesem Problemkreis zu liefern.

II. Zwillingforschung in der Psychiatrie

1. Allgemeine humangenetische Grundlagen:

Die großen Serienuntersuchungen und deren statistische Auswertung von (48, 75, 77, 87, 88, 89, 108, 121, 129, 155, 174, 196, 200, 201, 221, 224, 226, 227, 231, 245, 270, 293, 294, 367, 368, 378, 385, 387, 390, 413, 416, 436, 438) haben die Schizophrenie als eine Erbkrankheit dargestellt und ziemlich einheitlich mit einer Erkrankungswahrscheinlichkeit von 0,9 % (mit wenigen Ausnahmen, 88, 201) in der Gesamtpopulation festgelegt.

Der Vererbungsmodus wird von *Kallmann* (221, 222) als einfach-rezessiv angenommen. Eine gegenteilige Ansicht vertreten *Strömgren* (414) und *Slater* (387), die einen dominanten Erbgang postulieren.

Dabei vertreten *Böök* (89, 119) und *Slater* (386a, 387, 390) in letzter Zeit eher die Ansicht, daß es sich bei der Gruppe der Schizophrenien um eine Abweichung in einem Hauptgen handelt, die sich regelmäßig bei Monozygoten und seltenerweise auch einmal bei Heterozygoten manifestiert. Es wäre demnach der Vererbungsmodus einmal rezessiv, dann wieder dominant. Die Unterschiedlichkeit im Erbgang — vorbehaltlich einer diagnostischen Unterteilung der Gruppe der Schizophrenien nach diesen Gesichtspunkten — wird auf Grund einer „verminderten Penetranz" des Gens bei Heterozygoten erklärt. In der gleichen Arbeit gibt aber *Böök* (89) auch die Gründe dafür an, warum solche unterschiedliche Auffassungen über den Vererbungsmodus heute immer noch bestehen. Er glaubt dies letzten Endes auf die sehr unsichere Diagnosestellung zurückführen zu müssen, die auf Basis einer rein psychologischen Diagnostik allein keine brauchbare Grundlage für das Studium der Gen-Rekombinationen bei genealogisch-statistischen Untersuchungen bieten könne. *Sjoegren* (384a) hingegen hält alle bisherigen genetischen Daten für unzureichend, um eindeutig für einen bestimmten Vererbungsmodus der Schizophrenie eintreten zu können.

Es gelang jedoch niemals, auch nicht in subtilen Untersuchungen an Bevölkerungsisolaten, wie es besonders skandinavische Autoren beschrieben haben (88, 129, 270, 368, 414, 438), einen einfachen Mendel'schen Erbgang nachzuweisen. Die Erklärung dieser Diskrepanz — die heute nicht mehr befremdlich erscheint (77) — wurde durch Aufstellung von Begriffen wie wechselnde Expressivität, schwankende Penetranz von Genen versucht und es wurde gerade in letzter Zeit auch die Bedeutung von Modifikationsgenen für den unterschiedlich ausgeprägten phänotypisch sichtbaren Effekt von Hauptgenen diskutiert.

Diese Diskrepanz zum einfachen Mendel'schen Erbgang hat im Rahmen der Schizophrenieforschung im wesentlichen folgende Ursachen:

A) Es steht heute noch keine Möglichkeit zur Verfügung, im großen Stil die Heterozygoten, die nichterkrankten Träger des Erbmerkmales zu erfassen. Dieses Manko wird durch die Statistik der Morbiditätsraten in der Verwandtschaft schizophrener Patienten nur zum kleinen Teil ausgeglichen. (75, 77, 121,

128, 130, 135, 137, 142, 149, 166, 209, 222, 229, 231, 233, 245, 270, 294, 368, 370, 414, 430, 436, 438)

B) Man weiß heute, daß (abgesehen von einer polygenischen Vererbung) eine Reihe von „Milieuinformationen" und allgemeinen Reizen notwendig ist, damit jedwede, auch eine hereditäre Erkrankung sich manifestiert. (102, 230, 258, 398, 430)

C) Die Grundtatsachen der genetischen Chemie besagen aber auch, daß ein qualitatives Moment durch das Gen-Material festgelegt ist, während die quantitaven Verhältnisse im Zellmilieu (die nicht unbedingt genetisch fixiert sein brauchen, sogar häufiger exogene Ursachen für den Grad ihrer Ausprägung als Grundlage haben), für die „sekundären pathogenetischen" Mechanismen verantwortlich zu machen sind. (231, 258, 271, 398)

Das unter A) genannte Problem spezifiziert eine heute noch nicht überbrückbare Schwierigkeit jeder genealogisch-statistischen Untersuchung bei Schizophrenie. Dieses Problem wird sich erst mit Hilfe einer biochemischen faßbaren Basis-Störung der Schizophrenie lösen lassen, da man erst dann eine Möglichkeit zur Verfügung hätte, Methoden zur Erfassung der phänotypisch gesunden Heterozygoten, der nicht erkrankten Träger des Erbmerkmales auszuarbeiten. (*Böök* 89, *Sjoegren* 135).

Unter B) wird unter anderem das allgemeine Problem der Abhängigkeit der genetisch fixierten Störung von einem bestimmten Evolutionsniveau des Gesamtorganismus, von Einzelorganen oder Zellorganisationen angeschnitten.

Auch bei sehr gut untersuchten Erbkrankheiten, deren Gen-Defekt wie zum Beispiel beim Phenylbrenztraubensäure-Schwachsinn (257) heute faßbar und biochemisch gut fundiert ist, sind die letzten Ursachen der aus diesem Stoffwechseldefekt resultierenden organischen Demenz noch unbekannt. Gezielte therapeutische Maßnahmen, die auf Grund der Kenntnisse der durch den Gen-Defekt hervorgerufenen Stoffwechselabweichung möglich geworden sind, können ab einem gewissen Lebensalter nicht mehr zu einer Rückbildung der bestehenden Demenz führen, obwohl alle bekannten (phenotypischen) Stoffwechselabweichungen durch gezielte diätetische Maßnahmen rückgängig gemacht werden können.

Dies bedeutet aber, daß der Stoffwechsel-Defekt, zumindest in *einem* Aspekt seiner Auswirkungen, von einem bestimmten Evolutionsniveau der cerebralen Organisation abhängig ist. Der Gen-Defekt führt seinerseits nur in einem bestimmten Zeitabschnitt der ontogenetischen Evolution zu irreparablen und irreversiblen Läsionen.

Allgemein kann man sagen, daß die aufgezeigten Tatsachen letzten Endes die Grundlage der Organsspezifität, des Wachstums und jedweder Differenzierung der Zelle und von Zellorganisationen darstellen. (398, 430)

Die Tatsache, daß das Auftreten bestimmter psychopathologischer Symptome vom Lebensalter abhängig ist, sind ja allgemein bekannt. Besonders die Kinderpsychiatrie hat dazu mehrfach Stellung genommen. (236, 237, 247, 316, 323, 328, 372, 395, 401, 417, 418, 429)

In diesem Zusammenhang ist auch auf die Vorstellungen *Edinger's* (114) über einen Fermentaufbruch bei der Schizophrenie, der erst ab einem bestimmten Zeitabschnitt zu phenotypischen Veränderungen des Stoffwechsels

PRIMÄRE
SEKUNDÄRE
TERTIÄRE
(etc.)
PATHOGENETISCHE
MECHANISMEN
GENETISCHE
BASIS
GEGENREGULATIONEN
KRANKHEITS-
FOLGEN
„FEED-BACK"
PSYCHISCHER
SOMATISCHER
BEREICH
INTERAKTION:
MILIEU-
INDIVIDUUM
REAKTION AUF
VERÄNDERTE
BEDINGUNGEN
REAKTION
AUF
KRANKHEIT
„GEMEINSAME
ENDSTRECKE"
somatische Aspekte
BASIS-STÖRUNG
der
SCHIZOPHRENIE
psychische Aspekte
(?)
REPARATIONS-
MECHANISMEN
ENT-
DIFFERENZIERUNG
SOZIALER
RAUM
PERSÖNLICHKEITS-
ENTWICKLUNG
ABWEHR-
MECHANISMEN

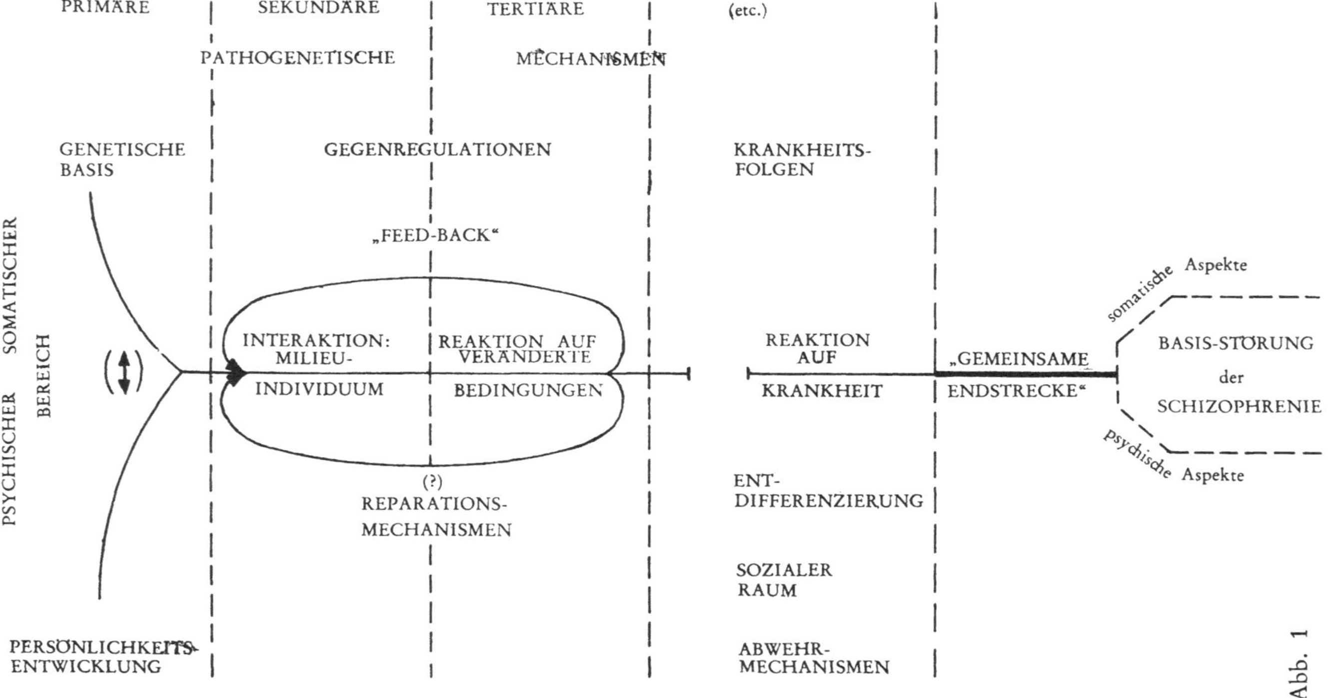

Abb. 1

und der cerebralen Leistung führt, hinzuweisen. Die dann sekundär veränderte Stoffwechselleistung zeigt sich auf Seite der erkrankten Persönlichkeit in entwicklungsabhängigen psychopathologischen Symptomen.

Unter C) bietet sich eine Erklärung dafür an, warum Hilfsbegriffe der Genetik wie Penetranz und Expressivität von Genen überhaupt notwendig sind.

Ob man von der Psychopathologie oder der Stoffwechselforschung seinen Ausgangspunkt nimmt, so werden alle Untersuchungen ihre Daten aus jenem Bereich entnehmen müssen, den man bereits vielfach als „gemeinsame Endstrecke“ bezeichnet hat. Dort münden eine Vielzahl von Faktoren ein, dort haben sie ihren komplexen Angriffspunkt. Was man beobachten kann oder was sich als „Ergebnis“ einer Untersuchung darbietet, ist zunächst — sicherlich für die Schizophrenieforschung — ein Faktum aus jenem Bereich der „gemeinsamen Endstrecke“.

2. *Begriff der multifaktoriellen Genese der Schizophrenie (Multikonditionalität)*

Als erstes nach der Erhebung eines Befundes wäre wohl die Frage und die vorurteilslose Beantwortung der Frage erforderlich, ob es sich in erster Annäherung überhaupt entscheiden läßt, inwieweit ein Faktum der ätiopathogenetischen Forschungsrichtung der Schizophrenie

a) etwas mit der hereditär begründeten Basis-Störung der Schizophrenie zu tun hat, oder ob es

b) nur eine von vielen Variablen einer jeweils einmaligen Persönlichkeitsentwicklung oder individuellen Stoffwechselregulation im einmaligen Lebensschicksal eines Individuum darstellt.

Diese Unterscheidung zwischen der direkten Abhängigkeit einer faßbaren Abweichung oder der indirekten Abhängigkeit von der genetischen Fixierung, so gut sie theoretisch zu formulieren ist, stößt dennoch in der Praxis — da ja *alle* Variablen in der Ätiopathogenese der Schizophrenie bis jetzt letzten Endes unbekannt sind — auf die größten Schwierigkeiten.

Als Hilfsbegriffe solcher methodischer Ansätze seien (entsprechend dem Diagramm) die primären, sekundären (tertiären etc.) pathogenetischen Mechanismen herangezogen.

Allgemeine Ansichten, was man sich unter jener „gemeinsamen Endstrecke“ vorzustellen habe, seien als erstes genannt.

Von der psychogenetischen Richtung herkommend, geht *Bellak* (57) in seiner Theorie von einem diagnostischen Kontinuum aus, in dem es fließende Übergänge vom „normalen Zustand“, über die Neurosen zum manisch-depressiven Krankheitsgeschehen und zu Schizophrenie gibt. Es steht bei *Bellak* (55) nicht nur der Gedanke an eine Einheitspsychose hinter dieser Ansicht, es sind sogar die Grenzen zwischen den Psychosen und Neurosen völlig verwischt. Er ignoriert damit natürlich auch eine einheitliche genetische Basis der Schizophrenie. Der gleichen Ansicht in nosologischen Fragen ist auch *Menninger* (304), siehe auch die Zusammenfassung. (283)

GEN-DEFEKT +
MILIEU
(psychodynamisch und chemisch)
REPARATIONSMECHANISMEN
(psychodynamisch und chemisch)
STÖRUNG DER KONTROLLMECHANISMEN
GEN-KOPPLUNG
MANIFESTE (STOFFWECHSEL-) STÖRUNG + GEGENREGULATION
UM- und MITWELT
ENDRESULTAT
(„SYMPTOM")
THERAPIEKONSEQUENZEN
(psychisch und somatisch)
KRANKHEITSFOLGEN
(psychisch und somatisch)

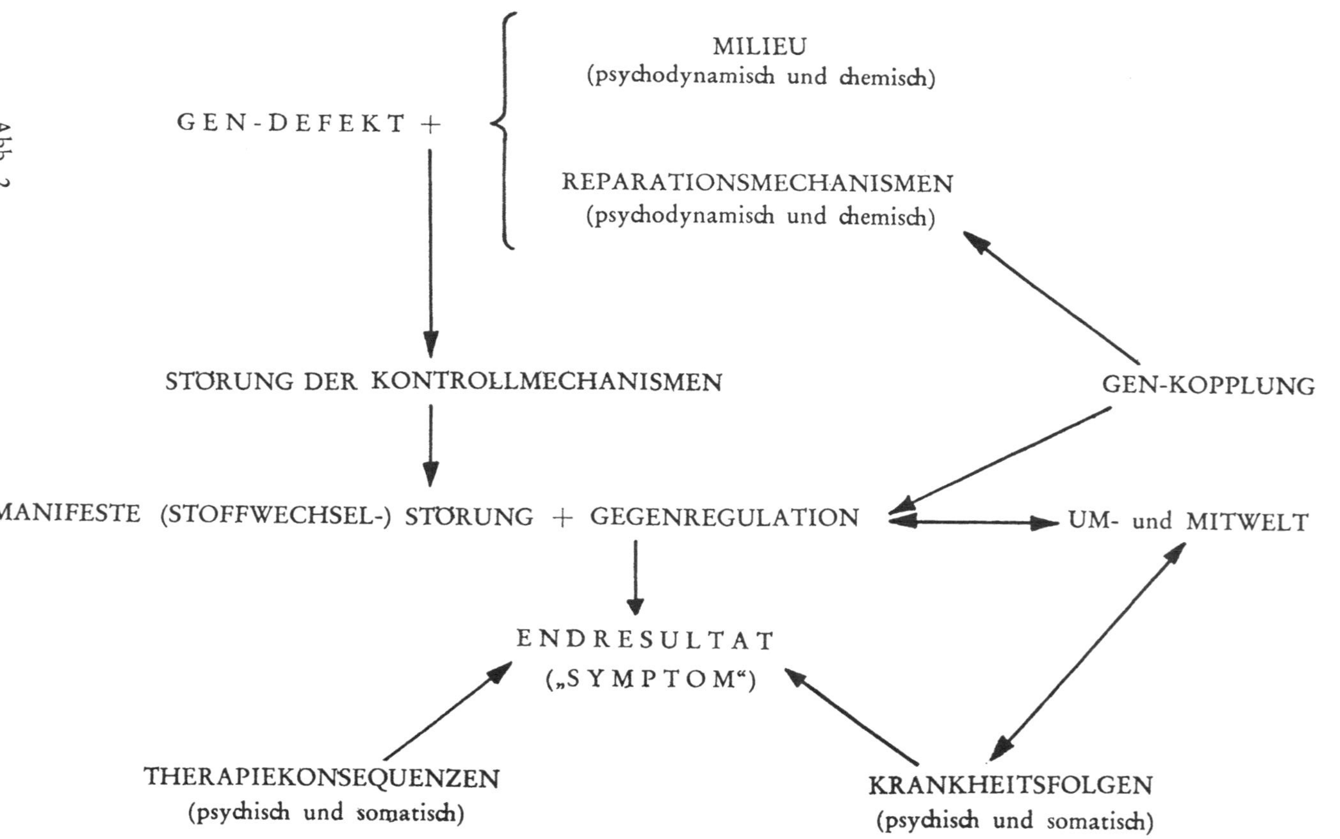

Abb. 2

Über Fragen der Nosologie siehe (10, 19, 57, 80, 181, 182, 200, 205, 267, 268, 269, 278, 279, 280, 303, 344, 358, 359).

Als Zwischenglied der Verflechtung chemischer und psychogener Faktoren sieht *Keupp* (244), *Bleuler* (80), aber auch *Bellak* (57) als brauchbare Arbeitshypothese das „General Adaptation Syndrome" nach *Selyle* (68, 140, 141, 214, 287, 375 — 377, 383) an.

Mehr von biologischer Seite her kommend unterscheidet *Richter* (344) zwischen der a) erblich fixierten Störung der Schizophrenie, b) sekundären Mechanismen, wie sie als somatische Folgeerscheinungen jeder Erkrankung, insbesondere als Stoffwechselveränderungen bei langjährigem Anstaltsaufenthalt auftreten, und zwischen c) Veränderungen, wie sie die Behandlung setzen kann.

Es wurde damit zum ersten Mal ein klarer Hinweis dafür gegeben, daß jeder erhobene Befund der klinischen Physiologie, der Chemie und Biochemie bereits einen Komplex aus verschiedenen Faktoren darstellt.

Ausgehend von der Hypothese von *Hoff* (20) über die multifaktorielle Genese der Schizophrenie, seien nun die eigenen Ansichten über das Wesen der „gemeinsamen Endstrecke" wiedergegeben, wie sie zum Teil bereits publiziert wurden. (22, 186)

Es sollte der Versuch unternommen werden, nicht nur von der somatischen oder psychischen Seite her an die Fassung dieses Begriffes heranzugehen. Es sollten vielmehr die den beiden Bereichen gemeinsamen Mechanismen in den Vordergrund der Betrachtung gerückt werden.

Als primären Faktor sehen wir in erster Linie den Gen-Defekt an. Darüber wurde im Kapitel über die allgemeinen humangenetischen Voraussetzungen gesprochen. Wir können diesen Gen-Defekt zwar auf Grund der Statistiken als existent annehmen, über Versuche mit biochemischen Methoden an ihn heranzukommen, sei im 2. Teil dieser Arbeit berichtet. Nach aller klinischen Kenntnis darf man aber wohl die Tatsache nicht übersehen, daß die phänotypische Ausprägung des primären Gen-Defektes a) von einem bestimmten Evolutionsniveau der cerebralen Organisation abhängig ist oder sich zumindestens die klassischen Verlaufstypen in der Kinder- und Jugendpsychiatrie aus eben diesem Grund nicht in gleicher psychopathologischer Ausprägung wie im Erwachsenenalter nachweisen lassen. Dafür sind ja letzten Endes entsprechend den Vorstellungen der genetischen Chemie einerseits gegenseitige Beeinflussungen mit anderen Gen-Komplexen („Gen-Wirknetze"), andererseits stimulierende und repressive Einflüsse des Zellmilieus (im Sinne eines operativen Systems, das sich in einem labilen Gleichgewicht erhält) verantwortlich. Wieweit die Einflüsse des Zellmilieus (ihrerseits genetisch fixiert) eine zwar komplexe, aber von vornherein determinierte conditio sine qua non darstellen, darüber gibt es heute nur spekulative Vorstellungen. Untersuchungen eineiiger Zwillinge sprechen eher gegen diese Ansicht. (Siehe auch Seite 25)

Daß aber Gen-Defekt und Milieu im allgemeinen eine Einheit darstellen (*Benedetti, Bleuler,* 89) ist ohne Zweifel. Wir glauben allerdings, daß schon in frühesten Lebensstadien — in jenem Lebensalter, das für die Ich-Strukturierung maßgeblich ist — (138) sich sicherlich bei den späteren Schizophrenen eine Abwehr auf das gestörte Familienmilieu bildet. Diese Abwehr würden wir als präformierte Abwehr- oder Reparationsmechanismen schon deshalb beschreiben, weil diese Mechanismen als im Lebensprozeß „geprägte Einstellungen“ auch die vorgebildete Basis für die in der einbrechenden Psychose mehr oder weniger suffiziente, jedenfalls als erstes (und als letztes in der Restitutionsphase) eingesetzte Abwehr und Gegenregulation darstellen.

Wieweit sich auch somatische Abwehrmechanismen im Zellmilieu gegen den Gen-Defekt, der sich noch nicht faßbar manifestiert hat, bilden, bleibe noch dahingestellt.

Über mögliche Gen-Kombinationen gibt es eine reiche Literatur (siehe Seite 22). In erster Linie sei an eine Kombination mit Oligophrenie (Propf-Schizophrenie) mit bekannt schlechter Prognose, dann an die Kombination mit manisch-depressivem Krankheitsgeschehen gedacht. Die letztere Kombination hat quoad Schub eine bessere Prognose als die übrigen Verläufe, die Rezedivneigung ist aber höher. Die Diskussion über die genetischen Verhältnisse ist noch im Gang. Wir selbst *(Arnold, Gastager, Hofmann,* 16a) haben eine diesbezügliche Studie in Vorbereitung. Über biochemische Ansätze in dieser Richtung siehe Seite 86. Dies wären vorerst echte Gen-Kombinationen. Inwieweit auch genetische Einflüsse über Veränderung des Zellmilieus auf das defekte Gen-Material indirekt wirksam sind, darüber gibt es wohl bei anderen hereditären Erkrankungen, nicht aber bei der Schizophrenie, gesicherte Befunde.

Alle Einflüsse zusammengenommen (Gen-Defekt, Milieu und primäre Abwehr, sowie Einflüsse im Rahmen eines „Gen-Wirknetzes“) führen sekundär zu einer Störung übergeordneter Kontrollmechanismen. Schon *Hoskins* (193), *Bleuler* und *Richter* (344) haben jene gestörte Homöostase als ein Zentralsymptom bei der schizophrenen Störung aufgefaßt. Letzten Endes lassen sich auch alle Vorstellungen über die Ich-Störung auf dem tiefenpsychologischen Sektor ebenso unter diesem Begriff subsummieren. Ob diese gestörte Homöostase im Bereich der Hormonregulation (340—342) übergeordneter Stoffwechselregulationen ganz allgemein liegt (28, 29, 344), sich als „psychosomatische Störung“ *(Bellak,* 57) widerspiegelt, darüber ist ebenfalls eine Diskussion noch im Gange. Hinweise für unsere eigene Ansicht einer Störung der Wasserstoffjonenbilanz auf dem biochemischen Sektor finden sich auf Seite 123. (189a)

In weiterer Folge kommt es zur manifesten Störung. Diese tritt bei Durchschlagen des Gen-Defektes aus bestimmten Ursachen (Penetranz des Gens in Abhängigkeit von der Entwicklung, von der Belastung oder von beiden zugleich) nach Insuffizientwerden der vorgebildeten Abwehr auf. Über Vorstellungen über eine Ergänzungsreihe zwischen Auslöser, oder besser „Belastungssituation“, und maskierten, noch nicht phänotypisch ausgeprägtem Gen-Defekt siehe Seite 47.

Daß auch hier, sozusagen auf peripherem Niveau, Einflüsse auch aus anderen (genetisch abhängigen) Bereichen wirksam werden können, wissen wir von den sogenannten Feed-back-Mechanismen der Stoffwechselforschung. (398)

Jedenfalls werden sich auch dagegen kompensatorische Regulationen einstellen. Diese werden sich sicherlich in erster Linie nach geprägten Reaktionsmustern bilden. Je nach der Schwere und Akuität des einbrechenden psychotischen Prozesses werden sie aber immer tiefere „Schichten" der menschlichen Persönlichkeit in Anspruch nehmen. Es werden mehr und mehr Primitivmechanismen eingesetzt werden müssen. (8, 9)

All dies mündet nun in den Gesamt-Kontext des „Symptoms" ein. Dabei fließen in dieses Symptom noch Folgeerscheinungen, wie sie eine allfällige Therapie erbringt, und auch Folgeerscheinungen der Krankheit im psychischen und körperlichen Sinne ein. (186, 344)

Sie alle führen das Endresultat, das manifeste Symptom herbei, das eine ganze Anzahl von Einzelfacetten besitzt.

Auch ist nicht zu vergessen, daß die Einstellung des Patienten auf die Krankheit, die Einstellung der Umgebung auf den durch die Krankheit veränderten Menschen, sowie geänderte Ernährungsbedingungen im Biologischen ebenso an der Ausprägung des Endresultates beteiligt sind.

Diese knappe Übersicht zeigt deutlich an, daß alle Forschung, die es mit dem Symptom zu tun hat, sich dieser Komplexität des „Endresultates" einer Entwicklung bewußt sein muß.

Und doch liegen im und hinter dem „Symptom" gewisse Züge, die vielleicht nur unter identischer oder spezifischer Belastung Details („kritische Details") erkennen lassen, an denen man einen Zugang über eine Unzahl von sekundären (tertiären usw.) pathogenetischen Mechanismen zu einer jeweils übergeordneten Störung findet.

Jedenfalls muß sich jede Forschung zur „Schizophrenie-Frage" darüber im klaren sein, an welchem Punkt dieses Entwicklungsprozesses sie ihre Untersuchungen ansetzt. Erst dann ist die Deutung und Beurteilung eines erhobenen Befundes für eine Ätiopathogenese der Schizophrenie sinnvoll.

Zur Abklärung der allgemeinen Frage der Interaktion von Milieu und Anlage in der Schizophrenieforschung — sofern man nicht bei der banalen Erkenntnis des Nebeneinanderbestehens beider Hauptfaktoren stehen bleiben will — kann man nur von zwei voneinander grundverschiedenen methodischen Ansätzen ausgehen.

a) Nur die genealogisch-statistische Methode und die erfaßbaren Korrelationsbeziehungen der verschiedenen psychischen und körperlichen Faktoren (Auslösemechanismen, psychodynamische Konstellationen, konstitutionspathologische und andere pathoplastische Faktoren), die an der Auslösung, der psychopathologischen Ausprägung und am weiteren Verlauf der schizophrenen Psychose und am weiteren Lebensschicksal des erkrankten Menschen beteiligt sind, zum Gesamtbild der Krankheit Schizophrenie, kann in der Lage sein, etwas über den Stellenwert der Einzel-Faktoren zum Krankheitsprozeß auszusagen.

b) Damit jedoch überhaupt die Möglichkeit besteht, z. B. psychodynamische Faktoren in den Rahmen solcher korrelationsstatistischer Untersuchungen einzubeziehen, war es zunächst nötig, aus der Fülle der persönlichkeitsspezifischen, also je-einmaligen Faktoren eine gewisse Typisierung und Generalisierung vorzubereiten. Ansonsten wäre die Zahl solcher Faktoren so zahlreich, wie das Leben jedes Einzelnen vielfältig ist.

Da gerade die letztere Thematik grundsätzliche Probleme der Nosologie und der ätiopathogenetischen Theorienbildung berührt, sei sie als erstes besprochen.

3. Allgemeine Theorienbildung zur Ätiopathogenese der Schizophrenie

Die Theorienbildung der psychogenetischen Richtung muß aus dem Mutterboden der „verstehenden Psychologie" (171, 205) erwachsen. Sie mußte Einzelschicksale betrachten, wollte sie nicht nur banale Ergebnisse zeitigen. Die verschiedenen Schulen der verstehenden Psychologie haben nun ein sehr gutes Verständnis für die Verflechtung psychodynamischer Elemente am inhaltlichen Aufbau der schizophrenen Psychose erbracht. Es sind Einzeldarstellungen mit großartiger Einfühlung in den psychologischen Prozeß, die persönlichkeitsabhängige Entwicklung von Symptomen und Reaktionsbildungen. An Hand solcher subtiler Pathographien bestand freilich keine Möglichkeit einer statistischen Auswertung, und wo sie erbracht wurde, blieb sie der geringen Zahl wegen irrelevant. (69, 70, 71, 161, 176, 282, 314, 349, 373, 406, 407, 408, 419, 448, 454, 456)

Dennoch hat diese Richtung einige grundsätzliche Fragen zu beantworten vermocht; die Aufstellung einiger solcher Typisierungen wird in weiterer Folge sehr wohl als Grundlage für solche statistische Untersuchungen dienen können. Die Stellung der „Mutter des Schizophrenen", die Bedeutung frühkindlicher Traumata, und der frühkindlichen Entwicklung überhaupt, wurden jedenfalls durch die Arbeiten der tiefenpsychologisch orientierten Richtung zum Allgemeingut der Psychiatrie. (5, 6, 32, 34, 35, 58, 92, 117, 125, 136, 145, 163, 180, 208, 247, 284, 285, 299, 332, 339, 352, 355, 409, 425)

Aus dem großen Kreis der Theorienbildung der mehr psychogenetisch orientierten Schulen seien einige genannt. Eine gute Übersicht findet sich bei *Bellak.* (57)

Schon *Freud* (144) weist auf die Bedeutung der Regression, auf den Rückzug der Libido von der Objektwelt hin, wobei er das paranoide Syndrom im Auge hatte. Die *Sullivan*-Schule zeigt an den unrealen Objektbeziehungen und aus autistischen und praelogischen Tendenzen in kindlichen Psychosen eine Entwicklungsstörung an. (45, 419, 422, 426) Aus der *Jung*-Schule kommen Arbeiten (115, 212, 326) über die archetypischen Inhalte in der Psychose und die Überwältigung der Schizophrenen durch archetypische Inhalte seiner „persönlichen Religion". *Rosen* (349) und *Sechehaye* (373) geben Beispiele für den „Symbolwert und die Erlebnisverwandlung" bei Schizophrenen.

Dezidiertere Aussagen über eine, im eigentlichen Sinne qualitative Veränderung der Ich-Struktur ergeben sich bei *Federn* und seinen Schülern, zusammengefaßt bei *Weiß* (138), bei *Eisler* (119) und bei *Bellak* (58).

Ausdrücklich auf eine genetische Basis weisen *Hartmann* (176) und *Rado* (333) hin. *Hartmann* (176) glaubt (in der Interpretation von *Bellak,* 58), daß ein hereditärer Defekt im Perzeptionsapparat, in der Intelligenz usw. zu einer schlechten Ego-Strukturierung und damit zur Psychose führe.

Bellak (57) äußert sich vorsichtiger, wenn er meint, daß eine „Reihe der verschiedensten Faktoren über eine gemeinsame Endstrecke sowohl zur Ich-

Störung als auch zur Psychose führe." Aus dem Konzept der gemeinsamen Endstrecke, auf das wir noch einigemale werden zurückkommen müssen, wird seine Ablehnung der hereditären Basis der Schizophrenie für das Gros der schizophrenen Psychosen höchstens aus nosologischen Gründen verständlich.

Rado (333) sieht sogar den „schizo-typ" als genetisch fundiert an, und erklärt die manifeste Psychose als eine „schizotypische Desintegration". Er stellt damit allerdings einen Konstitutionstypus in einen direkten Zusammenhang mit der schizophrenen Psychose und ihres Erbhintergrundes, wogegen man Bedenken anmelden kann. (Siehe Seite 21)

Bei den tiefenpsychologisch orientierten Schulen, aber auch in der daseinsanalytischen Richtung wird das Wesen der schizophrenen Psychose (oder überhaupt jeder Psychose, je nach Anschauung) in einer Sprengung des Ichs oder der Einheit des Seins durch eine persönlichkeitsspezifisch determinierte Erlebnissituation gesehen. Die Schizophrenie ist damit nichts anderes als eine sehr summarische Verhaltensweise. Auch der gesamte Behaviourismus (433) und die russischen Schulen (392), deren nahe Verwandtschaft auf dem letzten Weltkongreß für Psychiatrie zu erkennen war, gehen in dieselbe Richtung.

E. Bleuler (73) sah die Grundstörung der Schizophrenie in einer Lockerung der Assoziationen.

Stransky (410, 411) hat mit der Formulierung der intrapsychischen Ataxie erstmals ein formales Element in den Vordergrund der Betrachtung gerückt.

Ebenso ist *Berze* (66, 170—172) zu nennen, der die Schizophrenie als eine Störung der Basis-Funktion alles Erlebens ansah. Er kam zu dem Begriff der primären Insuffizienz der psychischen Aktivität, deren Grundlagen die Hypotonie des Bewußtseins darstellt. Nicht von ungefähr hat diese begriffliche Fassung auch für die Unterscheidung zwischen Prozeß- und Defekt-Schizophrenie eine große Bedeutung erhalten.

Weitere Literatur findet sich bei (7, 57, 132—134, 203, 248, 249, 262, 300, 305, 312, 317, 356, 362, 363, 364, 365, 371, 379, 399, 421, 423, 457.)

4. Die nosologische Frage

Eine weitere Grundfrage wäre das Problem der Krankheitseinheit der Schizophrenie, sowie die nosologische Einordnung einiger ihrer Untergruppen und Sonderformen.

Diese Frage war schon deshalb immer aktuell, weil ein großer Teil der Zwillingsstudien auch aus der Fremdliteratur bekannt gewordene Psychosen zusammenfaßte und an dem gesammelten Material die statistische Auswertung vornahm. (201)

In diesem Zusammenhang wurde immer wieder die Frage der diagnostischen Zuordnung im Einzelfall aufgeworfen. (10, 19, 57, 80, 201, 344, 358)

Auf dieses Problem, das ein allgemein-psychiatrisches ist, soll allerdings nur in dem Sinn eingegangen werden, als exakte Daten aus der Genetik und der Zwillingsforschung vorliegen, die eine Stellungnahme für oder gegen die Einheitlichkeit der Krankheit Schizophrenie, sowie für die diagnostische Zuordnung ihrer Untergruppen und Sonderformen möglich macht.

Zu allererst gibt es eine Reihe von Publikationen, die sich mit der Zugehörigkeit mancher „Rand- und Sonderformen“ (wobei dieser Terminus bereits eine bestimmte Anschauung präjudiziert) zur Gruppe der Schizophrenien beschäftigt.

Von genetischer Seite wurde von *Knoll* (259) die Frage der Zugehörigkeit der akuten tödlichen Katatonie auf Grund ihres Familienbildes, von *Arnold* (3, 31) auf Grund der klinischen Psychopathologie geklärt. (194, 275)

Wesentlich schwieriger erscheint auch heute noch die Zuordnung mancher Formen der Involutionspsychosen (256), der „Spätschizophrenien“ oder der paranoiden Entwicklungen. *Knoll* (260) meint sie der Schizophrenie zuordnen zu müssen und erklärt die genetische Basis aus dem Hereinspielen von Elementen des manisch-depressiven Krankheitsgeschehens. Dieser Ansicht widerspricht *Elsässer.* (121) Er stellt für die Gruppe der „Legierungspsychosen“ (gleichzeitiges Auftreten von schizophrenen und MDK-Radikalen) eine einheitliche Vererbung fest. *Kalmann* allerdings sieht in seinem großen Zwillingsmaterial keinen einzigen Fall, wo manisch-depressives Krankheitsgeschehen und Schizophrenie bei zwei Probanden eines Zwillingspaares aufgetreten wäre. (219, 223)

Slater (385—390), *Allen* (39) rechnen die Gruppe der Paraphrenien auf Grund ihrer unterschiedlichen Erblichkeit nicht zur Kerngruppe der Schizophrenien. *Stenstedt* (400) meldet bezüglich der Einheitlichkeit der Involutionspsychosen Bedenken an.

Für die paranoiden Entwicklungen in senio und für den Großteil der Alterspsychosen rücken *Kay & Roth* (243), *Knoll* (260) und *Schulz* (366) psychodynamische Momente in den Vordergrund der Ätiopathogenese. *Funding* (151) hat an 152 Fällen eine Morbiditätsrate der Angehörigen von Patienten mit paranoiden Entwicklungen im Alter erfassen können, die höher ist als in der Durchschnittsbevölkerung, aber deutlich niedriger liegt als bei Angehörigen schizophrener Patienten.

Das Ergebnis von *Funding* (151) und wahrscheinlich eine Reihe ähnlicher Feststellungen über die genetische Basis mancher Sonderformen der Schizophrenie lassen sich wohl nur so erklären, daß es sich bei dem untersuchten Krankengut um ein diagnostisch uneinheitliches Material gehandelt haben dürfte. (274, 335, 400)

Strömgren (415) unterscheidet zwischen Prozeß-Schizophrenien und schizophrenieformen Psychosen, *Leonhard* (280) zwischen systematischen und unsystematischen Schizophrenien. Beide sehen eine Verschiedenheit im Erbgang. *Leonhard* und *Schulz* (274—277, 280) betonen, daß durch ihre Art der nosologischen Klassifizierung eine bessere statistische Korrelation zum Erbgang und zu phänomenologisch ähnlichen Psychosen in den Familien erreicht würde.

Eine allgemeine Diskussion über die verschiedensten diagnostischen Ordnungen, die von Schule zu Schule wechseln, kann hier nicht durchgeführt werden. Für das anglo-amerikanische Schrifttum findet sich diese Frage bei *Bellak* (57) behandelt. Für den deutschsprachigen Raum sei auf die Zusammenfassungen von *Bleuler* verwiesen. Außerdem siehe (200, 283, 358, 412, 457)

5. *Korrelation von Einzelfaktoren zum Gesamt des schizophrenen Prozesses*

Im Rahmen der statistischen Methoden versucht man nun zuallererst, ein Register der „auslösenden Faktoren“ aufzustellen, und die Einzelfaktoren in eine Korrelation zum Gesamtmaterial, zur Diagnose und Prognose der schizophrenen Psychose zu bringen. Da es sich um rein deskriptive faßbare Faktoren handelt, ist eine Systematisierung schwer durchführbar. Aus der gesamten Fülle der jeweils dem Einzelschicksal zugehörigen Auslösemechanismen läßt sich nur in einer groben Übersicht der Sektor der psychischen Auslösung trennen. (1, 8, 15, 57, 101, 123, 146, 165, 195, 200, 202, 220, 232, 234, 239, 252, 266, 281, 288, 301, 306, 307, 311, 320, 334, 343, 353, 354, 355, 369, 384, 386, 389, 391, 396, 424, 431, 441, 443, 447, 449)

Die gesamte Richtung weist jedoch neben der Fülle der verschiedentlich und jeweils andersartig versuchten tabellarischen Übersicht eine erstaunliche Tatsache auf.

Die Gesamtsumme aller Korrelationskoeffizienten der Einzelfaktoren liegt auch beim gleichen Autor über 1,0. (15) Dies bedeutet aber, wie es auch verschiedentlich interpretiert wurde, daß auslösende Faktoren in einer Vielzahl beim Individuum wirksam sind und sich überschneiden müssen. Damit wurde die Frage des Zusammenhanges, des ursächlichen Konnexes der Teilkausalfaktoren zum Gesamt des schizophrenen Prozesses erneut aufgeworfen.

Manche Autoren vertreten auf Grund solcher Statistiken die Auffassung, daß eine Reihe von Auslösemechanismen oder sonstigen konstitutiven Elementen nur in einer sehr schwachen Korrelation zur schizophrenen Psychose stünden. (59, 60, 72, 74, 143, 207, 310, 313)

Dabei sei als erstes der Konstitutionstyp in seiner Beziehung zur Schizophrenie genannt. Die Diskussion über die Kretschmer'sche (263) Typenlehre wurde von *Conrad* (103) in veränderter Form (Bipolarität) fortgesetzt. *Jaspers* (205) hat dazu eine eingehende Kritik geschrieben.

Die Kardinalfrage blieb allgemein unbeantwortet, wie man sich die Rückführung der geschilderten Körperbautypen auf ein einfaches biologisches Prinzip oder biologisches System vorzustellen habe, das dann seinerseits durch ein einziges Gen (oder eine Genkombination) vererbt werden könne. *Conrad* (103) hat dies mit der Aufstellung der Hypothese von den „konservativen und propulsiven Entwicklungstendenzen“ — die den beiden Kretschmer'schen Haupttypen entsprechen — versucht. Im Rahmen größerer statistischer Untersuchungen stellt noch 1950 *Kline* (250, 251, 253, 442) eine positive Korrelation des Körperbautypus (mesomorph) zur Prognose der Schizophrenie her.

Jedoch haben schon *Bleuler* (80, 81) und eine Unzahl anderer Nachuntersucher sowohl für den leptosomen Typus (54, 59, 64, 76, 162, 295) als auch für den Typus der Introvertierten (60, 72, 74, 143, 207, 310, 313, 337) keine über eine Normalverteilung hinausgehende Korrelation angeben können.

Arnold (7) meint sogar, daß kritische Lebenssituationen, psychodynamische Konstellationen, die ihrerseits als chronische „Stress-Situationen“ an der Auslösung der Psychose mitwirken, in ihrem Entstehen schon präpsychotisch durch die spezifisch veränderte Erlebnisweise auf der hereditären Basis eines genetischen Defektes zumindest mitverursacht, wenn nicht zur Gänze bedingt sind.

Diese Auffassung stellt wohl die weitestgehende Ansicht über die Interaktion von Anlage und Milieu dar. Eine mögliche „Rückwirkung des Milieus" im allgemeinen Sinn (psychodynamisch oder chemisch auf Zellebene gesehen) auf das Genmaterial selbst ist heute noch durchaus unbewiesen. Zur Diskussion stünde einzig und allein die Rückwirkung des Milieus auf das Genmaterial in dem Sinne, daß es zur Blockierung der phänotypischen Ausprägung kommen kann. In Analogie dazu seien Therapieversuche und -möglichkeiten bei hereditären Erkrankungen (*Vogel*, 430) angeführt.

Vielleicht liegt allerdings der Grund zu manch ähnlichen Mißverständnissen darin, daß die großen humangenetischen Statistiken persönlichkeitsspezifische Faktoren nur in einer ziemlich weitgehenden Generalisierung und Abstraktion in den Rahmen ihrer Untersuchungen einbeziehen konnten. Die diesbezügliche Diskussion mit den tiefenpsychologisch orientierten Schulen wurde bereits genannt.

Untersuchungen über Sonderdispositionen: Akromegaloid (84, 188, 254, 255, 374, 394, 420, 432), Infantilismus (41, 82, 94), Schilddrüsenstörungen und Schizophrenie (46, 82, 264, 308, 435), „recurrent schizophrenia" (189), sowie periodische Katatonie (164a, 164b) bedürften einer gesonderten Besprechung. (37, 38, 41, 91, 99, 122, 178, 189, 241, 242, 253a, 272, 273, 286, 309, 340, 341, 342, 344, 402, 403, 404, 444, 445, 446, 451)

Andere seltene Kombinationen der Schizophrenie mit amyotropischer Lateralsklerose (336), Schilddrüsenerkrankungen, vererbter Synkinesien, symptomatischem Delir (82) und andere (112, 118) seien nur am Rande erwähnt. Die Beurteilung solcher seltener Kombinationen dürfte wohl nur als Koinzidenz möglich sein.

Untersuchungen über eine Koppelung der Schizophrenie mit der Oligophrenie und mit „mental retardation" (40, 93, 173, 217) könnten sehr gut unter dem Aspekt einer bestimmten Genkoppelung gesehen werden.

Für die Endokrinopathien wird von *Bleuler* (60a, 80, 82) eine mehr oder weniger spezifische Beeinflussung des schizophrenen Prozesses angenommen. Bei manchen seiner Schilderungen könnte man annehmen, daß *Bleuler* (82) auch an das Vorliegen von Phänokopien durch die bestehende Endokrinopathie, durch die vorliegende Stoffwechselstörung in diesem Syndrom und durch das endokrine oder diffuse organische Psychosyndrom denkt.

Wir selbst konnten bei einzelnen Endokrinopathien (Akromegaloid- und Sheehan-Syndrom (99, 188) sehr wohl feststellen, daß die endokrine Erkrankung an und für sich, aber auch die entsprechende Hormontherapie in dem einen Fall, einen modifizierenden Einfluß auf den Verlauf der Psychose hatte. Es hat auch die somatische Erkrankung mit ihren ziemlich weitreichenden Folgen einen enormen, allerdings rein exogenen Einfluß in dem Wechselspiel zwischen Milieu und Patient, zwischen Patient und persönlichkeitsspezifischer Stellungnahme zur Erkrankung, insbesondere in der Restitutionsphase nach abgelaufenem schizophrenen Prozeß ausgeübt.

Es war außerdem in beiden eigenen Fällen, die ein deutliches diffuses organisches Psychosyndrom hatten, festzustellen, daß manche psychotische Symptome auf Grund der Senkung des allgemeinen cerebralen Niveaus sowohl modifiziert waren, als auch vielleicht manchesmal schwerer erkennbar waren.

Der eigengesetzliche schubweise Verlauf der paranoiden Schizophrenie war jedoch sicherlich beim Sheehan-Syndrom unserer Meinung nach das entscheidende pathoplastische Moment.

Nun wäre letztlich noch zur sogenannten Prädisposition (in Analogie zu den heute stark vertretenen genetischen Untersuchungen zur Krankheitsdisposition allgemeiner Natur, 204) Stellung zu nehmen.

Es wurde bereits die Ansicht von *Slater* (390) mitgeteilt, wonach Unklarheiten der genetischen Bedingtheit mancher Sonderformen der Schizophrenie sich wahrscheinlich als eine verschieden starke Prädisposition zur Erkrankung erklären lassen.

Ähnliche Gedanken wurden in früherer Zeit dahingehend geäußert, daß bei akuten Katatonien sich sehr oft ein deutlich faßbarer und gravierender somatischer und psychischer Auslöser nachweisen ließ. Diese Verlaufsform ist auch durch eine gute Restitution ausgezeichnet. Und es ist bekannt, daß psychotische Phasen bei manchen Patienten ein einmaliges Ereignis im Leben darstellen. Auf der anderen Seite stehen die blanden primären schizophrenen Prozesse, die fast nie ein auslösendes Moment erkennen lassen. Eine gute Zusammenfassung der Auslöser bei differenten psychotischen Verläufen findet sich bei *Bellak* (58).

Auch die Ansicht von *Bleuler* (60a) ist wiederzugeben, wonach der Ausgang einer schizophrenen Psychose in Demenz, in einen Endzustand nicht von einer größeren familiären Belastung abhängig ist, sondern wahrscheinlich anderen Gesetzen gehorcht.

Die bekannte Tatsache, daß die Manifestationszeit der schizophrenen Psychose sich gehäuft in einem ganz bestimmten Lebensalter findet, und der hohe Bedeutungwert der Pubertät sind wahrscheinlich doch nicht nur psychodynamisch zu erklärende Faktoren, es müßte auch die genetische Chemie dazu Stellung nehmen. Die Kinderpsychiatrie weiß sehr wohl, daß die Ausprägung der Psychosen im Kindesalter vom Entwicklungszustand der cerebralen Organisation abhängig ist.

Alter, Geschlecht, Konstitution, soziales und familiäres Milieu werden auch als „threshold-components“ (Schwellenfaktoren, 322, 390) bezeichnet. Diese sollen auf dem Zellniveau zu Veränderungen der Expressivität von Genen führen, genau so wie noch nicht näher definierbare intrauterine Schädigungen zu deutlichen phänotypischen Abweichungen Anlaß geben können. Damit ist das „Nature-Nurture“-Problem (321) in ein neues Stadium der Diskussion im Sinne der genetischen Chemie getreten. *Rainer* (334) nennt sogar die hormonelle Kontrolle, die Metabolitkonzentrationen in einem Atem mit den zwischenmenschlichen Beziehungen als Variable auf Zellniveau und in ihrem Einfluß auf die genetische Kontrolle. Er meint, daß die Variablen (und dann auch der „Komplex der zwischenmenschlichen Beziehungen“) vielleicht über die Proteinsynthese einen Einfluß auf das Niveau der Chromosomen, auf das Gen-Material selbst ausüben könnten. Unserer Meinung nach ist dies eine unzulässige und erkenntnistheoretische unhaltbare Gleichstellung von Komponenten verschiedener kategorialer Bereiche.

Sozialpsychiatrische Untersuchungen über den Zusammenhang sozialer Schichtung der Bevölkerung mit der Erkrankungswahrscheinlichkeit, mit Form und Verlauf der schizophrenen Psychose werden in letzter Zeit von einer amerikanischen Gruppe durchgeführt. Sie erwarten jedoch noch weitere Bestätigung. (86, 192, 297, 302, 319)

Die Bedeutung der Tuberkulose als pathoplastisches Element oder sogar im Sinne einer genetischen Koppelung (Krankheitsdisposition) wurde in früherer Zeit von *Kalman* (218) behauptet. Inzwischen haben jedoch zahlreiche Nachuntersucher diese Frage in dem Sinne entschieden, daß es sich um reine exogene Einflüsse und Kombinationen auf Grund des Anstaltsmilieus, der hygienischen Verhältnisse bei langjährigem Anstaltsaufenthalt und dergleichen handelt. Eine erbliche Kombination kann heute nicht mehr angenommen werden. (42, 43, 44, 78, 291, 345, 453)

So bleibt aber trotzdem die Frage zu untersuchen, ob man tatsächlich mit einer einzigen Gen-Abweichung die Krankheit Schizophrenie einmal wird erklären können. Dazu hat sich *Slater* (382) und *Kolle* (344) im Gegensatz zu *Kallmann* (231) geäußert. Sie meinen, daß 125 distinkte autosomal rezessive Gene vorhanden sein müßten, um den errechneten Zahlen der humangenetischen Ergebnisse auf dem Sektor der Schizophrenie entsprechen zu können. Wir glauben jedoch in den folgenden Ausführungen eine Fülle von Gründen angeben zu können, die die vorliegenden Divergenzen in den Ergebnissen der Genetik der Schizophrenie eher aus verschiedenen methodischen Ansätzen her, unterschiedlicher nosologischer Ordnung, komplexhafter, nicht auf ein Basiselement rückgeführter Elemente dieser Untersuchungen erklären lassen.

Es muß uns im Rahmen dieser Darstellung versagt bleiben, die Frage zu untersuchen, ob es sich bei den „schizophrenen Reaktionen“, manchen Formen des exogenen Reaktionstyps, den „experimentellen Psychosen“ nicht um Phänokopien handeln könnte. Es müßte dazu das gesamte Gebiet der experimentellen Pharmakopsychiatrie aufgerollt werden. (23, 24, 25, 26, 27, 28, 98, 110, 111, 120, 124, 131, 177, 179, 185, 197)

Diese fragmentarische Übersicht über die bestehende Literatur zur allgemeinen Frage der Interrelation hereditärer und psychodynamischer Elemente in der Schizophrenie-Frage diene in erster Linie dazu, zu zeigen, wie sehr es in den beiden getrennten Lagern der „Organiker“ und der Psychogenetiker letzten Endes zu einer Konvergenz der Anschauungen über die allgemeine Bedeutung solcher Faktoren oder wenigstens darüber gekommen ist, daß beide Hauptfaktoren an der Ausprägung der Psychose als beteiligt angesehen werden, und daß eine solche Anschauung nicht sofortigen Widerspruch erregt.

So handelt es sich in der Zwillingsforschung heute nur mehr darum, die „Milieufaktoren“ säuberlich von der die Krankheit bedingenden Grundstörung, die erblich fixiert ist, zu trennen.

Bleuler (60a) nimmt einen vermittelnden Standpunkt ein. Er kommt letzten Endes von der psychogenetischen Richtung und hat jedenfalls durch seine methodenkritische Stellungnahme sehr viel dazu beigetragen, überspitzten Formulierungen den Boden der angeblichen Tatsachen zu entziehen. Er nimmt eine genetische Basis der Schizophrenie durchaus an, wenngleich er der Stoffwechselforschung auf diesem Gebiet mehr als skeptisch gegenübersteht:

Bleuler (60a) faßt zusammen:

„Es führt dem wirklichen Geschehen näher, wenn in differenzierter Erforschung den angeborenen, individuellen und familiären Reaktionsbereitschaften und den Milieueinflüssen nachgegangen wird, die sich gegenseitig prägen, in der persönlichen lebensgeschichtlichen Entwicklung wandeln und dauernd untrennbar voneinander abhängig sind."

Es ist dies eine durchaus verständliche, allerdings mit einem leisen Zug von Resignation versehene Stellungnahme, die überspitzten Formulierungen, aber auch den jeweiligen Ansprüchen auf eine monogenetische Betrachtungsweise in der Ätiopathogenese der Schizophrenie den Boden entzieht.

Gerade aber die therapeutische Beschäftigung mit schizophrenen Patienten zeigt immer wieder die unabdingbare Notwendigkeit, sehr wohl aus dem Komplex der beeinflussenden Milieufaktoren die einzelnen Faktoren gerade im Hinblick auf ihren „Bedeutungsgehalt" abzutrennen.

6. Ergebnisse der Zwillingsforschung in der Psychiatrie

Eine Übersicht über die bestehende Literatur der Zwillingsforschung, sowie eigene Arbeiten zu diesem Thema sollen dazu dienen, zu einigen Grundfragen der Interaktion zwischen Anlage und Milieu näher Stellung zu nehmen.

Dazu bieten Studien an eineiigen Zwillingspaaren insofern einen besonderen Vorteil, als das Gen-Material der beiden Partner als gleich und identisch anzusehen ist. Daher kann *ein* Faktor des mehrdimensionalen Geschehens des Krankheitsprozesses für beide Partner gleichgesetzt werden. Alle Divergenzen und Verschiedenheiten, die sich in der psychischen Entwicklung vor der Erkrankung, in der Phänomenologie der Krankheit selbst und in ihrem weiteren Verlauf aufzeigen lassen, sind eben nach *Strömgren* (416) direkte Indikatoren für eine Umwelteinwirkung.

Gerade die Zwillingsforschung hatte doch in früheren Jahrzehnten für die organisch-genetisch orientierte Psychiatrie immer den besten Beweisgrund für die genetische Basis ergeben.

Die Untersuchungen an eineiigen Zwillingen boten einprägsame Zahlen für die Bedeutung der hereditären Basis. Die hohe Konkordanz in der Erkrankungswahrscheinlichkeit eineiiger Zwillinge von 86 % und die große Differenz zur Manifestationswahrscheinlichkeit bei zweieiigen Zwillingen (26 %) erhärteten die Bedeutung der hereditären Basis der Schizophrenie nur umso mehr. (79, 106, 127, 153, 154, 201, 219, 221, 222, 223, 226, 292, 318, 357, 393, 405, 434, 437)

Erst langsam hat sich die Einsicht, daß andere als genetische Faktoren an der Ausprägung einer Erbkrankheit beteiligt sind, auch in der humangenetischen Richtung, was die Schizophrenie-Frage betrifft, durchgesetzt.

Daher wurden in späterer Zeit auch von humangenetischer Seite psychodynamische, soziodynamische Faktoren in den Rahmen der Untersuchungen einbezogen.

Es war dann erstaunlich zu sehen, welch wesentliche Differenzen in der Manifestationswahrscheinlichkeit, im Manifestationsalter, der Ausprägung der Psychose, und welche Unterschiede im weiteren Verlauf der Psychose, ja sogar in der präpsychotischen Persönlichkeit später schizophrener Patienten festgestellt werden konnten. (2, 49, 52, 61, 62, 63, 95, 96, 97, 100, 129, 142, 157, 160, 187, 201, 215, 227, 228, 231, 240, 245, 246, 261, 296, 315, 327, 329, 331, 347, 350, 351, 380, 381, 416, 427, 439, 450)

Es hatte freilich keinen Sinn, auf Grund dieser aufgezeigten Divergenzen die hereditäre Basis der Schizophrenie nun neuerlich aufzugeben, wie es zum Teil von *Bellak* (58) geschehen ist.

Es muß vielmehr von weit größerer Bedeutung sein, den Gründen für die erhobenen Differenzen nachzugehen, da sich ja jede Theorie an den neu aufgezeigten Ergebnissen und Tatsachen frisch zu orientieren hat.

Zuerst seien eine Reihe von Arbeiten aus der Zwillingsforschung genannt, die auf Divergenzen in der Entwicklung der Probanden und ihrer Psychosen eingehen. Von diesen Publikationen seien entsprechend der ausgezeichneten kritischen Zusammenfassung von *Jackson* (201) nur jene angeführt, die wenigstens ein paar Daten über psychodynamische Entwicklungen enthalten.

Verschiedenheiten mußte man sich nach tiefenpsychologischer Ansicht vor allem bei eineiigen Zwillingen erwarten, die seit der frühesten Jugend in getrenntem Milieu aufwuchsen. In diesem Sinne wäre es allerdings zu fordern, daß die beiden Zwillingspartner schon in einem Lebensalter getrennt aufwachsen, das für die frühkindliche Entwicklung als Basis der Persönlichkeitsentwicklung von Bedeutung ist. Dies träfe also eigentlich nur bei einer Trennung knapp nach der Geburt zu. Eine Trennung der Probanden in späteren Lebensjahren (etwa im 10. bis 15. Lebensjahre, wie es für die meisten diesbezüglichen Publikationen zutrifft) ist für die psychodynamische Entwicklung von geringerer Bedeutung und für das aufgeworfene Problem der Milieuverschiedenheit von geringerem Wert. (63, 160, 219, 223, 240, 292, 315, 331, 380, 381)

Von Zwillingspaaren, die nun tatsächlich in einem Zeitraum, der für die Persönlichkeitsentwicklung von ausschlaggebender Bedeutung ist, getrennt aufwuchsen, existieren nur zwei Berichte von *Kallmann* (216) und *Slater* (106). In allen anderen Berichten über Zwillingspaare im getrennten Milieu handelt es sich um eine Trennung wenige Jahre vor Ausbruch der Psychose. *Jackson* (201) weist auf diesen erstaunlichen Umstand mit Recht kritisch hin. Alle übrigen Berichte sind deshalb hinsichtlich Konkordanz oder Diskordanz und hinsichtlich aller übrigen daraus sich ergebenden Fragen von untergeordneter Bedeutung.

Die beiden genannten Zwillingspaare erkrankten beide an Schizophrenie. Irgendeine Aussage über ein gravierendes Moment der Vererbung gegenüber der differenten psychodynamischen Entwicklung bei Milieutrennung kann daraus allerdings nicht gemacht werden.

Auch der Einfluß des Geschlechtes auf die Konkordanz von Zwillingspaaren wurde besonders in einer Ära untersucht, als noch keine Klarheit darüber bestand, daß es sich bei der Schizophrenie *nicht* um einen geschlechtsgebundenen Erbgang handelt. (175)

In der Serie von *Slater* (387, 388) und *Rosanoff* (346) war die Mehrzahl der konkordanten zweieiigen Zwillinge gleichgeschlechtlich. Diese Tatsache konnte bisher in keiner Weise geklärt werden, da die alten Vorstellungen um einen möglichen geschlechtsgebundenen Erbgang heute nicht mehr aufrechtzuerhalten sind. *Jackson* (201) gibt eine sehr eindrucksvolle Tabelle für gleich- und gegengeschlechtliche Zwillingspaare und Zahlen über Konkordanz und Diskordanz. Das weibliche Geschlecht ist außerdem bei konkordanten *eineiigen* Zwillingspaaren wesentlich stärker vertreten. (*Zehnder* 449, *Penrose* 325, *Kallmann* 223, 226, *Slater* 387, 388 und *Essen-Möller* 127)

Auch die präpsychotische Persönlichkeit wurde auf ihre Relation zum schizophrenen Prozeß bei Zwillingspaaren untersucht. Allgemeine Hinweise fanden sich bei (2, 33, 61, 62, 63, 95, 96, 97, 100, 157, 160, 168, 187, 199, 201, 215, 227, 235, 240, 245, 246, 261, 296, 315, 334, 347, 351, 382, 427, 437, 439, 450)

Ein allgemeiner Schluß wird durch alle diese Arbeiten nahegelegt, der mit der klinischen Erfahrung der Schizophrenielehre auch sonst gut in Übereinstimmung steht. Finden sich in der präpsychotischen Persönlichkeitsentwicklung Hinweise auf neurotische Züge (Hysterieform, Affektlabilität, Ängstlichkeit usw.) ergeben sich bei einem solchen Patienten bei der Readaption in das frühere soziale Milieu nach einem Krankenhausaufenthalt Schwierigkeiten, die nicht selten zu Rückfällen (neue Schübe oder Exacerbationen auf Defektniveau) führen.

Dabei ist allerdings zu bedenken, daß auch in den Familien schizophrener Patienten mit schlechter Prognose (wie es *Bleuler*, 60a, zusammengestellt hat) eine Häufung neurotischer Züge zu finden ist. So stellt sich das Problem eher als der Einfluß des im psychodynamischen Sinne gestörten Familien-Milieus dar, das die Einordnung des erkrankten Menschen und seine Stabilisierung erschwert. Und sicherlich hat auch diese Familienkonstellation zur Auslösung der Psychose und zur Bildung ebensolcher neurotischer Mechanismen ganz im Sinne der Neurosenlehre beigetragen.

Eine Ausnahme für die allgemeine Regel, wonach präpsychotisch nachweisbare neurotische Züge die Prognose eines später an Schizophrenie Erkrankten verschlechtern, bilden nach *Campbell* (97), *Cohen* (100) und *Bleuler* (75, 77) anankastische Persönlichkeitszüge, die als eine Barriere gegen den schizophrenen Prozeß und gegen eine stärkere Entdifferenzierung durch den schizophrenen Prozeß wirksam sein sollen. *Campbell* (97) spricht sogar davon, daß bei einer im Vordergrund des Persönlichkeitsbildes stehenden anankastischen Symptomatik „the schizophrenic surrender“ nicht vollständig würde. In einem gewissen Sinne konnten *Gastager* und *Hofmann* (157) in ihren Zwillingsuntersuchungen diese Ansicht nur bestätigen.

Die Introversion oder der introverse Persönlichkeitstypus kann ebenso wie der schizoide Konstitutionstypus wohl nur als schwach mit der Krankheit Schizophrenie korreliert angesehen werden. Es ist jedoch ohne weiteres vorstellbar, daß die Familienkonstellation bei einer Häufung von introversen Typen mit ihrer schwachen libidinösen Objektbesetzung im allgemeinen sich im Sinne einer Verschlechterung des Familienmilieus auswirken kann.

So hatten beide große Richtungen in der Zwillingsforschung — die rein genetisch orientierte und später die Schulen der verstehenden Psychologie — zuerst ihre eigenen Standpunkte in der Auffassung vom schizophrenen Prozeß durch eine Reihe hervorragender Arbeiten erhärtet.

Eine Konvergenz der Extremstandpunkte bahnte sich schließlich an.

Das Archivmaterial für das Problem der Interrelation *Anlage - Milieu* war gesammelt.

Außerdem ist daraus eine sehr wesentliche Erkenntnis zu entnehmen. Das manifeste Symptom stellt bereits einen Komplex der verschiedensten Faktoren dar. Es erscheint, wie auch in jeder anderen hereditären Erkrankung, als letztes Glied einer Kette. Ein Rückschluß vom Symptom auf die unbekannte genetische Basis gestaltet sich schon bei internen Erkrankungen schwierig; ein solcher Rückschluß dürfte bei den bei psychiatrischen Erkrankungen sicherlich noch komplizierteren Verhältnissen vorerst unmöglich sein.

7. Erlebnisvollzugsstörung als Basisstörung der Schizophrenie und die Bedeutung dieses Konzeptes für die Zwillingsforschung

Der Rückschluß vom Symptom auf die genetische Basisstörung könnte erst von bestimmten hypothetischen Ansätzen her in erster Annäherung dazu dienen, den „Komplex" aufzuschlüsseln, d. h. die säuberliche Trennung von „exogenen" und „endogenen" Faktoren in der multikonditionalen Verursachung der schizophrenen Psychose zu versuchen.

Für dieses Beginnen sind jedoch noch einige Probleme der „Schizophrenie-Frage" offen.

Zwillingsuntersuchungen haben sich zum Problem der Klassifizierung der Schizophrenie und ihrer Untergruppen in eindeutiger Weise noch nicht angeboten. Und doch wäre gerade die Methodik der Zwillingsforschung wie keine andere geeignet, solche nosologische Fragestellungen zu klären und den entsprechenden Erbgang aufzudecken.

Der einheitlichen genetischen Basis bei eineiigen Zwillingen müßte im Rahmen der Psychopathologie eine „Basisstörung" der Schizophrenie entsprechen. Wie bei einer somatischen hereditären Erkrankung z. B. Eiweißkörper, wo immer sie gebildet werden, abnorm angelegt sind und die entsprechende Stoffwechselstörung herbeiführen, so müßte die postulierte „Basisstörung" der Schizophrenie auch alle Bereiche des affizierten Apparates erfassen.

Man könnte sie also nicht aus einer Störung der Intelligenz, des Perzeptionsapparates, der Assoziationsfähigkeit, oder sonstiger isolierter Leistungen der cerebralen Organisation erklären, wie es verschiedentlich versucht wurde. Sie könnte also im psychopathologischen Sektor hinter aller Phänomenologie und persönlichkeitsspezifischer Reaktionsbildung nur als „außerbewußter Mechanismus" im Sinne von *Jaspers* (205) aufgefaßt werden *(Arnold,* 7).

Und gerade bei eineiigen Zwillingen müßte die identische Erbanlage auch für jene „Basisstörung" bei geeignetem methodischem Ansatz eindeutige Hinweise erbringen.

Gastager und *Hofmann* (157) haben an Untersuchungen eineiiger Zwillings- und Drillingspaare eine Reihe von Verschiedenheiten im Manifestationsalter, Erscheinungsbild der schizophrenen Psychose, Längsschnittverlauf und Defektbildung beschreiben können. In einem Teil der Fälle war einer der Probanden sogar niemals stationär behandelt worden, er zeigte subklinischen Verlauf einer schizophrenen Psychose. Dennoch haben wir, fußend auf dem Konzept der „Erlebnisvollzugstörung" und der Symptomverbandslehre (*Arnold* [7], *C. Schneider* [362]) versucht, Klarheit über eine einheitlich genetische Basisstörung der Schizophrenie bei den Probanden der eineiigen Zwillingspaare zu erhalten. Es spitzt sich nämlich das Problem der Vererbung der Schizophrenie und ihre nosologische Einordnung im Einzelfall auf folgende Fragestellung zu:

Ist eine einheitliche genetische Basis für die Gruppe der Schizophrenie als Krankheitseinheit (die Unhaltbarkeit der genetischen Basis einer Einheitspsychose wurde bereits besprochen), abgesehen von ihren Untergruppen, vorhanden. Oder haben gewisse Untergruppen, „Rand- und Sonderformen", ihre eigene spezifische erbliche Mitgift?

Dabei sei zunächst einmal wiederholt, daß Resozialisierung eines Schizophrenen, also die Readaption an ein bestimmtes Milieu, letzten Endes aber das weitere Schicksal des erkrankten Menschen nach der abgelaufenen Psychose weit eher von der persönlichkeitsspezifischen Interrelation zum „Milieu", und nur bei höhergradigem Defekt von der Interaktion zwischen den Folgen der Erkrankung selbst (Entdifferenzierung) und der Einstellung der Umgebung auf die veränderte Persönlichkeit abhängt.

Es handelt sich also an diesem Punkt der Erörterung nur darum, Verschiedenheiten der *Querschnitt-Symptomatik* der schizophrenen Psychose zu diskutieren und bei eineiigen Zwillingen einen methodischen Ansatz zu finden, Verschiedenheiten der phänomenologischen Ausprägung der Psychose bei den Probanden zu erklären oder aufzulösen.

Ein solcher Versuch wurde am eigenen Material (*Gastager* und *Hofmann*, 157) unternommen, wozu ein Zwillingspaar zur Illustration dieser Gedankengänge dienen möge. Es wurde auch der Vierling von *Wynne* et al. (447) nach diesen diagnostischen Kriterien aus der vorliegenden Literatur beschrieben, wobei aber die Anwendung solcher diagnostischer Kriterien nur aus der Beschreibung der Anamnese und Symptomatologie ohne Kenntnis der Probanden fragwürdig bleiben muß. (Seite 30 u. 31)

In der Konzeption der „Symptomverbandslehre" konnte mithin Identität der Querschnittsymptomatik bei eineiigen Zwillingspaaren gewonnen werden. Jedenfalls erweist sich das Konzept der „Erlebnisvollzugstörung", die ein prinzipiell außerbewußter Mechanismus ist, aber als „Störung an der aktuellen Nuancierung des Erlebnisinhaltes aufdeckbar ist" (9), und die daraus sich ergebenden Symptomgesetze in ihrer Wertigkeit für Prognose und Verlauf der Psychose der einzelnen Probanden als eine gute und heuristisch wertvolle Vergleichsbasis solcher Untersuchungen. Es könnten damit vielleicht manche Mißverständnisse und Divergenzen aufgelöst werden. Denn nicht wenige genetisch interessierte Psychiater beklagen die Tatsache, daß es noch keine allgemeingültige, zum Vergleich geeignete Basis in der nosologischen Ordnung der Schizophrenie gäbe.

Auch in unseren eigenen Untersuchungen konnte allerdings nicht ganz geklärt werden, warum bei dem Zwillingspartner mit der schlechteren Prognose, der größeren Entdifferenzierung durch den schizophrenen Prozeß, mit häufigeren Exacerbationen und der schlechteren sozialen Wiederanpassung immer auch zusätzliche Symptome auftraten, die der andere Partner mit der besseren Prognose noch nicht (157) aufwies. Diese Symptome sind immer solche, die eine Exacerbationsneigung anzeigen.

Eine nosologische Ordnung, wie sie die Symptomverbandslehre darbietet, die frei von persönlichkeitsspezifischen Faktoren, weil „außerbewußt“ ist, kann auf der anderen Seite aber gerade in der Zwillingsforschung auf ihren Wert überprüft werden.

Tabelle 1 *Zwillingsbrüder (eineiig), Fam. A*

			1.) SCHUB-PROZESS EX. (1×)	2.) SCHUB-PROZESS EX. (3×)
1.	Innere Flüchtigkeit			
2.	Doppeldenken			
3.	Gefühlspolarität			
4.	Versanden geistiger Gefühle		▬▬	▬▬
5.	Kosmisch-religiöses Erleben		▬▬	▬▬
6.	Entfremdung			
7.	Gedankenentzug			▬▬
8.	Gedankeneingeben			
9.	Gedankenlautwerden			
10.	Willensentmächtigung			
11.	Stör. d. Aufmerksamkeitstenaz.			▬
12.	Lückenbildung			
13.	Entgleisungen			
14.	Substitutionen			
15.	Sperrungen/prohäret. Wollen			
16.	Gespannter Stupor		▬	▬
17.	Innere Uneindringlichkeit		▬▬	▬▬
18.	Veränd. d. dynam. Gefühle		▬▬	▬▬
19.	Veränd. d. Vitalgefühle		▬▬	▬▬
20.	Physikalische Halluzinationen			
21.	Sprunghaftes Denken		▬▬	▬▬
22.	Vorbeidenken			▬▬
23.	Stör. d. Aufmerksamkeitsvigil.			
24.	Drangenthemmungen		▬	▬
25.	Affektiver Defekt		▬▬	▬▬
26.	Schlaffer Stupor			
27.	Innerer Gliederungsverlust			
28.	Verdichtungen, Verschmelzungen			▬
29.	Bedeutungswahn (B. Bz. V. S.)			▬
30.	Dissimulation			
31.	Faseln			
32.	Störungen der Sachwertgefühle		▬▬	▬▬
33.	St. d. abstrah. Aufmerksamkeit			
34.	Vorstellungskonkretismus			
35.	Parabulien (Epinoet. Wollen)			
36.	Parakinesen (Epinoet. Wollen)			
37.	Negativistischer Stupor			
38.	Akustische Halluzinationen			▬▬
39.	Optische Halluzinationen			
	Krankheitseinsicht	0		
		ja		
	Schlaf	0		
		ja		

Es zeigt sich, daß die Zwillingsforschung mehr als jede andere Disziplin eine klare nosologische Ordnung erfordert. Die Zwillingsforschung muß auf Grund der genetischen Gegebenheiten eine einheitliche Basisstörung der Schizophrenie bei eineiigen Zwillingen voraussetzen.

Es gilt also mittels eines geeigneten psychopathologischen Ansatzes — sofern man nicht eine durch Milieueinwirkung veränderte Genwirkung oder eine polygenische Vererbung voraussetzt, was bisher eher unwahrscheinlich

Tabelle 2

		Vierlinge nach Wynne (447) 1.)	2.)	3.)	4.)
1. Innere Flüchtigkeit					
2. Doppeldenken					
3. Gefühlspolarität					
4. Versanden geistiger Gefühle					
5. Kosmisch-religiöses Erleben					■
6. Entfremdung					
7. Gedankenentzug					
8. Gedankeneingeben					
9. Gedankenlautwerden					
10. Willensentmächtigung					
11. Stör. d. Aufmerksamkeitstenaz.			■		
12. Lückenbildung					
13. Entgleisungen					
14. Substitutionen					
15. Sperrungen/prohäret. Wollen					
16. Gespannter Stupor					
17. Innere Uneindringlichkeit					■
18. Veränd. d. dynam. Gefühle		■	■	■	■
19. Veränd. d. Vitalgefühle		■	■	■	■
20. Physikalische Halluzinationen					
21. Sprunghaftes Denken					
22. Vorbeidenken					
23. Stör. d. Aufmerksamkeitsvigil.					
24. Drangenthemmungen					■
25. Affektiver Defekt		■	■	■	■
26. Schlaffer Stupor					
27. Innerer Gliederungsverlust					
28. Verdichtungen, Verschmelzungen		■	■	■	
29. Bedeutungswahn (B. Bz. V. S.)		■		■	
30. Dissimulation					
31. Faseln					
32. Störungen der Sachwertgefühle					
33. St. d. abstrah. Aufmerksamkeit		■	■		
34. Vorstellungskonkretismus		■			
35. Parabulien (Epinoet. Wollen)					
36. Parakinesen (Epinoet. Wollen)					
37. Negativistischer Stupor					
38. Akustische Halluzinationen		■	■	■	
39. Optische Halluzinationen					
Krankheitseinsicht	0				
	ja				
Schlaf	0				
	ja				

ist — jene Basisstörung aufzufinden und bestehende psychopathologische Systeme daran zu überprüfen.

Es ist allerdings, wie auch *Bleuler* (60a, 74, 77, 81) und *Jackson* (200) betonen, sicher nicht gerechtfertigt, sogenannte „Verdünnungsformen“ wie schizoide Psychopathien usw. mit einzubeziehen. Auch hat *Slater* (386) in seiner Ansicht, daß die Prädisposition zur Schizophrenie eine abgestufte sei, und mithin ein quantitatives Problem, berechtigte Gegenstimmen gefunden. Allerdings muß man seiner Anschauung, daß die Krankheit als Prozeß sicherlich durch Schwelleneffekte („threshold-effects“) ausgelöst würde, vollinhaltlich beipflichten. Es ist allerdings im Sinne unserer eigenen Einleitung ein großer und entscheidender Unterschied, ob wir von der genetischen Basis oder dem phänomenologisch ausgeprägten Bild der Krankheit sprechen.

Es hat sich erwiesen, daß gerade die Zwillingsforschung die Lösung des Problems einer klaren nosologischen Einordnung der Schizophrenie und ihrer Untergruppen, „Rand- und Sonderformen“, gebieterisch fordert.

Bei identischer genetischer Basis bei eineiigen Zwillingen muß konsequenterweise auch die Gleichheit in der psychopathologischen Symptomatik in ihren Wurzeln zu fordern sein.

Es könnte demnach die Methode der Zwillingsforschung sehr viel — bei entsprechendem methodischem Ansatz — für die Klärung nosologischer und methodischer Fragen in der Psychopathologie beitragen.

Einen solchen methodischen Ansatz haben wir im Konzept der schizophrenen „Erlebnisvollzugstörung“ und der deraus resultierenden Symptomengesetze gefunden. Dieses Konzept hat sich bei der Klärung einer einheitlichen Querschnittsymptomatik bei eineiigen schizophrenen erkrankten Zwillingspartnern als heuristisch wertvoll erwiesen.

8. *Psychodynamische und funktionsanalytische Darstellung der Lebensgeschichte der schizophrenen Psychose bei einem eineiigen Zwillingspaar*

Es ginge jedoch nun darum, etwas mehr über die Interrelation der Einzelfaktoren im Konzept der Multikonditionalität zu erfahren.

Zu diesem Zwecke sei eine psychodynamisch orientierte und teilweise funktionsanalytisch (104, 105, 198, 452) durchgeführte Zusammenfassung der Lebensgeschichte, der Erkrankung und mehrjähriger Therapie eines der eineiigen konkordanten schizophrenen Zwillingspaare auszugsweise wiedergegeben.*)

Anton und Bert.

Der Vater ist ein selbständiger Geschäftsmann, der Typus eines erfolgreichen Zykloiden, stammt aus ländlichem Milieu. Die Mutter ist eine stille, eher zurückgezogene Frau.

Geisteskrankheiten sind in der Familie nicht bekannt, doch war ein Onkel 2. Grades der Mutter ein Sonderling, ein verschrobener Mensch. Ein entfernter Verwandter des Vaters machte einen Selbstmordversuch.

---

*) Aus: Wr. Ztschr. Nervenhk. 19, 470—483 (1962).

Die Schwangerschaft der Mutter war nach ihrer Aussage normal, die Geburt erfolgte zum normalen Geburtstermin.

Anton war der ältere der beiden, Bert der jüngere und „schwächere". Über das Geburtsgewicht der Kinder ist auch von der Mutter nichts zu erfahren.

Beide Kinder wurden von der Mutter drei Monate gestillt, anschließend bis zum 2. Lebensjahr von einem Kinderfräulein aufgezogen, bis zum 6. Lebensjahr betreute sie dann eine Erzieherin. Die Mutter hatte wenig Zeit für die Kinder, der Vater war geschäftlich sehr in Anspruch genommen.

Beide Knaben besuchten gemeinsam dieselbe Volksschulklasse. Bert hatte bereits in der Volksschule den besseren Schulerfolg, während Anton als ein stiller langsamer Schüler bezeichnet wurde. Wegen des besseren Schulerfolges sollte Bert die Handelsakademie besuchen, während Anton in die Handelsschule kam. Im 11. Lebensjahre machte Bert eine schwere Lungenentzündung mit exsudativer Pleuritis durch, an der er sechs Monate krankte. Schon vor dieser Erkrankung, besonders aber nachher begann er in der Schule nachzulassen, wurde in der 2. Klasse der Handelsakademie zurückgestellt. Er besuchte nun Abendkurse, um sich angeblich auf die Matura vorzubereiten. Schon nach kurzer Zeit blieb er jedoch den Kursen fern und verheimlichte diese Tatsache vor den Eltern. In der praktischen Arbeit, zu der er zwischendurch im elterlichen Geschäft herangezogen wird, funktioniert er noch relativ gut.

Anton hat in der Zwischenzeit die Handelsschule absolviert und ist nun in das väterliche Geschäft eingetreten. Der Vater schickt ihn mit 19 Jahren als Volontär nach Südtirol. Dort fühlt er sich sehr vereinsamt, unsicher und ist froh, wieder nachhause zurückkehren zu können. Bei einer zweiten Volontärzeit in Süditalien scheint bei Anton der blande Beginn einer schizophrenen Psychose festzusetzen sein. Er schließt sich ab, wird unsicher, hat Schlafstörungen, Kopfschmerzen, Konzentrationsstörungen, die sich erst nach der Rückkehr nach Wien wieder bessern. Dort arbeitet er in der Buchhaltung des väterlichen Geschäftes weiter, wo er nun als „etwas verändert" auffällt. Er ist pedantischer, verschlossener, initiativeloser, bessert sich aber in den folgenden Jahren zusehends. Alle diese Erscheinungen fallen den Eltern wenig auf, da eine schwere Ehekrise eingetreten ist: Der Vater hatte ein mehrjähriges Verhältnis mit einer Lehrerin, von dem die Mutter bald Kenntnis erhielt. Erst im Jahre 1956 (20. Lebensjahr der Probanden) löste der Vater das Verhältnis und die Ehe stabilisierte sich neuerlich.

Etwa um diese Zeit zeigte Bert die ersten Symptome seiner Erkrankung. Er klagte zuerst über Kopfschmerzen und Konzentrationsstörungen, er hatte Schwierigkeiten sich anzupassen, beschäftigte sich mit atomwissenschaftlichen Büchern und äußerte die Absicht, „Atomwissenschaftler Eisenhowers" zu werden. Dabei wurde er immer sprunghafter, neigte zu abrupten motorischen Erregungszuständen und wurde 1957 erstmals in einem akuten Erregungszustand im Rahmen einer wahnhaften Psychose an die Klinik gebracht. Die stationäre Behandlung (Elektroschock-Insulinschockbehandlung) dauerte 3 Monate.

Nach der Entlassung wurde er zunächst am Land bei Verwandten untergebracht, später jedoch wegen starkem Heimweh in einem Detailgeschäft manuell beschäftigt. Im nächsten Jahr kam es jedoch neuerlich zur Dekompensation, wobei die Erregung wieder im Vordergrund stand, mit tätlichen Aggressionen gegen den Vater. Er vernachlässigte sich in seinem Äußeren, fühlte sich als „Proletarier". Er wurde neuerlich einer kurzdauernden Behandlung (Elektroschock) unterzogen.

Nach seiner Rückkehr in das gleiche Detailgeschäft fielen den Eltern nun auch einige Absonderlichkeiten bei Anton auf. Er wurde anläßlich einer kurzdauernden Exacerbation mit Bildung eines Philosophems im August 1959 ebenfalls stationär mit Elektroschock und einer kompletten Insulinschockkur behandelt. Diagnostisch wurde eine Exacerbation aus einem schizophrenen Defektzustand angenommen. Erst nach der Aufnahme von Anton konnten die Eltern zu einer zielgerichteten Nachbetreuung der beiden Söhne verhalten werden, die durch zwei verschiedene Psychotherapeuten erfolgte.

Auch Anton wurde im Anschluß an den Spitalsaufenthalt zunächst für ein Jahr in die Landwirtschaft geschickt und dann neuerlich in der Buchhaltung des Zentralgeschäftes beschäftigt. Dort stabilisierte er sich allmählich, nur kam es gelegentlich zu Auseinandersetzungen mit dem Vater über Neuordnungen und Rationalisierungsmaßnahmen im Geschäftsbetrieb.

Bei Bert erfolgte die Stabilisierung viel langsamer über vielfache Exacerbationen, die ambulant beherrscht werden konnten. Er lernte dann ein Mädchen vom Lande kennen, das er schließlich heiraten mußte, weil es schwanger wurde. Er gründete einen eigenen Hausstand, und stabilisierte sich zusehends, besonders als das Kind geboren wurde. Allerdings kam es 1961 zu einer neuerlichen Exacerbation, der eine Auseinandersetzung mit seiner Frau vorausgegangen war. Bert ließ dem Vater gegenüber die Absicht erkennen, sich scheiden zu lassen, was jener jedoch nicht akzeptierte. Darauf kam es zu einem schweren Erregungszustand, der eine vorübergehende klinische Aufnahme notwendig machte.

Wenn man versucht, die Krankengeschichte der Zwillingsbrüder psychodynamisch zu beleuchten und gleichzeitig eine Funktionsanalyse zu betreiben, so ergeben sich wesentliche weitere Gesichtspunkte.

Schon in der *Affektivität* der beiden Brüder zeigen sich frühzeitig Unterschiede. Während Bert in seiner frühesten Jugend impulsiv und aufbrausend ist, ist Anton eher das stillere, zurückgezogene Kind. Bert vermag seine affektiven Bezüge vor allem zur Mutter wesentlich offener zu gestalten: er schmeichelt, er versucht seine Mutter zu gewinnen, auf dem Umweg über die Mutter auch manche Zugeständnisse vom Vater erreichen. Anton jedoch ist in der Affektivität eher flacher. Er kann sich emotionell weder an Vater noch an Mutter anpassen, er ist in seinen affektiven Bezügen zu beiden Eltern unsicher. Seine *Beziehung* zu den Objekten und auch zu den ihn umgebenden Personen seines Milieus ist starr, er kann keine rechte plastische Einstellung dazu finden. Auch im Spiel zeigen sich bei den beiden Kindern differente Verhaltensweisen. Es fällt auf, daß Bert der weitaus Fordernde ist, derjenige, der das Spielzeug des Bruders an sich zu reißen vermag. Dies ist dadurch begünstigt, daß er von der Mutter mehr unterstützt wird als der Bruder. Auch der Vater hat zu Bert eine bessere Beziehung, weil er mehr nach seiner

Art zu sein scheint als der andere. Mit dem stillen Anton vermag der Vater kaum etwas anzufangen. Dies bedeutet, daß Bert eine zentralere Position in der Familie einnimmt, welche anerkannt ist. Daraus schöpft er sein Gefühl der inneren Sicherheit. Anton ist der Außenseiter, er muß in allem hintanstehen. Anton sucht sein Spielzeug zu bewahren und geht sorgsam damit um, während Bert zerstörerischer mit dem Spielzeug umgeht, es zerlegt.

Wird nun irgendeine Forderung an die beiden Knaben gestellt, so ist ihr Verhalten ebenfalls wesentlich verschieden. Während Bert mit einer plötzlichen Erregung antwortet, trotzt Anton, zieht sich zurück. So wird in den beiden Knaben eine ganz verschiedene *Reaktion auf Belastung* geprägt. Die Erregung, das Sträuben, das Dagegenstemmen auf der einen Seite und auf der anderen die Tendenz zum Rückzug mit einem gewissen Zug der Resignation.

Die weitgehende Anerkennung von Bert und die große Sicherheit in der Familie, aber auch ein ausgewogenes Verhältnis zwischen Bedürfnisspannung und Bedürfnisbefriedigung stellen bezüglich des *Entwicklungstempos* bei Bert eine stark fördernde Kraft dar. Dadurch erscheint Bert in seiner Entwicklung im Vorvolksschulalter akzeleriet — zwar nicht in den primitiven motorischen Funktionen, d. h. also im Erlernen des Gehens, des Sprechens und anderer einfacher Leistungen, aber doch in seiner Art, an die Dinge heranzugehen, sie in die Hand zu nehmen, ohne das Gefühl der Unsicherheit und des Risikos, das man nach den Erzählungen der Eltern Anton, dem anderen Zwillingsbruder, immer wieder angemerkt hat.

Die Einstellung zur väterlichen Autorität erfolgt nun von beiden Brüdern ebenfalls in verschiedener Weise. Die väterliche Autorität, die sehr streng und in ihren Forderungen an die Knaben sehr starr war, wird von Bert durch sein besseres Verhältnis zur Mutter meist umgangen. Anton hat aber schon in dieser Phase keinen Zugang zur Mutter, worunter er sichtlich leidet. Er drängt zur Mutter, aber diese gewährt ihm viel weniger Kontakt als dem Bruder. Er reagiert nun so, daß er immer wieder versucht, sich mit dem Vater zu identifizieren und durch korrektes Verhalten seine Stellung in der Familie zu verbessern.

Als *zweite Phase* wurden absichtlich die Schuljahre gewählt, da durch Herauslösen aus dem elterlichen Milieu, das im Wesentlichen in sich streng geschlossen war, sich andere Verhältnisse einstellten. Dabei wandelte sich das Verhalten der beiden Brüder in bemerkenswerter Weise. Es ist klar, daß in einer Familie, wo die Eltern strikte gegen jeden Kontakt der Kinder mit anderen waren, diese eng geschlossene soziale Struktur nun durch die Schuljahre eine weitgehende Veränderung erfahren mußte. Es zeigte sich auch bald, daß Bert zwar auch in den ersten Schuljahren der bessere Schüler mit der rascheren Auffassung war. Er wurde aber durch die größere Erwartung, die die Eltern in ihn setzten, wesentlich mehr beansprucht als sein Bruder, der als Außenseiter in der peripheren Position im stillen weiterarbeiten konnte, nicht solchen Beanspruchungen und Überforderungen ausgesetzt war. Dazu kommt noch, daß entsprechend dem Reaktionsmuster von Bert, das sich natürlich auch gegenüber den Lehrpersonen zeigte, Schwierigkeiten im Kontakt mit diesen neuen Autoritätspersonen auftraten. Es zeigte sich sehr bald, daß je nach Sympathie und Antipathie, die er den Lehrern entgegenbrachte, seine Leistungen sehr wechselnd und schwankend waren. Anton konnte sich viel besser auf die Lehrer einstellen, da er gewohnt war zu gehorchen, auf Belastung sich zurückzog, nicht auffiel, wie es auch seiner Stellung in der Familie als Außenseiter entsprochen hatte. Er war das stillere, das ruhigere, das bravere Kind in den Volksschuljahren. Bert, der immer noch als der Intelligentere, wenn auch in seinen Leistungen Schwankendere galt, sollte die Handelsakademie, Anton aber nur die Handelsschule besuchen. Beide begannen mit dem Studium. Soweit man es heute sagen kann, ist es höchstwahrscheinlich, daß die Anforderungen der Handelsakademie für beide eine Überforderung dargestellt hätte. Dieser Überforderung war nun Bert ausgesetzt, während Anton es in der Handelsschule durch emsigen Fleiß zu einem guten Abschluß bringen konnte. Die Persönlichkeitsstruktur von Bert wurde jedoch durch diese Überforderung wesentlich geändert. Er fühlte, daß er nun dem Druck der väterlichen Autorität ausgeliefert war, da dieser das Studium für ihn ausgesucht hatte und natürlich „als guter Geschäftsmann auch darauf sah, daß die Dinge ausgeführt wurden". So konnte er nicht mehr so leicht wie früher einfach ausweichen. Auch die Mutter konnte ihm weder sachlich, noch in ihren emotionellen Beziehungen zu ihm, noch über ihren Einfluß auf den Vater so helfen wie früher. Eine zunehmende Abwehr, Aggression, Zornausbrüche, die schon damals vorkamen, genügten nicht. Sie waren keine echte Verarbeitung des vorliegenden Problems. Die gesamte weitere Entwicklung verläuft disharmonisch, bald durch Resignation, dann wieder durch ein krampfhaftes Nachholen charakterisiert, was das Gefühl der eigenen Sicherheit schwer beeinträchtigt. Es kam durch die Forderungen und Überforderungen des Vaters zu einem steigenden Mißverhältnis zwischen Bedürfnisspannung und Bedürfnisbefriedigung. Er wurde zum Lernen angehalten und insbesondere, als er in einer Klasse versagte, war er gänzlich dieser väterlichen Aufsicht und Kontrolle ausgeliefert. Er reagierte, da er dieses Problem nicht offen meistern konnte, mit „Heimlichkeiten". Er verheimlichte manche Mißerfolge und tat dies in gewissen Belangen noch immer mit der Unterstützung der Mutter, solange es anging. Besonders erschwerend wirkte der Tatbestand, daß er bereits in der ersten Mittelschulklasse eine langmonatige Erkrankung durchmachte, die ihn für viele Wochen ans Bett fesselte. Die Mutter war äußerst besorgt um ihn, der Vater jedoch völlig verständnislos der schweren Erkrankung des Kindes gegenüber, war er doch selbst ein gesunder, tatkräftiger und leistungsfroher Mensch. Jetzt also schien Bert nicht mehr so ganz nach der Art des Vaters geraten.

Die Einstellung des Bruders Anton nun war äußerst charakteristisch: er nahm sich des Bruders an, sehr zum Erstaunen der Eltern, die immer geglaubt hatten, er liebte seinen Bruder gar nicht so sehr. Er pflegte ihn aufopfernd, er war es, der auf die Einhaltung der väterlichen Vorsichtsmaßnahmen, ärztlichen Verordnungen und Beschränkungen sah und seinen Bruder davon abhielt, wilde Spiele zu spielen, spazieren zu gehen u. a. m. Er verstand es, ihn durch Übernahme von elterlichen und ärztlichen Geboten mehr und mehr unter Druck zu setzen. Er war es auch, der das Kontaktstreben von Bert, das in dieser Zeit stark ausgeprägt war und den Versuch darstellte, aus der Familie hinauszudrängen, sich eine erweiterte Kontaktumwelt auszubauen, beschnitt.

Die Eltern registrierten dies mit Erstaunen und waren der Meinung, daß Anton sich „besser machte". Er gewann dadurch an sozialer Position in der Familie.

In der Folgezeit war nun die Ehe der Eltern durch ein Verhältnis des Vaters zu einer Lehrerin schwer gestört. Der Vater war jetzt nicht in der Lage, sich mit den Kindern abzugeben und die Mutter war aus einer begreiflichen Verbitterung heraus eher bereit, allen Entschuldigungen von Bert, der mit Aggression gegen seine Lehrpersonen antwortete, nachzugeben. Der Vater konnte und wollte in seiner momentanen Situation nichts dagegen unternehmen. Erst als die Verhältnisse wieder geklärt waren, konnten die Ausflüchte, die Bert zu verwenden verstand, nichts mehr fruchten. Der Vater setzte ihn erneut unter schweren Druck und nun mußte Bert langsam mehr und mehr an „Fassade" aufbauen, um den Erwartungen der Eltern gerecht zu werden. Er begann eine Unzahl von pseudowissenschaftlichen und gemeinverständlichen Büchern zu lesen, mit denen er den in diesen Dingen nicht versierten Eltern zu imponieren verstand. Als dies alles nichts nützte, und er nun die Handelsakademie wegen schlechten Fortganges verlassen mußte, hatte er als Ausweg den Plan bereit, in einer Abendschule die Matura nachzuholen. Wie es sich nachher zeigte, war er dazu überhaupt nicht in der Lage. Er verstand es, den Besuch der Abendschule ein volles Jahr lang den Eltern vorzutäuschen, ohne daß er jemals tatsächlich hinging.

Anton hatte nun in aller Stille mit einem mittelmäßigen Erfolg die Handelsschule absolviert und wurde vom Vater als Volontär ins Ausland geschickt. Diese Trennung fiel ihm äußerst schwer. Er war herausgerissen aus dem Milieu der Familie, das ihm trotz aller Schwierigkeiten doch die nötige Sicherheit und den Rückhalt gab und fand sich im Ausland nur mühsam zurecht. Er konnte sich auf die neue südländische Atmosphäre nicht gut einstellen. Seine Reaktion darauf war, daß er seine Unsicherheit durch das Zeigen von „Herrenmanieren" zu überdecken suchte, die seine besonders starke Identifikation mit dem väterlichen Gehaben anzeigt. Er hatte keinen Kontakt, fühlte sich elend und unglücklich, ohne daß irgendwelche Zeichen einer Psychose damals zu bemerken gewesen wären. Nach seiner Rückkehr arbeitete er im väterlichen Geschäft weiter. Dort fiel er durch stetige gute und gleichmäßige Arbeitsleistung dem Vater angenehm auf. Verbittert durch die Schwierigkeiten, die ihm Bert machte, stellte sich der Vater langsam um. Er hielt mehr von Anton und begann ihm auch in seiner Zukunftsplanung mehr Raum im Geschäft zu geben. Er schickte ihn, sehr gegen den Widerstand von Anton, neuerlich ins Ausland. Diese sehr lebendige Atmosphäre paßte Anton nun garnicht. Er litt fürchterlich an Heimweh, schrieb fast täglich Briefe nach Hause und konnte sich dort keinerlei Kontakt schaffen. Er zog sich zurück, und es dürfte in diesem Jahre der zweiten Volontärzeit in Neapel wohl der Beginn der Psychose anzusetzen sein. Er ging kaum noch unter Menschen, vergrub sich in seinem Zimmer, hatte Angst mit Menschen zu sprechen, mit Menschen zusammenzutreffen. Er wurde völlig unsicher, auch in kleinsten Entscheidungen, weshalb er in täglichen Briefen an den Vater um jede Kleinigkeit fragte und jeder kleinsten Entscheidung aus dem Wege ging. Der Abwehrmechanismus der „Herrenmanieren", d. h. der Identifikation mit dem väterlichen Gehaben, war nicht mehr ausreichend und der Beginn der Psychose wohl dadurch charakterisiert. Unter der Angabe von körperlichen Beschwerden, Kopfschmerzen, Schwindelanfällen, allgemeiner Müdigkeit und Abmagerung, die vom Vater als Ausdruck der Unverträglichkeit des südländischen Klimas angesehen wurden, kehrte er nach Wien zurück. Hier erholte er sich nach einigen Wochen wieder und begann in der Buchhaltung des väterlichen Geschäftes weiter zu arbeiten. Eine gewisse Veränderung in seinem Wesen fiel damals bereits auf. Er war pedantischer, langsamer in seiner Arbeitsleistung, was sich erst in einigen Jahren besserte. Er vergrub sich in die Arbeit der Buchhaltung, hatte Freude an den Rechnungen, jedoch jegliches andere Interesse an Büchern, an Fortbildung oder am Ausgehen, völlig verloren. In der Familie ging er den Eltern und auch dem Bruder weitgehend aus dem Wege und war wenig gesprächig, introvertiert.

Die nun mit Bert auftauchenden Schwierigkeit ließen das eigenartige Verhalten von Anton dann immer mehr in den Hintergrund treten. Als der Vater nämlich erfahren hatte, daß sein Bert ihm ein Jahr lang den fehlenden Besuch der Abendschule verheimlicht hatte, ja, daß er überhaupt nichts gearbeitet hatte, sondern ein „unmoralisches" Leben zu führen begann, kam es zu einem großen Krach in der Familie. Bert, der natürlich die Zeit, in der er die Abendschule besuchen sollte, irgendwie außer Haus zubringen mußte, hatte Bekanntschaften mit zweifelhaften Mädchen begonnen, Bars und Lokale besucht und dabei auch viel Geld ausgegeben. Es ist auffallend, daß in diese Zeit die neuerliche Versöhnung der beiden Ehegatten fiel, wodurch seine feste Bindung an die Mutter, die immer noch der letzte Halt für ihn gewesen war, erschüttert wurde. Er suchte durch Kontakte mit Mädchen neuerlich seine libidinösen Bedürfnisse zu befriedigen, wobei er mit den ethischen, moralischen Anschauungen der Familie, vor allem des Vaters, in Konflikt kam, der auf Grund der jüngst zurückliegenden Ereignisse in der eigenen Familie besonders heftig reagierte. Der Vater steckte Bert nun endgültig in das eigene Geschäft, wobei er als Hilfsarbeiter, als manueller Arbeiter im Magazin beschäftigt wurde. Das bedeutete für Bert den Zusammenbruch aller seiner Vorstellungen über seine künftige Lebensgestaltung. Er konnte diese „unverdiente Strafe" nicht verstehen, reagierte mit heftigsten Aggressionsakten, Zornausbrüchen, die vom Vater mit aller Strenge gebrochen wurden. Die Mutter hatte er durch seine Affären mit Mädchen ebenfalls schwer verstimmt und ging dadurch dieser Stütze und Hilfe verlustig. Außerdem sollte er dort anfangen, wo der Bruder bereits eine zwei- bis dreijährige Vorbildung hatte und ihm in diesen Belangen voraus war. Er konnte die mühsam gehaltene Fassade nicht aufgeben und es kam nun zu einem akuten krisenhaften *Ausbruch seiner Psychose.*

Nach einem kurzen neurasthenischen Vorstadium mit Kopfschmerzen und einer ungeklärten körperlichen Erkrankung kam es zu einem akuten schizophrenen Schub. Ein Ausweichen in die Irrealität mit phantastischen Vorstellungen erfolgte: Er fühlte sich als Atomwissenschaftler, als rechte Hand Eisenhowers für die Atomphysik und Weltraumforschung. Er entwickelte einen Größenwahn. In dieser akuten Phase der schizophrenen Psychose wurde Bert zum ersten Mal aufgenommen und einer mehrmonatigen stationären Behandlung unterzogen. In dieser Zeit versuchte nun Anton durch besonderen Fleiß im Geschäft an Position in der Familie aufzuholen. Das Interesse der Familie war aber so auf Bert, der letzten Endes immer der Lieblingssohn gewesen war, zentriert, besonders während seiner Krankheit, daß Anton damit nur wenig Erfolg hatte. Als Bert nach der klinischen Behandlung entlassen wurde und über eine Beschäftigung in der Landwirtschaft bei Verwandten in Deutschland wieder ins Geschäft zurückkehrte, wobei man ihm auf ärztlichem Rat ein Detailgeschäft unter Aufsicht eines älteren Prokuristen überließ, war diese Entwicklung der Dinge für Anton unerträglich. Er vergrub sich in die Buchhaltung und es dürfte zu einer mehrwöchigen bis mehrmonatigen Exacerbation der Psychose gekommen sein, mit völligem Sichzurückziehen, Kontaktstörungen und zeitweilig auftretenden Schlafstörungen. In dieser Phase war er auch weniger leistungsfähig. Das fiel den Eltern auf und sie machten sich Sorgen um ihn. Er wurde ärztlich untersucht, wobei auch jetzt noch keine sichere Psychose festgestellt wurde. Erst als er in seinem Drang, wieder in den Mittelpunkt des Interesses der Familie zu rücken, begann, Unregelmäßigkeiten in der Buchhaltung aufzudecken, manche Konten bemängelte und sogar versuchte, einen langgedienten Buchhalter „wegen solcher Kleinigkeiten", wie der Vater meinte, durch diesen entlassen zu lassen, wurde der Vater auf ihn aufmerksam. Entgegen seiner sonstigen stillen Art kamen nun bei der folgenden Auseinandersetzung mit dem Vater eine Fülle von psychotischen Ideen zutage. Anton hatte ein ganzes Exposé in monatelanger Arbeit vorbereitet, das sich mit der Geschäftsneuordnung mit ihm als Chef der Firma beschäftigt hatte, wobei eine Philosophembildung „Wirtschaftordnung der Disponibilität" im Mittelpunkt stand. Dies zeigte nun genau so wie bei seinem Bruder jenes Ausweichen in die Irrealität an, das allerdings in der Gebundenheit an kommerzielle Themen lange Zeit vom Vater mißdeutet wurde. Bei der darauffolgenden Untersuchung auf der Klinik, die die Mutter durchsetzte, wurde unter der Diagnose einer Exacerbation aus einem schizophrenen Defekt ebenfalls eine klinisch-stationäre Behandlung durchgeführt, die drei Monate dauerte. Nach der Entlassung von Anton war nun, da die Eltern jetzt allmählich ein entsprechendes Verständnis aufbrachten, eine zielgerechte psychotherapeutische Nachbehandlung der beiden Brüder möglich. Die beiden Brüder wurden für längere Zeit räumlich getrennt, um die dauernde Interferenz durch die bestehende Konkurrenzsituation hintanzuhalten. In Besprechungen mit der Familie wurde der jeweilige Tätigkeitsbereich der beiden abgesteckt. Bert erhielt quasi die Leitung eines Detailgeschäftes, während Anton im Zentralgeschäft des Vaters zunächst in der Buchhaltung entsprechend der vorliegenden pedantischen, man könnte fast sagen anankastischen Züge eingesetzt wurde. Während Anton sich wieder hinaufarbeitete und über den Ein- und Verkauf in der Firma eine immer bessere Position einnehmen konnte, kam es bei Bert immer wieder zu Schwierigkeiten. Auf Grund seiner größeren Entdifferenzierung aus der schizophrenen Psychose heraus und seiner instabilen Affektivität kam es häufig zu Auftritten mit dem Vater, wobei dieser trotz eingehender Besprechungen nicht immer die rechten Worte finden konnte. Er versuchte nun als einzigen Protest gegen den Vater sich „Proletariermanieren" anzueignen. Er gab sich schlampig, gab sich als einfacher Arbeiter, auch in seiner Ausdrucksweise huldigte er diesem Prinzip, sodaß er schon deshalb immer wieder mit dem Vater in Konflikt kommen mußte. Es war für ihn der Versuch, der auch jetzt noch bestehenden Überforderung durch den Vater auszuweichen. Trotz mehrmaliger Versuche, ihn in landwirtschaftlichen Betrieben unterzubringen, die immer deshalb mißlangen, weil er sich aus dem väterlichen Betrieb in Wien ausgeschlossen und in seiner prospektiven Position nach dem Tode des Vaters benachteiligt fühlte, kam es zu keiner echten Stabilisierung. Im Rahmen einer zweiten Exacerbation mußte er wegen eines tätlichen Aggressionsaktes gegen den Vater neuerlich aufgenommen werden. Obstruse politische Ideen über die Gründung einer Proletariersekte waren im Vordergrund der Symptome. Seine dauernde Kontaktsuche manifestierte sich in dem immer wiederkehrenden Bestreben, eine Familie zu gründen und zu heiraten. Diesem Wunsche kamen die Eltern entgegen, indem sie ihm die Bekanntschaft mit einem Mädchen vom Lande vermittelten. Dieses Verhältnis wurde nun bald intim, und es war die aufgedeckte Schwangerschaft des Mädchens im 4. Monat, die zu einer überstürzten Heirat führte. Die Eltern hatten auf Grund ihrer eigenen moralisch-religiösen Anschauungen niemals daran gedacht, eine andere Lösung zu treffen, waren jedoch keineswegs damit einverstanden. Sie hatten sich natürlich für ihren Sohn eine bessere Partie vorgestellt. Trotzdem war es auf diese Art, die von Bert aus als ein ungeheurer Protest gegen die Mutter und gegen den Vater gedacht war, zu einer guten Lösung gekommen. Im Verlauf der Eheschließung und insbesondere nachdem das Kind geboren worden war, kam es zu einer vorläufigen guten Stabiliserung. Dadurch, daß er aus dem Familienverband durch Gründung eines eigenen Hausstandes weitgehend ausschied, verringerten sich die Reibungsflächen mit den Eltern, insbesondere mit dem Vater. Seine regressiven Tendenzen konnten über eine starke Bindung an seine Frau, für die er immer noch auf Grund seiner früheren sozialen Position, bzw. der der Eltern, der beherrschende Teil war, kanalisiert werden. Seine Frau verstand es sehr gut, bizarre Ideen auszugleichen und auch eine gewisse kompromißhafte Einstellung zwischen Bert und seiner Familie zu finden. Anton war von der erzwungenen Heirat völlig konsterniert. Er war gegen diese Frau eingestellt und mußte erst langsam dazu gewonnen werden, mit ihr überhaupt zu sprechen. Es war für ihn ein Grund mehr, seinen Bruder für krank zu halten, während er selbst sich vollkommen gesund fühlte. Dies beinhaltete nun große Gefahren, da er bestrebt war, den Einfluß seines Bruders auf das Geschäft überhaupt auszuschalten und dadurch in Konflikt mit den natürlichen Gefühlen der Eltern, die für beide Söhne gleiche Chancen für die Zukunft haben wollten, kam. Anton versuchte sich über die Prognose der Erkrankung seines Bruders zu informieren, um, wie er sagte, in seinen Ansichten über die bevorstehende Geschäftsführung für den Fall des Todes des Vaters — und hier tauchen offensichtlich sehr starke überdeckte Aggressionen gegen den Vater auf — Klarheit zu gewinnen. Eine offene Auseinandersetzung mit dem Vater konnte jedoch vermieden werden. Er konnte auf dem Umweg über eine gesteigerte Arbeitsleistung, die sich in der Tat mit der Stabilisierung seines Defektzustandes einstellte, zu einer besseren Einstellung zum Vater gebracht werden, der nun seine Arbeitsleistung anzuerkennen begann. Auch eine neuerliche Entsendung ins Ausland zum Zwecke der

Kontaktaufnahme mit ausländischen Geschäftspartnern verlief reibungslos, ja sie brachte sogar gewisse Erfolge. Sicherlich war Anton in dieser Zeit zu keinen eigenen weitgehenden Entschlüssen fähig, aber eine ihm übertragene Aufgabe vollbrachte er in seiner genauen und pedantischen Art zu vollsten Zufriedenheit des Vaters. Irgendwelche darüber hinausgehende Ideen wurden nach ärztlichem Rat schriftlich niedergelegt und dem Arzt übergeben, sodaß es nicht zu direkten Diskussionen mit dem Vater kam. Gewisse Zugeständnisse wurden dann nur im Einvernehmen mit den Eltern gemacht. Anton blieb auch bis zum heutigen Datum in weiterer ambulanter loser Therapie, ohne daß eine neuerliche stationäre Aufnahme und Behandlung notwendig war.

Bei Bert kam es zu einer neuerlichen Exacerbation, wobei allerdings keine neuen psychopathologischen Symptome aufgetreten waren. Doch kam es wieder zu Erregungszuständen. Er äußerte dem Vater gegenüber die Idee, sich von seiner Frau zu trennen, da ihn diese nicht mehr verstehe. Diese Reaktion ist wohl darin begründet, daß ihm die Befriedigung, die er auf Grund der Reduktion auf die „kleine Welt" der eigenen gegründeten Familie und des reduzierten Wirkungsbereiches im Detailgeschäft hatte, langsam nicht mehr zu genügen begann — umsomehr, als die Stellung seines Bruders sich ständig besserte. Es war auch der Bruder Anton, der ihn in Abwesenheit des Vaters wieder an die Klinik brachte, nachdem es zu Hause eine schwere Auseinandersetzung mit der Mutter gegeben hatte. Dies wurde besonders um den Zeitpunkt akut, als sein Bruder sich mit der Schwägerin auszusöhnen begann, wobei ihm vorwiegend das Kind am Herzen lag. Anton bedrohte nun durch häufigere Besuche die Abgeschlossenheit und Selbstgenügsamkeit dieser kleinen Familie.

Zusammenfassend ergeben sich in dieser Hinsicht auf die eingangs angeführte Fragestellung folgende Gesichtspunkte: Die Psychose zeigt bei beiden Probanden eine gleichförmige psychopathologische faßbare Basisstörung in Form eines Schub-Prozeß-Verlaufes mit Exacerbationstendenz *(O. H. Arnold,* 7). Verschieden ist jeweils der persönlichkeitsreaktive Überbau, sowohl in der Phase der akuten Abwehr *(Gastager,* 156) als auch in der darauffolgenden Persönlichkeitsabwandlung mit Einsetzen der Reparationsvorgänge. Die folgende Tabelle soll darüber einen Überblick geben.

Bert		Anton
	Basisstörung:	
	Neurasthenisches Vorstadium Körpergefühlsveränderung Vitalsgefühlsstörung Denkstörung	
	Akute Abwehr:	
Katatoner Erregungszustand		Isolierung (Introversion)

Ausweichen in die Irrealität:
(Größenwahnsinn)
Philosophembildung

phantastisch (Atomwissenschaftler, Proletariersekte)	pseudorealistisch (Chef der Firma, Wirtschaftsordnung der Disponibilität)
Persönlichkeitsabwandlung:	
Reduktion auf eine „Kleine Welt" (Heirat mit einem armen Mädchen)	Spezialisierung in seiner Welt (rechte Hand des Vaters)
Verlauf:	
Krisenhafter Beginn, Exacerbationen, größere Entdifferenzierung	Beginn früher, schleichend, Blander Verlauf

Wir können also bei gleichartiger Basisstörung Verschiedenheiten im Beginn und im Verlauf der Psychose feststellen. Wie können wir diese Diskrepanz erklären? Bei Betrachtung der prä-psychotischen Persönlichkeitsentwicklung ergeben sich bei beiden Probanden sowohl funktionsanalytisch als auch psychodynamisch und charakterologisch schon gewisse Verschiedenheiten, welche den jeweils differenten Persönlichkeitsreaktionen im Verlauf der Psychose entsprechen. Die folgende Tabelle soll dies verdeutlichen:

Bert		Anton
	Frühe Entwicklung:	
impulsiv	Affektivität:	flach
offen	Objektbeziehung:	starr
wechselnd, meist ausgewogen	Verhältnis: Bedürfnis — Spannung, — Befriedigung:	gleichbleibendes Mißverhältnis
wird umgangen	Stellung zur Autorität:	Identifikation
Erregung	Reaktion auf Belastung:	trotzt, zieht sich zurück,
akzeleriert	Entwicklungstempo:	retardiert
zentral „sicher"	Position in der Familie:	peripherer Außenseiter
	Schuljahre:	
impulsiv	Affektivität:	flach
Durch Überforderung gestört	Objektbeziehung:	starr, gleichmäßig
große Schwankungen, starkes Mißverhältnis	Verhältnis: Bedürfnis — Spannung, — Befriedigung:	in Richtung Equilibrium
zunehmende Abwehr	Stellung zur Autorität:	Gewinn an sozialer Position
Ausweichen, „Heimlichkeiten"	Reaktion auf Belastung:	Sublimierung in Arbeitsleistung
disharmonisch	Entwicklungstempo:	holt auf
bedroht	Position in der Familie:	Außenseiter

Wir müssen also folgern, daß der schon seit jeher in zentraler Position befindliche Bert durch die intensiven libidinösen Beziehungen zu den Eltern längere Zeit vor dem Ausbruch der Psychose „geschützt" war. Es kommt zunächst scheinbar zu einer relativ zum anderen Partner akzelerierten Entwicklung mit breiterer Differenzierung, schließlich aber doch nach Überforderung zu einem krisenhaften Ausbruch der Psychose mit wesentlich stärkeren, aber mehr ungerichteten Persönlichkeitsreaktionen. Für die Stabilisierung müßte es zu einer radikalen Persönlichkeitsabwandlung kommen, wofür in der Kindheitsentwicklung wegen der starken Regressionstendenz wenig Ansätze sind. Sie gelingt daher nur schwer über mehrere Exacerbationen. Anders bei dem schon immer in der peripheren Position stehenden Anton. Er lernte schon frühzeitig durch dauernde Frustrierungen Abwehrreaktionen zu bilden (anankastische Züge, Sublimierung). Allerdings kommt es infolge seiner weniger geschützten Position schon früher, aber nach außen hin fast unbemerkt, zum Einbruch der Psychose, welche sofort mit präformierten, gezielten Abwehrreaktionen beantwortet wird (zunächst Isolierung, dann Spezialisierung). In der Stabilisierungsphase kann zur therapeutischen Förderung einer geeigneten Tendenz zur Persönlichkeitsabwandlung (*Gastager* und *Schindler*, 159) auf bereits vorhandene Abwehrmechanismen zurückgegriffen werden.

Die Grundfrage, warum es von Anfang an zum Einnehmen verschiedener Positionen mit folgender Ausbildung funktionaler und charakterologischer Unterschiede kommt, kann bei Annahme gleichen Erbgutes nicht durch verschiedene Anlagefaktoren erklärt werden. Der einzige Hinweis, den wir anamnestisch auffinden konnten, ist die Tatsache, daß Bert „schon immer der Schwächere" war, welcher auch häufiger körperlich erkrankte. Ob es sich dabei um eine psychosomatische oder aber um eine somato-psychische Kausalitätsrelation handelt, ist nicht zu entscheiden.

Ein Auszug aus einer Untersuchung (*Gastager* und *Hofmann*, 157) sollte die Verschränkung psychodynamischer Elemente mit der Basis-Störung der Schizophrenie näher erläutern.

Es wurden auch die grundlegenden Vorstellungen entwickelt, die zu einem Grundkonzept einer dynamisch orientierten Auffassung über die Bildung von persönlichkeitsspezifischer Abwehr gegen die basisbildende Störung führten.

Gleichzeitig wurden aber auf Grund der bekannten und in jahrelanger Psychotherapie erschlossenen Persönlichkeitsentwicklung der Probanden Hinweise auf eine Anzahl von präformierten Reparationsmechanismen gefunden, die mit dem Ausbruch der Psychose teils in günstigem, teils in ungünstigem Sinne wirksam werden.

So wurde schärfer zwischen basisbildender Störung der schizophrenen Psychose, persönlichkeitsspezifischer Abwehr und präformierten Reparationsmechanismen im Gesamtkontext der jeweils vorliegenden Querschnittssymptomatik, aber auch im Gesamtkontext der auf Grund der Krankheit sich einstellenden Entdifferenzierung und Persönlichkeitsabwandlung unterschieden. (156, 159, 360, 361)

Über Versuche, auf Stoffwechselbasis die Grundstörung der Psychose bei Zwillingspaaren näher zu definieren, sei im Kapitel „Biochemie" berichtet.

9. *Vererbung von psychischen (Normal-) Eigenschaften*

Da nun die phänomenologische Ausprägung der Psychose als ein Komplex aus basisbildender Störung, psychischen (und somatischen) Abwehrmechanismen auf die Erkrankung und auf die durch die Erkrankung veränderte Um- und Mitwelt, und aus vorgebildeten („geprägten") Reparationsmechanismen (*Stutte*, 395, 417, 418) erscheint, bleibt die Frage nach der Vererblichkeit von „Charakterelementen", von „normalen psychischen Eigenschaften" weiterhin aktuell.

Schon früher (5.) wurde die hierher gehörige Ansicht referiert, wonach auch die nichtpsychotische Lebensgestaltung von später an Schizophrenie Erkrankten möglicherweise genetisch fixiert sei.

Damit können etwa — wie es *Slater* (344) in der Diskussion zu *Kallmann* einmal ausdrückte — 125 distinkte Gen-Abweichungen zur Entstehung der Schizophrenie beitragen, und es bliebe dem Milieu-Einfluß und auch der therapeutischen Beeinflußbarkeit der Psychose nur wenig Raum. Denn alle bisherigen Therapien der Schizophrenie sind doch im Wesentlichen unspezifische, an der Interaktion zwischen Milieu im allgemeinen Sinn (chemisch und psychodynamisch gesehen) und der Basisstörung der Erkrankung angreifend.

So ist man auch im Rahmen dieser Untersuchungen durchaus berechtigt, nach den experimentellen Grundlagen der Vererbung psychischer Eigenschaften allgemein zu fragen.

Auch zu diesem Thema hat die Zwillingsforschung eine Reihe von Antworten zur Hand.

Gewisse allgemeine Grundlagen zur Erstellung dieser Problematik hat *Vogel* (430) zusammengestellt. Nach ihm ist ganz anders wie beim Tier die höher differenzierte psychisch-geistige Organisationsform des Menschen von entscheidender Bedeutung. Der Mensch ist nicht ein „schablonenhaft-reagierendes" Wesen, sodaß auch die vergleichende Verhaltensforschung (288—290) nur wenig zur Lösung dieses Problems beitragen kann. Der Mensch ist nicht gebunden an den zwangsmäßigen Ablauf von der „Merk- zur Wirkseite im Sinne angeborener Schemata". Er hat auch, wie es *Vogel* (430) ausdrückt, eine wesentlich größere Toleranz gegenüber „Programmierfehlern", um einen Ausdruck aus der Elektronik zu gebrauchen. Nur unter diesem Aspekt sind die Ergebnisse der Vererbungslehre psychischer Eigenschaften beim Menschen und erst recht unter Heranziehung von Tierversuchen zu bewerten.

Verschuer (427 und 428) und (2, 96, 157, 160, 240, 245, 246, 261, 427, 437, 439) haben zeigen können, daß auch bei eineiigen Zwillingen eine Reihe von Charakterunterschieden aufscheinen. Man hat dies auf die unterschiedliche Prägung im Lebensprozeß zurückgeführt. Interessant war, daß eine Gruppe mit hoher Intelligenz und eine Gruppe mit sehr niedriger Intelligenz die höchste Diskordanz aufwies, während eine Mittelgruppe mit durchschnittlichem I.Q. sehr konkordant war. *Verschuer* (427, 430) meint, daß bei niedriger Intelligenz der „Zufall" eine größere Rolle beim Auftreten der Diskordanz spiele. Bei hoher Intelligenz scheint die Fülle der „realisierbaren Möglichkeiten" bei höherer Persönlichkeitsdifferenzierung so groß zu sein, daß „nur ein Teil tatsächlich realisiert" werden konnte.

Nun weiß man aus den Untersuchungen von (44, 51, 83, 150, 164, 167, 210, 428) sehr gut, daß die Intelligenz ihrerseits deutlich meßbar von der Lernfunktion, also äußeren Milieubedingungen abhängt.

Weitere Untersuchungen beziehen sich auf neurotische Zwillinge (52, 152, 226, 327, 329, 386b, 440), Homosexuelle (225, 231), Trieb- und Schwerverbrecher (90, 348). Gerade das Beispiel der Homosexuellen zeigt, zu welch voreiligen Schlüssen zum Beispiel *Lang* (265) kam, als er eine genetisch weibliche Determination der Homosexuellen annahm. Diese Anschauung konnte dann späteren exakten Chromosomenuntersuchungen nicht standhalten.

Alle Versuche, hochdifferenzierte Leistungen, die aus der zu Grunde liegenden erblichen Basis und der Differenzierung bestehen, die sie durch Lernfunktion oder Prägung im Lebensprozeß erfahren, auf ihre Erblichkeit zu untersuchen, mußten fehlschlagen. Der komplexhafte Charakter solcher hochdifferenzierter Leistungen trägt daran Schuld.

So verbleiben an exakten Zwillingsuntersuchungen nur solche über einige wenige „Grundbefindlichkeiten“ oder Lebenswerkzeuge *(Pfahler,* 327a).

Untersuchungen über drei Grundbefindlichkeiten: Antrieb, Empfindlichkeit und Grundstimmung wurden von *Geyer* (164) durchgeführt. In solcher Fragestellung ergibt sich bei eineiigen Zwillingen hohe Konkordanz.

Auch die Befunde von *Frischeisen-Köhler* (148) über das „persönliche Tempo“, gemessen an Metronomeinstellungen, erbrachten dasselbe Ergebnis einer hohen Konkordanz bei eineiigen Zwillingen.

Es sind also nur wenige Grundbefindlichkeiten, und vielleich manche Extremvarianten menschlichen Verhaltens, die mit einiger Beweiskraft als vererbt dargestellt werden können. Ganz anders ist es mit solchen komplexen Eigenschaften, wie Intelligenz, Affektivität, Entwicklungstempo usw. Die Grundlage der Charakterbildung beim Einzelmenschen ist eben nicht nur eine genetische, sondern auch eine psychologische und soziale. Erst im Zusammenwirken von Anlagen mit Erziehung und Umwelt entsteht, was wir „Charakter“, geistige Leistungsfähigkeit und intelligentes Verhalten nennen.

Das gleiche Ergebnis erbringen letzten Endes die Pathographien der Zwillingsforschung, sofern sie auf die Persönlichkeitsentwicklung und den präpsychotischen Persönlichkeitsaufbau eingehen. Als bestimmende Faktoren solcher divergenter Persönlichkeitsentwicklungen wurden Gruppenbildung, Identifikation und Feindschaft mit dem Zwillingspartner mit bedeutenden Konsequenzen für die Persönlichkeitsbildung genannt.

Auch die psychoanalytischen Schulen, vornehmlich die Ich-Psychologie, hat sich bemüht, die zuerst von *Freud* (144) und dann von *Federn* (138) näher definierte Ich-Störung der Schizophrenie besser zu charakterisieren. Diese Versuche wurden bei den Theorienbildungen der psychoanalytischen Schulen bereits genannt. Ein Teil dieser Autoren (176, 208, 333, 338) legt den Gedanken an eine genetisch fixierte oder zumindest mitverursachte Störung der Ich-Entwicklung nahe.

Einen gleichartigen Versuch der Fassung eines Basiselements des Charakters stellte der Begriff „aktiver“ und „passiver“ Typus dar. *Rainer* (334), *Shields* (382), *Slater* (386), *Jones* (208, 211) konnten für konkordante schizophrene Zwillingspaare die Feststellung treffen, daß der „aktivere“ Typ, der primär führende und beherrschende Partner die deutlich schlechtere Prognose für den weiteren Verlauf der Psychose hatte.

Man muß im Sinne der vorangehenden Ausführungen sich sehr wohl auf solch allgemeine Formulierungen, wie es die „Grundbefindlichkeiten" darstellen, beschränken, um näher an ein Verständnis des ablaufenden psychodynamischen Prozesses bei eineiigen konkordanten schizophrenen Zwillingspaaren heranzukommen. Auch in der Persönlichkeitsentwicklung sollten Zwillingsuntersuchungen einen Hinweis auf die identische genetische Basis der Vererbung von „Grundelementen des Charakters" erbringen können.

Zusammenfassung.

1. Die Methode der Zwillingsforschung ist auch heute noch wertvoll für die Beantwortung einer Reihe von Fragen der Ätiopathogenese der Schizophrenie.
2. Die Deutung ihrer Ergebnisse und die Interpretation der Befunde hat sich nur etwas in ihrem Bedeutungscharakter verlagert.
3. Es steht heute nicht mehr die bereits weitgehend anerkannte genetische Basis der Schizophrenie zur Debatte.
4. Bei Untersuchungen EZ. steht vielmehr im Vordergrund, was *Strömgren* ausgedrückt hat. Verschiedenheiten im Manifestationsalter, in der Psychopathologie, aber auch Verschiedenheiten der präpsychotischen Persönlichkeit, allgemein des „Charakters", sind nach ihm direkte Indikatoren für eine Umwelteinwirkung, bei gleicher genetischer Basis.
5. Damit wurde der Blick geschärft für die bestehenden Verschiedenheiten.
6. Es zeigte sich aber auch, daß damit Schwierigkeiten nosologischer Art auftauchten. Denn bei aller Verschiedenheit phänomenologischer Ausprägung von Psychosen, und auch im „Normalbereich" bei differenten „Charakterzügen", mußte doch für die schizophrene Psychose eine zugrundeliegende einheitliche Basis-Störung postuliert werden, wollte man nicht neuerlich den Rahmen der einheitlichen genetischen Basis für die Gruppe der Schizophrenien, die die klassischen Arbeiten der Humangenetik für den Sektor der Schizophrenie mit Sicherheit abgesteckt hatte, sprengen.
7. Es wird wohl dazu einerseits notwendig sein, manche Sonderformen, insbesondere manche paranoide Entwicklungen, neuerlich hinsichtlich ihrer Stellung zur Gruppe der Schizophrenien unter die Lupe zu nehmen. Besonders interessant wären EZ. Untersuchungen, die nur zum kleinsten Teil gut psychodynamisch untersucht für die „Folie à deux" vorliegen.
8. Für die Psychopathologie erwies sich wieder einmal mehr die Notwendigkeit der Umgrenzung einer Basisstörung der Schizophrenie, deren Wert sich gerade an Studien EZ. erweisen mußte. Wir haben dies an einem eigenen Material und der Beurteilung von einzelnen Krankengeschichtsschilderungen der Literatur versucht.
9. Die Basis stellte das Konzept von *Arnold* über die Erlebnisvollzugsstörung bei Schizophrenen dar, die, hinter den manifesten Symptomen darstellbar, von den jeweiligen persönlichkeitsspezifischen Reaktionen abstrahiert.

10. Erst dadurch war es möglich, einen besseren Einblick in die Interaktion zwischen anlage- und milieubedingten Abwehrreaktionen und reparativen Vorgängen im Längsschnitt der Psychose zu gewinnen.

11. Dies heißt, daß jedes manifeste Symptom bereits ein Komplex aus basisbildender Störung, persönlichkeitsspezifischer Abwehr ist, während in der Reparationsphase der schizophrenen Psychose präformierte, im einzelnen Lebensschicksal geprägte Reparationsphänomene mehr und mehr in den Vordergrund treten. Die Persönlichkeitsabwandlung auf Grund der Entdifferenzierung im „schizophrenen Defekt" vollzieht sich entlang solcher Bahnen. Dadurch wurden Hinweise für eine dynamische Auffassung des schizophrenen Defektes gewonnen, der bei Kenntnis der Lebensgeschichte und seiner prägenden Momente des einzelnen Menschen gewisse Fehler in der Therapieführung vermeiden läßt. Im großen und ganzen muß sich der Therapeut solcher präformierter Reparationsmechanismen bedienen und sie nicht auszuschalten versuchen, da dies immer einer Überforderung mit allen nachteiligen Folgen gleichkommt.

12. Zu unserer theoretischen Fragestellung nach der Bedeutung der Interaktion zwischen Anlage und Milieu ergibt sich folgende Antwort: So wie die allgemeine genetische Psychologie erkannt hat, daß nur aus dem Zusammenspiel zwischen Anlage und Umwelt, oder Prägung durch den Lebensprozeß, einschließlich der Lernfunktion, das entsteht, was wir mit einem sehr diffusen Begriff „Charakter" nennen, so gilt die gleiche Auffassung auch für die Interaktion zwischen basisbildender Störung der Schizophrenie und der jeweilig einmaligen Persönlichkeit des Einzelmenschen.

13. Wir wissen sehr gut, daß hiebei der Eindruck einer „Ergänzungsreihe" entsteht. Es wird bei manchen Verläufen der eigengesetzliche Charakter der Psychose weitgehend bestimmend für den Verlauf der Psychose und für die soziale Readaption des Menschen sein.

14. Auf der anderen Seite ist ein therapeutischer Eingriff (einschließlich aller somatischen Therapien) doch nur an der Interaktion zwischen Milieu im weitesten Sinne und basisbildender Störung der Psychose (= Anlage) vorstellbar. Nicht von ungefähr haben wir deshalb in der Therapie der Schizophrenie eine Differenzierung nach den jeweiligen Verlaufsformen getroffen. Die zwei Extremfälle seien herausgegriffen: Der primäre Prozeß („Hebephrenie"), der, wenn überhaupt, am besten auf eine rein somatische Therapie (spezielle Neuroleptica-Kur) anspricht, vorwiegend reine Milieutherapie und soziale Fürsorge braucht und in der Psychotherapie mehr durch reine Bindung an den Therapeuten eine „Ich-Stärkung" benötigt. Am anderen Ende stehen die verschrobenen Sonderlinge, Sektierer und Menschen mit Philosophembildung als Ausdruck eines ausstabilisierten Defektes. Diese Menschen sind im Wesentlichen keiner Therapie zugänglich. Es wäre ja auch jede analytische Auflösung, sofern sie möglich wäre, kontraindiziert. Es würde dadurch der Gesamtpersönlichkeit das Gleichgewicht seines stabilisierten Defektes entzogen werden und man würde eine Exacerbation aus Defektniveau riskieren.

Auch die reinen paralogischen Entwicklungen sind persönlichkeitsbedingte Abwehr auf ein Erlebnis offener Bedeutung. Im Stadium des systemisierten Wahnes sind sie jeder somatischen Therapie unzugänglich.

15. Dann wurde zu der Frage Stellung genommen, wieweit präpsychotische Entwicklungen und Reaktionsbildungen nicht bereits ihrerseits durch die pathologische Anlage mitverursacht sind. Damit wäre der Einfluß der Erziehung, des Milieus usw. nur ein scheinbarer und der gesamte Lebensweg bereits determiniert. Da besonders in dieser Frage die persönliche Auffassung jedes Untersuchers, auch in außerhalb der Naturwissenschaften gelegenen Bereichen, mithineinspielt, muß man sehr vorsichtig an die Beantwortung dieses Problems herantreten. Die genetische Normalpsychologie gibt außer für einige Basiselemente, die für den Komplex der Gesamtpersönlichkeit kaum von entscheidender Bedeutung sein können, nur in dem Sinne eine Antwort, daß sie das Nebeneinander von Anlage und Umwelteinflüssen herausstreicht.

16. Folgerichtig durchdacht, müßte zuerst die genetische Chemie eine eindeutige Antwort für die Frage bereithaben, ob veränderte Umwelteinflüsse auf Zellniveau imstande sind, das genetische Material zu verändern, oder zumindest auf dem Umweg über Repression und Induktion im Sinne der genetischen Informationstheorie den genetischen Effekt so abzuändern, daß er auch im ursprünglich angelegten Sinn auf Belastung nicht mehr zur phänomenologischen Ausprägung kommen kann. Dafür fehlen allerdings noch eindeutige Beweise.

17. Auch die Frage der Gen-Kombination wurde an Hand von Untersuchungen über Sonderdispositionen angeschnitten.

18. Das bedeutsame Problem der Pleiotropie und der Phänokopien wurde nur in den Grundzügen angeschnitten, da hiezu vor allem die experimentelle Pharmakopsychiatrie, aber auch neuere Untersuchungen über den exogenen Reaktionstyp gewisse Teilantworten bereit hat.

19. Eine letzte Folgerung ergibt sich, die übereinstimmend viele Genetiker immer wieder als eine wesentliche Konklusion aller Zwillingsforschung festhalten.

Solange es keine eindeutige, biochemisch faßbare, definierbare und gegen die anderen großen Psychosen gut abgrenzbare Stoffwechselstörung der Schizophrenie gibt, ist jede Forschungsrichtung zum Problemkreis der Ätiopathogenese der schizophrenen Psychose darauf angewiesen, alle verfügbaren Daten zu einer Theorienbildung über die Ätiopathogenese der Schizophrenie zu verwerten. Diese Theorie oder auch nur Arbeitshypothese muß dann allerdings an Hand der jeweils neuen Erkenntnisse jeder Disziplin der Schizophrenieforschung überprüft und notfalls korrigiert werden.

20. Wir glauben dies für das Konzept der multifaktoriellen Genese der Schizophrenie am besten dadurch getan zu haben, daß wir in erster Linie die Ergebnisse der Zwillingsforschung, aber auch einige grundlegende Erkenntnisse der genetischen Psychologie und der genetischen Chemie kritisch in ihren Beziehungen zueinander abgewogen haben.

Es konnte damit vielleicht ein besseres Verständnis für den multifaktoriellen Kontext in der Ätiopathogenese der Schizophrenie gewonnen werden. Es blieben sicherlich manche Fragen offen. Diese betreffen vor allem den verschiedenen Stellenwert einzelner Faktoren auf dem psychischen und dem somatischen Sektor.

21. Nicht von ungefähr erwarten sich viele Genetiker von der Stoff-

wechselforschung der Schizophrenie wesentliche Aufschlüsse auch für nosologische Ordnungen, für das Verständnis der Interaktion von Milieu und Anlage.

22. So sehr die Zwillingsforschung ein ungeheuer reichhaltiges Archiv von Einzeltatsachen für die verschiedenen Bereiche psychiatrischer Problematik geliefert hat, einige Grundfragen der Vererbung klären konnte, dürfte sie doch aus einem ganz bestimmten Grund an einer Grenze angelangt sein.

23. Solange das subjektive Moment des Beobachters, der nun einmal einer ganz bestimmten psychiatrischen Schule angehört, nicht ausgeschaltet werden kann, solange können Fragen der „Valenz" einzelner Faktoren in der multifaktoriellen Kausalität der Schizophrenie auf Grund dieses Ausgangsmomentes nicht geklärt werden.

24. Erst eine objektive Basis, eine möglichst meßbare Basis der genetischen Bedingtheit der Schizophrenie kann die Grundvoraussetzung für eine reine Trennung exogener und endogener Faktoren und die Kenntnis der Interaktion schaffen.

25. Methodische Voraussetzung ist dazu nun einmal eine stoffwechselmäßig definierbare Basis-Störung der Schizophrenie. Bei allen übrigen hereditären Erkrankungen gibt es außer für die Psychosen keine wesentlichen Vorurteile mehr.

26. Erst mit der Fassung einer solchen Stoffwechselstörung würde auch die Zwillingsforschung in ein sehr wichtiges weiteres Kapitel eintreten.

III. Stoffwechselforschung und somatische Befunde

1. Einleitung

Die Berechtigung einer Stoffwechselforschung bei Schizophrenen bezieht ihre Grundlage aus der im Kapitel II.) geschilderten genetischen Basis der Schizophrenie.

Es darf auch nicht vergessen werden, daß die Entdeckung der Progressiven Paralyse als einer metaluetischen Erkrankung und die Einführung der Malariatherapie durch *Wagner-Jauregg* (932), ebenso wie die Einführung somatischer Behandlungsverfahren durch *Sakel* (42, 736, 805—807), *Bini* und *Cerletti* (164) der Suche nach der „Somatose" einen großen Auftrieb gegeben hat. (43, 44, 46, 51, 86, 89, 95, 176, 304, 315, 428, 431, 437, 438, 479, 484, 495, 505, 506, 508, 517, 525, 693, 739, 776, 777, 935)

Es ist aber notwendig, die Ergebnisse der älteren Literatur kritisch zu sichten und auch die eigenen Voraussetzungen für Stoffwechseluntersuchungen bei Schizophrenie zu skizzieren.

Folgende Maßstäbe sind an Stoffwechselarbeiten zum Problemkreis der Schizophrenie anzulegen:

a) Das Krankengut muß genauest charakterisiert werden. Dazu sind als Minimalerfordernis Daten über Krankheitsdauer, Verlaufsform der Psychose, sowie Hinweise darauf, ob es sich um hospitalisierte Patienten handelt und Angaben über die Dauer der Hospitalisierung notwendig.

Die Schwierigkeiten der diagnostischen Einordnung nach den jeweiligen Begriffsbestimmungen der einzelnen Kulturkreise seien dabei noch unberücksichtigt.

b) Auf den Ernährungszustand der Versuchspersonen ist insbesondere bei Anstaltspatienten Bedacht zu nehmen. (Siehe 71, 583, 692)

c) Erhobene Befunde sind in ihrer Signifikanz nicht nur einer genügend großen Gruppe von Normalpersonen, sondern auch Psychosen aus dem Formenkreis des MDK, der Epi und eventuell neurologischen und internen Krankheitszuständen, je nach der eingeschlagenen Untersuchungsrichtung, gegenüberzustellen.

d) Auch dann erhebt sich immer noch die Frage, ob die gewonnenen Ergebnisse direkte Hinweise auf eine Stoffwechselstörung, die mit der postulierten schizophrenen Basisstörung eng korreliert ist, gestatten. Es könnte sich immer noch um Folgen und Begleiterscheinungen der Krankheit (Angst, Erregung, Spannung usw.) handeln oder um Veränderungen, die eine durchgeführte Behandlung gesetzt hat.

Solche Momente fallen bei genauer Berücksichtigung von Punkt c) hinsichtlich der Begleiterscheinungen der Krankheit allerdings weniger ins Gewicht.

e) Es wäre besser, nicht katatone Patienten zu untersuchen, sondern eher Patienten mit blanden schizophrenen Verläufen.

f) Ebenso müßte eine Medikation einige Zeit vor der Untersuchung vermieden werden. Wenn dies doch geschieht, sollte es angeführt werden. Es sind dann entsprechende Kontrolluntersuchungen notwendig.

g) Abnorme Befunde oder Stoffwechselregulationen nach Belastung, die bei guter statistischer Signifikanz der Mittelwerte größere Überschneidung der individuellen Werte von Schizophrenen, „Normalpersonen" und eventuell anderen Psychosen zeigen, sind wohl zunächst dahingehend zu interpretieren, daß die den Befunden subsummierte pathologische Stoffwechselregulation einen Komplex zwischen Basis-Störung und gegenregulatorischen Mechanismen darstellt, sofern es sich um ein diagnostisch einheitliches Material handelt.

h) Das „Experimentum crucis" wären Stoffwechseluntersuchungen an Angehörigen schizophrener Patienten, wie es zum Teil von (49—51, 171, 239, 922, 943) getan und von (438, 441, 479, 517, 525, 693, 739, 777, 867) gefordert wurde.

Bei positivem Ausfall und einer gesicherten Korrelation zu den klinisch faßbaren Erbmomenten könnte man sicherer sein, nahe an eine faßbare, genetisch fundierte Stoffwechselstörung herangekommen zu sein.

i) Trotzdem bleibt dann immer noch die Frage bestehen (wie auf Seite 13 ausgeführt), an welchem Punkt einer gestörten Genwirk-Kette die erhobene Stoffwechselstörung einzureihen wäre.

Bei Durchsicht der Literatur, sicherlich aber bei den eigenen Arbeiten sollen jene Punkte Berücksichtigung finden.

2. *Pathologische Anatomie*

In den Übersichten von *Bleuler* (89), *David* (201a), *Peters* (707) und *Bellak* (86) wird natürlich in erster Linie auf die pathologisch-anatomischen Arbeiten von *C. & O. Vogt* (923—926) eingegangen.

Diese beschreiben bei Schizophrenie mit mehr oder minder größerer Regelmäßigkeit Zell-Veränderungen in bestimmten Hirnteilen. Besonders eine als „Schwundzelle" beschriebene Ganglienzellveränderungen im Thalamus, Pallidum und Striatum und in der Frontalrinde kommt gehäuft vor. (157, 455, 924—926)

Eine Nachuntersuchung von *Heyck* konnte diese Befunde allerdings nicht bestätigen. (418)

Neue Befunde von *Vogt* sprechen von Zellveränderungen im Ncl. med. dors. des Thalamus bei Katatonen, *Bäumer* berichtet von Veränderungen im Ncl. med. u. lat. des Thalamus (68, 69, 403), *Fuenfgeld* von Veränderungen im Ncl. ant. thalami. (306, 307)

Das Ausmaß der Veränderung und die Frage, ob es sich nicht doch um postmortale Veränderungen handelt, lassen die pathologisch-anatomischen Befunde in ihrer Bedeutung für die Pathogenese der Schizophrenie noch offen. (63, 83, 106, 123, 134, 250, 291, 292, 317, 318, 391, 457, 522, 573, 623, 635, 637, 753, 786, 821, 823, 824, 942, 950, 951, 956)

Bei *David* (201a) werden auch zahlreiche ältere Arbeiten zu diesem Thema besprochen. *Hoff* (437, 437a) fand Zellausfälle in den III. und V. kortikalen Ganglienzellschichten.

Zahlreiche andere, weniger ernst zu nehmende Befunde sind in den genannten Übersichten referiert.

Besonders unglaubwürdig erscheinen Befunde von *Papez* (686—690) über Einschlußkörper in Biopsien des praefrontalen Cortex und über lebende zooide Organismen in Gehirnfrischpräparaten.

Auch pathologisch-anatomische Befunde der männlichen Geschlechtsorgane (94, 407, 905) Schizophrener können nur mit Vorsicht zur Kenntnis genommen werden.

Verschiedene Studien über hirnatrophische Veränderungen bei Schizophrenen (210, 466, 467, 648, 670, 815) sind wohl, soweit sie nachgewiesen wurden, als Sekundärfolgen des Krankheitsprozesses anzusehen. Die frontale Atrophie bei Paraphrenen (210) kommt wohl wegen der Sonderstellung dieser Gruppe (siehe auch S. 20) als ein ätiologisches Moment der Gruppe der Schizophrenien nicht in Betracht.

Es ist vielleicht interessant festzustellen, daß es auf Grund der Befunde der pathologisch-anatomischen Untersuchungen zu verschiedenen Theorienbildungen gekommen ist.

Davidson (201a) meint, daß eine Schwäche des rethiculoendothelialen Systems, im speziellen des Kapillarapparates des Hypothalamus, vorläge. Er schließt damit an Gedankengänge von *Kallmann* (218, 492a) an, dessen Versuch einer Korrelation der Schizophrenie mit Tuberkulose heute wohl als gegenstandslos angesehen werden muß.

Im Ganzen konnte jedoch kein anatomisches Substrat gefunden werden, das einer Nachprüfung standgehalten hätte und das — wie die sicher nicht wegzuleugnenden Befunde von *Vogt* — in eindeutiger Weise der Schizophrenie und nicht exogenen Reaktionstypen oder Krankheitsfolgen korreliert wäre.

Auch Untersuchungen histochemischer Natur, zum Teil mit einer sehr subtilen Technik, haben noch keine allgemeine Anerkennung gefunden, da es sich dabei um Untersuchungen an Einzelfällen an langjährigen Anstaltsinsassen handelte. (57—60, 62—65, 293, 473, 474, 516, 638, 732, 734, 735)

Einige dieser Untersuchungsmethoden und ihre Ergebnisse an Topektomien Schizophrener werden auf Seite 62 besprochen.

3. *Neurophysiologie*

Zahlreiche elektroenzephalographische Untersuchungen bei Schizophrenen liegen vor.

Hill (421a) faßt alle diese Befunde zusammen:

a) Für die Schizophrenie gibt es kein spezifisches EEG-Muster oder eine regelmäßig auftretende Abweichung von der normalen hirnelektrischen Tätigkeit.

b) Besonders häufig ist das EEG bei Katatonen in unspezifischer Weise abnorm.

c) Bei jugendlichen katatonen Patienten kommt es auch relativ am häufigsten zu abnormen Entladungen vom subcorticalen Typ.

d) Die Durchsicht der EEG-Literatur bei Schizophrenen kann kein objektives Kriterium für einen organischen cerebralen Prozeß bei Schizophrenen aus den mitgeteilten Befunden faßbar machen.

Von *Heath* (558), *Sem Jacobson* (841—843) stammen Berichte über implantierte Tiefenelektroden bei schizophrenen Patienten.

Zum Teil wurde mit Hilfe von elektrischen Reizungen an diesen implantierten Tiefenelektroden eine therapeutische Beeinflussung des schizophrenen Prozesses auszuüben versucht.

Von basalen Stirnhirnanteilen (841) konnten abnorme Aktivitäten abgeleitet werden, die sich angeblich bei Gesunden nicht finden.

Diese Befunde erwarten noch eine weitere Bestätigung. Vom Frontal- und Temporallappen wurden (842) synchron mit Erregung und akustischen Halluzinationen fokale paroxysmale EEG-Muster beschrieben.

Von *Freeman* (282a) werden Literaturangaben zusammengestellt, wonach zwischen 5 — 50 % aller untersuchten Schizophrenen ein abnormes EEG mit langsamen Wellen aufweisen sollen.

Interessanter erscheinen Untersuchungen bei 195 Kindern mit schizophrenen Psychosen, bei denen in 79 % aller Fälle ein abnormes EEG nachweisbar war (895a). Es soll sich bei diesen Fällen damit Entwicklungsretardierung im allgemeinen und eine verzögerte cerebrale Strukturierung im speziellen nachweisen lassen. Vor einer solchen Auslegung der EEG-Befunde müßte eine klinisch-diagnostische Diskussion der Fälle die Frage klären, inwieweit es sich bei diesen Kindern um Formen von Hirnschädigungen handelt und nicht um echte endogene Psychosen (siehe zu diesem Problem auch Spiel, 862a). Daß allerdings bei kindlichen Schizophrenen (abgesehen von häufig faßbaren Hirnschädigungen und Läsionen) oft eine Retardierung der psychischen Entwicklungen, deren Korrelat sehr wohl eine eventuell elektrophysiologisch faßbare Abnormität sein kann, eine Rolle in der Ätiopathogenese der schizophrenen Psychose spielt, wurde mit der gesamten damit in Zusammenhang stehenden Problematik auf Seite 15 besprochen.

Eine Häufung von abnormen EEG-Befunden in der Verwandtschaft Schizophrener, die selbst ein abnormes EEG aufweisen, wird von *Chamberlain* (171) angegeben. Dies stellt einen Versuch dar, die nicht erkrankten Erbträger zu erfassen. Wieweit jedoch die pathologische Abweichung der elektrischen Hirntätigkeit eine direkte Beziehung zur schizophrenen Psychose besitzt, muß noch dahingestellt bleiben.

Nur indirekt zu diesem Thema gehören sehr eingehende Untersuchungen über thalamo-kommisurale Funktionen, die vorwiegend im Tierversuch unternommen wurden und in ihrer Beziehung zu psychotomimetischen Substanzen interessant geworden sind. (3, 43, 72, 128, 136, 469, 489, 556)

Dazu seien nur die Arbeiten von *Evarts* (236a), *Purpura* (740), *Werner* (944a) und *Brücke* (133) genannt.

Weiters sei dazu vorweggenommen, daß auch *Szara* und *Axelrod* (884, 885) den Ort der Wirksamkeit von Tryptaminderivaten („Halluzinogenen“) in den Hypothalamus verlegen.

Zu den letztgenannten Befunden der experimentellen Psychiatrie gilt vor allem die Einschränkung von *Bleuler* (89, 98), die auch unsere eigene Ansicht darstellt, daß es sich bei den psychopathologischen Phänomenen unter Psychotominetischen Substanzen um exogene Reaktionstypen handelt, sodaß eine Bewertung der Resultate für die Ätiopathogenese der Schizophrenie vorläufig nicht ohne weiteres möglich erscheint.

Im großen und ganzen dürfte die neurophysiologische Richtung derzeit noch keinen brauchbaren Weg für die ätiopathogenetische Forschung in der Schizophrenie darbieten, sosehr auch die moderne Therapie mit Psychopharmaka zu besseren Erkenntnissen auf diesem Gebiet geführt hat.

Dies stützt nur eine nicht nur von uns vertretene Ansicht, wonach die Therapie mit Psychopharmaka letzten Endes eine unspezifische und symptomatische ist.

4. Biochemische Befunde

Zusammenfassende kritische Übersichten finden sich bei *Hoskins,* 1946 (462), *Bleuler,* 1941—1950 (95), *Keup,* 1954 (508), *Bleuler,* 1951—1955 (89), *Richter,* 1957 (770), *Bellak,* 1958 (86) und *Jackson,* 1960 (479, 506), sowie (225, 227, 431, 484, 495, 505, 775, 776, 930)

Auf Grund der immer mehr anwachsenden Literatur ist es kaum möglich, alle Arbeiten zu besprechen. Es sei etwa im Sinne von *Bleuler* (89, 95) folgende Einteilung getroffen:

a) Zusammenfassung älterer Arbeiten.

Als erstes heben sich als von der Norm abweichende Befunde heraus, die mehr mit der in der Psychose veränderten Emotionalität im Zusammenhang stehen. *Keup* (508) spricht in diesem Zusammenhang davon, daß sich eine Reihe von Befunden zwanglos in das „General Adaptation Syndrome" nach *Selye* (840) einreihen lassen.

Dazu gehören ältere Beobachtungen überAcrocyanose, pathologische Kreislaufregulation, hypothalamische Regulationsstörungen, Störungen der Blutgerinnung, des Fibrinogengehaltes, Veränderungen des roten und weißen Blutbildes, Elektrolytstörungen, Grundumsatz und andere vegetative Funktionen.

Eine Tabelle möge eine gewisse Übersicht über dieses Gebiet geben.

Tabelle 3

Zusammenfassung von Stoffwechselarbeiten bei Schizophrenen

1. Zirkulation:
   4, 31, 32, 255, 256, 279, 280, 328, 413, 475, 490, 542, 571, 585, 586, 614, 631, 645, 659, 712, 766, 802, 846, 853, 874, 964.
2. Sauerstoffbedarf, Grundumsatz etc.:
   55, 119, 191, 241, 365, 412, 461, 462, 603, 604, 607, 702, 744, 859, 949.
3. Gehirnstoffwechsel:
   56, 268, 529, 751, 772, 917.
4. Liquorbefunde:
   90, 105, 111, 135, 221, 223, 274, 298, 299, 485, 511, 539, 561, 726, 729, 836, 862, 940.

5. Neurologische und andere klinische Befunde:
34, 36, 181, 182, 267, 269, 270, 271, 288, 468, 564, 567, 629, 643, 708.
6. TBC- und Virusätiologie:
595, 605, 615, 650, 651.
7. Allgemeine Regulation, Vegetativum:
9, 129, 139, 233, 277, 342, 347, 422, 663, 664, 665, 797, 936.
8. Leberfunktionsproben und Leberstoffwechsel:
79, 100, 142, 149, 175, 253, 264, 266, 336, 337, 356, 375, 378, 385, 478, 483, 488, 509, 530, 540, 565, 566, 575, 577, 619, 642, 655, 666, 667, 678, 700, 705, 706, 713, 715, 742, 743, 847, 848, 858, 880, 927, 929, 958, 974.
9. Indole und Amine:
5, 39, 40, 41, 109, 151, 162, 234, 260, 308, 310, 319, 320, 338, 363, 406, 486, 621, 658, 662, 711, 750, 773, 790, 799, 928, 965.
10. Serotonin:
73, 84, 98, 102, 147, 148, 249, 275, 453, 532, 554, 677, 683, 728, 789, 903, 959, 960, 971.
11. Eiweiß-, Aminosäurestoffwechsel, Nucleoproteine:
13, 66, 153, 168, 211, 332, 349, 350, 351, 354, 481, 491, 552, 620, 625, 699, 731, 798, 831, 844.
12. Caeruloplasmin, Akerfeldt-Test, Cu-Stoffwechsel etc.:
33, 37, 38, 93, 189, 301, 346, 460, 559, 626, 657, 758, 825, 873, 914.
13. Taraxein, Toxine:
228, 245, 246, 262, 341, 395, 396, 397, 533, 778, 820, 857, 953.
14. Blut:
   a) Gerinnung:
   26, 141, 159, 187, 199, 243, 392, 544, 590, 611, 669, 675, 676, 767, 828, 869, 872, 877, 916.
   b) Elektrolyte und andere Blutbestandteile:
   24, 125, 230, 252, 358, 401, 419, 465, 498, 500, 589, 609, 851, 860, 915, 948.
   c) Cholesterin:
   126, 273, 333, 334, 739, 551, 555, 601, 661, 691, 845.
   d) Glyoxylsäurestoffwechsel:
   75, 217, 276, 502, 628, 779, 881.
   e) Cholinesterase:
   754, 768, 769, 774, 902.
   f) Verschiedenes:
   104, 192, 208, 229, 251, 314, 384, 482, 536, 547, 617, 641, 644, 698, 714, 720, 830.
15. Kohlehydratstoffwechsel (Insulinresistenz, Glukosetoleranz etc.):
220, 282, 316, 329, 348, 400, 414, 436, 459, 548, 599, 610, 622, 632, 649, 652, 653, 770, 812, 822, 832, 839, 849, 850, 901, 963, 973.

Aus dieser allgemeinen Übersicht sind jene Befunde herausgehoben, die zunächst den Gedanken an eine Störung der Hirndurchblutung, der Gesamtsauerstoff-Versorgung des Gehirns oder des Gesamtstoffwechsels, gemessen an AV-Differenzen der cerbralen Zu- und Abflüsse, nahelegten.

Es war von vornherein unwahrscheinlich, daß bei praktisch negativer Morphologie des Gehirns Schizophrener, bei negativen EEG-Befunden etc. sich eine Störung im Gesamtstoffwechsel des Gehirns, wie sie mit den angewendeten Methoden ohne Möglichkeit näherer Differenzierung in einzelne Hirnareale allein zu erheben war, zeigen sollte.

Zu diesem Gebiet nehmen die Arbeiten von 14, 219, 499, 597, 788, 835 Stellung.

Zuletzt wurden die behaupteten Differenzen in der Blut- und Sauerstoffversorgung des Gehirns durch *Kety* (506) widerlegt.

b) Biogene Amine, Indolkörper, Intoxikationstheorien.

Schon die älteren Intoxikationstheorien (152, 179, 180, 247, 343, 855, 946) hatten darauf hingewiesen, daß die Bildung von enterogenen Toxinen ein Faktor in der Genese der Schizophrenie sei. Damit Hand in Hand ginge eine erhöhte Ausscheidung pathologischer Indolkörper im Harn.

Die Diskussion um das Serotonin (84, 98, 147, 275, 453, 728, 903) und um die von diesen Grundlagen ausgehende Theorienbildung von *Wolley, Shaw* (960) und *Gaddum (311)* (gut zusammengefaßt bei *Kety,* 479, 506) hatte zwar in der Reserpin-Ära der Psychiatrie großen Auftrieb erhalten. Das Interesse an diesen und anderen synaptalen Überträgerstoffen hat sich neben der Bedeutung, die sie zweifellos für das Auftreten von Erregung und Angst haben, heute weitgehend auf andere Gebiete der Psychiatrie (Manisch-Depressives Krankheitsgeschehen) und auf die Neurologie übertragen.

Es scheint, wie vielfach in der Stoffwechselforschung in der Psychiatrie, daß eine an und für sich vielversprechende Richtung durch voreilige Vereinfachung, die ihre baldige Widerlegung erfahren mußten, sich selbst in Mißkredit gebracht hat.

Die Theorien, die sich auf eine behauptete Toxizität von Körperflüssigkeiten Schizophrener stützten, kulminieren in der Entdeckung und „Isolierung" des Taraxein durch *Heath* (397) und Mitarbeiter. Es wurde zunächst dieser Stoff dem Cäruloplasmin gegenüber abgegrenzt. Die erhöhte Rate der Oxydation von Adrenalin durch Sera schizophrener Patienten ließ sich mit den Cäruloplasmin-Konzentrationen im Serum allein nicht erklären. Diese Untersuchungen waren damit eine geradlinige Nachfolge des bekannten *Akerfeldt*-Tests (8), der eine Fülle von Nachbeobachtungen und auch Widerlegungen gefunden hat. Vor allem konnte man feststellen, daß ein positiver Ausfall des Akerfeldt-Tests von einem Vitamin C-Defizit, also von alimentären Faktoren, abhängig ist (*McDonald* [216], *Kety* [506]). Das gleiche gilt für die Modifikation des Tests durch *Abood* (2).

Daß die Voraussetzungen für diese Theorie einer pathologischen Adrenalinoxydation bei Schizophrenen — eigentlich ausgehend von Beobachtung über verminderten Blut-Glutathiongehalt — heute nicht mehr stichhältig sind, haben *Szara* (885a) und *Holland* (449a) beweisen können.

Die Taraxein-Theorie krankte vorwiegend an einer ungenügenden biologischen und fehlenden chemischen Charakterisierung des „toxischen Serumbestandteiles".

Wieweit jedoch Plasma schizophrener Patienten offenbar tatsächlich bestimmte Stoffwechselfunktionen verschiedener Gewebe zu beeinflussen imstande ist (443, 450, 961), darüber sei auf Seite 95 berichtet.

Auf die Bedeutung von Redoxsystemen schien die Beziehung des Vitamin C-Haushaltes (817, 818, 967) bei Gesunden und Kranken zur Oxydation körpereigener und exogener toxischer Stoffe hinzuweisen. Dieser Frage wäre entsprechend den neueren Ansichten über den mikrosomalen Abbau von Pharmaka und Steroiden heute weit größere Bedeutung zuzusprechen. Diesbezügliche Untersuchungen liegen für die Schizophrenie jedoch noch nicht vor.

Nach zwei weiteren Richtungen sind Forschungen um die Bedeutung der Indolkörper interessant geworden.

Hoffer und *Osmond* (445, 446) haben die psychotomimetische Wirkung von Adrenalinabbauprodukten in den Mittelpunkt einer Theorie gestellt. Adrenochrom, später Adrenolutin — übrigens sehr instabile Substanzen — führen zu exogenen Reaktionstypen, wie andere „Psychotica" auch. Nach Ansicht dieser Autoren kommt es nun bei Schizophrenen zu einem veränderten Abbau körpereigenen Adrenalins. Es stellt sich demnach diese Theorie in einen Zusammenhang mit chronischen Stress-Situationen bei erhöhter Adrenalinbildung und einem postulierten enzymatischen Defekt im Adrenalinabbau, der zur Bildung einer psychotomimetischen Substanz führt. (12, 377, 398, 444, 442, 454, 557, 681, 723, 782)

Andere Untersucher konnten den halluzinogenen Effekt von Adrenochrom nicht bestätigen (783a). Noch wichtiger erscheint aber, daß *Szara* und *Axelrod* (885a) mit einer sehr guten Technik kein Adrenochrom im Blut Normaler und Schizophrener feststellen konnten. *Holland* (449a) fand keinen Unterschied in der Oxydationsrate von Adrenalin zwischen Normalen und Schizophrenen. (121, 132, 235, 248, 377, 939)

Die Gruppe um *Axelrod* und *Szara* beschäftigte sich seit Jahren mit „Psychotomimetica". Neben sehr interessanten Versuchen einer Klassifizierung von Psychotomimetica (über die Konzentrationsbestimmung in verschiedenen Hirnarealen) wurde der Mechanismus des Abbaues der Tryptaminderivate näher untersucht. (883—886)

Dabei zeigt sich eine Korrelation in der jeweils individuell verschiedenen 6-Hydroxylierungsrate von Tryptaminderivaten mit der Stärke des Reaktionssyndroms auf Dimethyl- und Diaethyltryptamin. Es wurden Unterschiede in der Stärke der Hydroxylierungsrate zwischen Schizophrenen und Normalpersonen festgestellt.

So erscheinen alle Arbeiten zum Gebiet der „endogenen und exogenen Intoxikation" bisher weniger für ätiopathogenetische Fragestellungen in der Schizophrenie-Forschung einen direkten Beitrag geliefert zu haben.

Wir glauben aber doch, daß eine Beziehung von biogenen Aminen oder synaptalen Überträgerstoffen mit manchen Symptomen wie Erregung, Spannung, vielleicht auch Stupor vorhanden ist. (48, 737, 883—886)

Wieweit besonders die von *Szara* und *Axelrod* (883—886) eingeschlagene Richtung einen Beitrag zu dem schwierigen Problem des exogenen Reaktionstypus nach *Bonhoeffer* bringen konnte, sei an Hand eines Diagramms zur Diskussion gestellt.

Diese Anschauung steht in guter Übereinstimmung mit der klinischen Erfahrungstatsache, daß nicht jeder Mensch zu einem exogenen Reaktionstypus, z. B. zum Fieberdelir, vielleicht auch zum Delirium tremens oder zur Laktationspsychose, neigt. Es müssen also individuelle, konstitutionelle Momente dafür vorhanden sein.

Bei erhöhter potentieller Fähigkeit des Organismus zur 6-Hydroxylierung von Tryptaminderivaten könnte es im Falle eines „overflow" zu erhöhter Konzentration von Tryptaminderivaten und auch zur Ausscheidung pathologischer Indolkörper und ihrer Konjugate im Harn kommen. Daß

ABBAUWEGE DES TRYPTOPHAN
PHYSIOLOGISCH
PATHOLOGISCH
(relativ vermehrt)
STELLE DER (//)
STOFFWECHSELSTÖRUNG
ODER DES GENETISCHEN
BLOCKS (=)
5-OH-Indolessigsäure
Serotonin
6-OH-Tryptamin
(„Halluzinogen")
6-Hydroxylierungsrate
erhöht (konstitutionell)
+ Stoffwechselstörung
(exogen) in der
Desaminierung, toxisch
etc.
Tryptamin
TRYPTOPHAN
EXOGENER
REAKTIONSTYP (?)
B1
Indikan
Skatol etc.
Hartnup-Disease
B6
Kynurenin
POLYVALENTE
B2
Desaminierung
KATIONEN
B6
Porphyrien
Nikotinsäure
DPN — Nikotinamid
Sprue, Pellagra,
Enteritiden,
(toxisch-allergisch)
Pyridon
ÄLTERE
INTOXIKATIONS-
THEORIEN

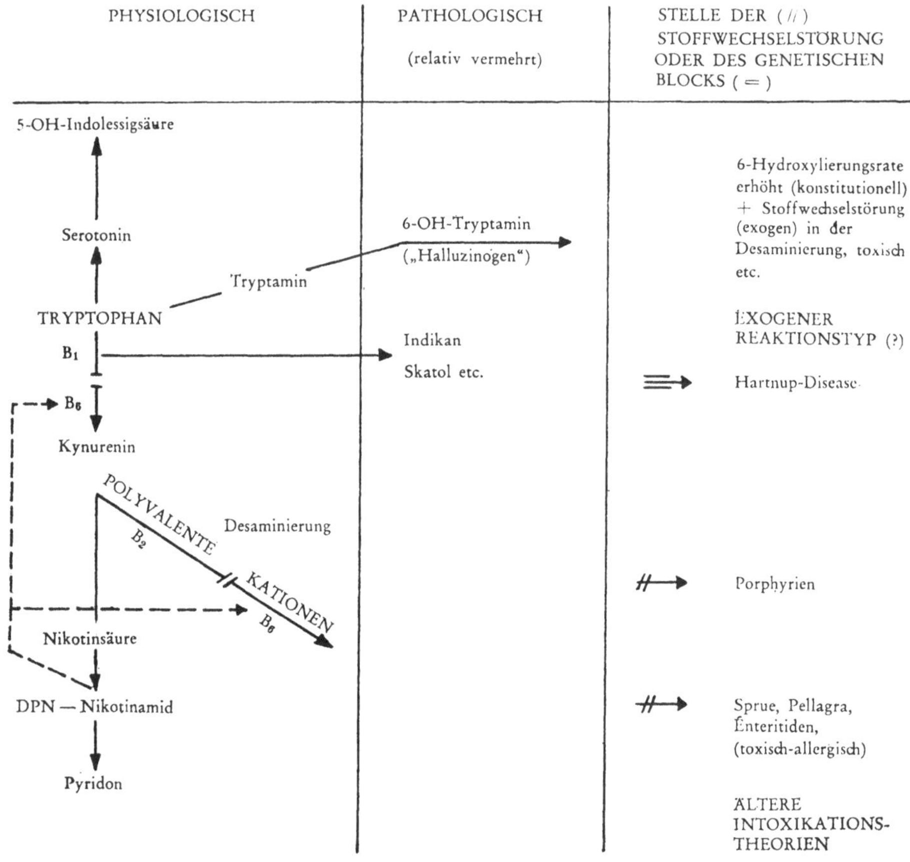

Abb. 3

dabei wahrscheinlich primär ein erhöhter Anfall von Indolkörpern im Fieber und ähnlichen körperlichen Zuständen sicherlich eine Rolle spielen wird, ist nicht von der Hand zu weisen.

c) Aminosäure- und Eiweiß-Stoffwechsel

Die über einen langen Zeitraum mit besonderer Sorgfalt durchgeführten Untersuchungen von *Gjessing* sind auch heute noch ein Musterbeispiel für exakte Stoffwechseluntersuchungen.

Gjessing beschritt insofern einen neuen Weg, als er einige wenige Fälle unter peinlich genau standardisierten Bedingungen untersuchte. Die Patienten (periodische Katatonien) konnten im freien Intervall sogar als ihre eigenen Kontrollfälle fungieren. (349—354, 770)

Seine Stoffwechselbefunde wurden in anderen Laboratorien bestätigt (108, 131, 388, 404, 519, 576, 793)

Es kommt nach *Gjessing* in Fällen von periodischer Katatonie zu einer in jedem Einzelfall strengen zeitlichen Koppelung zwischen psychischen Vorgängen und periodischen Stoffwechselabläufen. Am bekanntesten wurde die beobachtete Stickstoff-Retention am Beginn und während der Phase und die nachfolgende Stickstoffausscheidung in Form verschiedenster Substanzen, zusammen mit einer proportionalen Menge von Phosphor und Schwefel. Es wurde von *Gjessing* angenommen, daß der retinierte Stickstoff in Form von Nukleoprotein oder Eiweißkörpern im Gewebe gespeichert wird.

Seine letzte Ansicht (770) besteht darin, daß es sich um periodische Veränderungen der Schilddrüsenfunktion handelt, die eine enzymatische Veränderung in Neuronen der autonomen Zentren des Hypothalamus bedingt. Dadurch würden auch die in gleicher Weise bei periodischen Katatonien beobachteten autonomen Veränderungen von vegetativen Funktionen, Leberfunktion, Elektrolytbilanz usw., erklärt.

Die Patienten von *Gjessing* bieten außerdem ein wohlumschriebenes Krankheitsbild. Bei anderen Formen der Schizophrenie wurden solche Stoffwechselabweichungen bisher nicht angetroffen.

Periodische Schwankungen in der Ausscheidung von Non-Protein-Nitrogen fanden sich (neben anderen Befunden s. S. 60) auch bei Fällen von „reccurent schizophrenia". (232, 367, 448, 770) Die Besprechung dieser Befunde erfolgt im Kapitel über Endokrinologie.

An sonstigen Befunden zum Eiweißstoffwechsel der Schizophrenen liegen Einzelbeobachtungen über die Plasmaproteine, Elektrophorese des Serums vor. (siehe auch Tab. 3 und 168, 192, 491, 625, 699, 927)

Der Eiweißumsatz, gemessen am Einbau von radioaktiven Methionin, wurde normal befunden. (541)

Astrup (66) berichtete über einen erniedrigten Glutaminsäurespiegel im Blut, während Glutamin erhöht sein soll. Eine Bestätigung dieser Befunde liegt noch nicht vor. (620, 731) *Sackler* (804) fand Glutaminsäure bei Schizophrenen erhöht, *Poisner* (725) den Alaninspiegel im Serum besonders bei Katatonen erhöht.

Befunde über den niedrigen Glutathiongehalt des Blutes wurden von anderer Seite widerlegt. (Siehe Seite 64)

d) Endokrinologie:

Nachdem lange Jahre von der *Worcester*-Gruppe (429, 430, 434, 717—719) eine für Schizophrenie typische Abweichung der Nebennierenrindenfunktion behauptet wurde, die in einer komplizierten teilweisen Über- und teilweisen Unterfunktion bestehen sollte, hat sich das Interesse der endokrinologischen Forschung mehr der jeweiligen Variation am Einzelpatienten zugewendet.

Eine andere Gruppe von Untersuchern ist mehr an einer jeweils individuellen Hormonhaushaltstörung interessiert und glaubt sie auch an verschiedenen Patienten zu finden. (759, 761—765)

Nach ihrer Ansicht und auch nach *Bleuler* (96, 97) gibt es keine generelle endokrine Störung für die gesamte Gruppe der Schizophrenien. Es gibt nur einzelne, dann allerdings sehr konstante individuelle Abweichungen, die auch einen Rückschluß auf die jeweils einzuschlagende Therapie erlauben.

Für die gesamte Gruppe der Schizophrenien glaubt *Reiß* (763) eine Störung der hormonellen Kontrolle annehmen zu können.

Auf Grund modernen Methoden der Schilddrüsenfunktionsprüfung hat sich *Reiß* u. a. (760, 761) mit dieser Frage beschäftigt. Die weiteren Nachprüfungen ergaben jedoch uneinheitliche Ergebnisse.

Schilddrüsenhormon-Therapie führte teilweise zu einer klinischen Besserung des psychiatrischen Befundes. (118, 130, 193, 200, 464, 588, 757, 878) Diese Therapie wurde vorwiegend bei der Gruppe der periodischen Katatonien durchgeführt und nachuntersucht. Sie hat nur dann einen Sinn, wenn tatsächlich mit modernen Methoden eine Schilddrüsenunterfunktion am Einzelpatienten nachzuweisen ist.

Eine Störung der Keimdrüsen im Sinne einer Ovarialinsuffizienz wird von *Elsässer* und *Siebke* (231a) bei Hebephrenen und Katatonen häufiger als bei allen anderen Untergruppen der Schizophrenie beschrieben.

In der Zwischenzeit sind auch Behandlungsergebnisse mit Steroidhormonen bei Patienten mit einer gestörten 17-Ketosteroid-Ausscheidung bekannt geworden. Es dürfte sich also hier um teilweise verschiedene Gleichgewichtsstörungen auf dem Sektor der hormonellen Kontrolle handeln. (Zusammenfassung bei 96, 761)

Die Gruppe der „recurrent schizophrenia" wurde in Längsschnittuntersuchungen hinsichtlich Hormonausscheidung, Elektrolyt- und Stickstoffbilanz genau untersucht. (232, 367, 448, 770) Es fanden sich neben den schon früher beschriebenen periodischen Veränderungen der Stickstoff- und Elektrolytausscheidung auch periodische, bei Frauen gut an Menstruationsphasen gekoppelte Schwankungen der Nebennierensteroidausscheidungen im Harn.

Besonders betont wurde eine Dissoziation in der Harnausscheidung der 17-Ketosteroide und der ketogenen Steroide. Wir selbst hatten Gelegenheit, einige Frauen mit rezidivierenden Depressionen und ein Mädchen mit einer immer prämenstruell beginnenden Legierungspsychose, was dem angloamerikanischen Begriff der „recurrent schizophrenia" entsprechen würde, endokrinologisch über mehrere Monate zu untersuchen. (448)

Dabei fanden sich gut ausgebildete periodische Schwankungen im Nonprotein-nitrogen, der Elektrolytausscheidung und der Ausscheidung der

Steroide im Harn. Eine Dissoziation der ketogenen Steroide mit einer über die Erhöhung der 17- Ketosteroide weit hinausgehenden Ausscheidungsspitze fand sich nur bei dem Mädchen mit einer Legierungspsychose. Dabei waren die beschriebenen Veränderungen streng zeitlich mit der Menstruation und dem Auftreten der Psychose für jeden Einzelfall gekoppelt.

Von andrer Seite wurde bereits darauf hingewiesen, daß die periodischen Veränderungen möglicherweise einem Persistieren ontogenetisch alter Regulationsmechanismen der Hormonproduktion entsprechen könnte. (770) Dies wäre eine faszinierende Annahme. Zu ihrer Stützung fehlen aber bisher noch genügend Kontrolluntersuchungen an gesunden Frauen und an Mädchen vor der Pubertät.

Wir haben auf Grund eigener Untersuchungen jedenfalls geglaubt, daß es sich bei der relativ viel stärkeren Erhöhung der ketogenen Steroide („Dissoziation") um eine Reaktion gegenüber einer aus anderen Gründen angenommenen veränderten Substrat-Utilisation in der Peripherie handeln könnte, und daß auch ein Faktor einer Permeabilitätsstörung dabei mit im Spiel sein müsse.

Die Bewertung der erhobenen Befunde bei „recurrent schizophrenia" diene zur allgemeinen Erläuterung unserer Gedankengänge über die Beziehungen der Endokrinologie zu psychotischen Zuständen.

a) Man kann heute nicht mehr eine direkte pathogenetische Beziehung eines abnormen Hormonbefundes zu der Schizophrenie herstellen.

b) Hinweise auf eine Störung der hormonellen Kontrolle auf zentralem Niveau bestehen zwar. Es sind jedoch die Grundlagen der allgemeinen und speziellen Endokrinologie, insbesondere jedoch die Technik der Untersuchungsmethoden, noch ungenügend zur Verifizierung solcher Arbeitshypothesen. Dennoch stellen sich Arbeitshypothesen über eine gestörte Hormonstoffwechsel-Kontrolle zum Konzept einer allgemeinen Störung der übergeordneten Regulationsmechanismen bei Schizophrenen in einen guten Zusammenhang und stellen einen weiteren Teilaspekt im Rahmen dieser Anschauung dar.

c) Beziehung zum Menstruationszyklus und die Annahme von „unausgereiften" zyklischen Stoffwechselabläufen als Basis der periodischen Stoffwechseländerung bei „recurrent schizophrenia" treffen wohl eher die von uns auch klinisch-psychopathologisch festzustellende MDK- (Manisch-depressive) Komponente und weniger das schizophrene Radikal bei solchen Patienten. Wir halten die Fälle von „recurrent schizophrenia" diagnostisch für rezidivierende Legierungspsychosen.

d) Daß sich bei intensiven Untersuchungen im Längsschnitt Hinweise für eine Therapie im Einzelfall ergeben können, ist ein großer Fortschritt der endokrinologischen Psychiatrie.

e) Von theoretischer und praktischer Bedeutsamkeit erscheint es uns jedoch zu sein, in den erhobenen Befunden die Beteiligung von Gegenregulationen auf eine Störung des Intermediärstoffwechsels der Gewebe im allgemeinen zu sehen.

Auch sei nicht vergessen, daß Permeabilitätsphänomene, besonders in akuten psychotischen Phasen, immer eine Rolle spielen. Dies betrifft vor allem die

Beurteilung von Aktivitätsänderungen der Plasmafermente im Verlauf einer Psychose.

Weitere Literatur bei (16, 80, 81, 82, 88, 99, 161, 163, 194, 195, 203, 236, 242, 284, 285, 327, 368, 463, 521, 523, 569, 574, 578, 579, 580, 584, 593, 594, 646, 682, 695, 696, 697, 704, 780, 791, 800, 803, 813, 954)

e) Intermediärprodukte, Fermente und Cofermente (unter besonderer Berücksichtigung des Kohlehydratstoffwechsels).

Die älteren Arbeiten hatten durchwegs ein uneinheitliches Ergebnis gezeitigt. Sie sind auszugsweise in Kapitel IIIb) referiert worden.

Die klinische Erfahrung einer erhöhten Resistenz gegenüber Insulin bei Schizophrenen (120, 361, 362, 390, 633, 634) war unwidersprochen geblieben und hatte eine Fülle von Arbeiten stimuliert.

Abgesehen von einer immer wieder festzustellenden erhöhten Streubreite der Befunde bei Schizophrenen wurde eine fehlende hypoglykämische Phase nach einfacher oder doppelter Glukosebehandlung mehrmals beschrieben. (451, 647, 785) Wir können diese Tatsache ebenfalls bestätigen. (49)

Die erhobenen Konzentrationen von Metaboliten des Kohlehydratstoffwechsels im Blut (Milchsäure, Brenztraubensäure, Zitronensäure, Ketoglutarsäure (17, 22, 28, 154, 155, 197, 198, 218, 224, 244, 369, 370, 408, 410, 411, 600, 796) usw. erbrachten im unbelasteten Zustand des Organismus keinerlei Werte, die über der normalen Streuung lagen. Auch die Untersuchungen von Substanzen, die aus Nebenschlüssen des glykolytischen Stoffwechselablaufes stammen mußten, wie ein verminderter Abfall der freien Fettsäure nach Insulin im Blut (103, 518, 656, 703), Glucuronsäure-Ausscheidung im Harn (326), ergeben bei Schizophrenen pathologische Werte. Diese Befunde wurden jedoch bisher noch nicht weiter nachgeprüft.

Das Auftreten pathologischer intermediärer Aldehyde auf Grund eines veränderten Brenztraubensäureabbaues wurde festgestellt. (85)

Mehrere Arbeiten befassen sich mit dem Glutathionspiegel im Blut, den Konzentrationen von Glutathion nach intravenöser Zufuhr, der Glutathionkonzentration im Blut vor und nach Elektroschock-Behandlung. Der Glutathiongehalt des Blutes wurde vermindert befunden. (7, 15, 18, 28, 113, 600)

Fleischhacker (272) findet den Test auf Glyoxylsäure im Harn bei Schizophrenen positiv, während *Lovegrove* (602) keinen Unterschied zu Normalpersonen feststellen kann. (794, 795)

Untersuchungen verschiedener Plasmafermente (Aldolase, Milchsäuredehydrogenase, eine Reihe von Transaminasen, Aminooxydase, Amylase ua.) (23, 76, 144, 166, 167, 188, 313, 405, 480, 618, 660, 724, 730, 733, 755, 784, 787, 792, 809, 819, 870, 895, 921, 966, 975) zeigen nur geringe Schwankungen an. Obwohl über den normalen Stoffwechsel des Gehirns und den Nachweis einer Reihe von Fermenten, Cofermenten und Stoffwechseldaten sowohl biochemisch als auch histochemisch eine Fülle von Arbeiten vorliegen, gibt es auf dem Sektor der Schizophrenie darüber nur wenige Publikationen; *Jackson* erwähnt keine einzige in seiner Zusammenfassung.

Takahashi (892) findet an Topektomien Schizophrener die Hexokinase des

Gehirns gehemmt. Er meint, daß die aerobe Glykolyse des Gehirns gegenüber Normalpersonen herabgesetzt sei. Diese Ansicht wurde in einigen früheren Arbeiten festgelegt, anderweitig aber noch nicht bestätigt. (889—891, 893)

Ashby zeigt, daß die Carboanhydrase des Frontalpoles bei Schizophrenen in ihrer Aktivität herabgesetzt ist. (57—64)

Sukurada et al (808) fanden einen erhöhten Spiegel von eiweißgebundenen Polysacchariden im Liquor Schizophrener. Sie meinen daher, daß es sich bei der Schizophrenie um einen degenerativen Prozeß handle. Über weitere Liquoruntersuchungen bei Schizophrenen siehe Seite 54.

Zu all diesen älteren und neueren Arbeiten über den Kohlehydratstoffwechsel ist die Einschränkung von *Lingjärde* (583) über den Ernährungszustand der untersuchten Patienten bedeutungsvoll, der bei Routineuntersuchungen stark schwankende Werte vortäuschen kann. (71, 583, 692)

Im großen und ganzen haben sich jedoch keine eindeutigen Befunde ergeben, die eine Stoffwechselabnormität im unbelasteten Zustand mit Sicherheit erwiesen hätten. Es gelang vor allem nicht, die Gruppe der anderen Psychosen in eindeutiger Weise von der Schizophrenie abzugrenzen.

f) Untersuchungen unter Belastung.

Wesentlich aussichtsreicher erwies sich in der Folgezeit, Belastungen mit stoffwechselaktiven Substanzen vorzunehmen und die darauf erfolgende Regulation im Intermediärstoffwechsel bei Schizophrenen mit einer Kontrollgruppe zu vergleichen.

Es wurden Belastungsversuche mit Glukose peroral und intravenös (10, 17, 218, 278, 408, 411, 524, 546, 749, 854), mit Insulin (286, 287, 369, 424, 458, 546, 550), mit Adrenalin und Atropin (27, 29, 278, 331, 410, 427, 439, 440, 452, 608, 630, 722, 944), mit anderen Intermediärprodukten und Aminosäuren (87, 145, 154, 674, 787) durchgeführt. Auch der Einfluß der Schockbehandlung auf den Stoffwechsel Schizophrener (110, 166, 167, 738, 955), der Einfluß von Anästhesie unterschiedlicher Art und von Weckaminen (244, 281, 371, 373, 374, 393, 470, 528, 534), der Stoffwechsel unter Arbeitsbedingungen (224) wurden bearbeitet.

Insgesamt stellen die zitierten Arbeiten nur eine kleine Auswahl dar, die zum Teil noch nicht in den genannten Übersichten enthalten sind.

Die kritische Sichtung dieser Befunde und einer großen Zahl von älteren Arbeiten zu diesem Gebiet hat wegen der größeren Streuung der Werte bei Schizophrenen im Vergleich zu Normalpersonen letzten Endes dazu geführt, daß als Basis der Stoffwechselveränderungen bei Schizophrenie von *Bleuler* (95), *Bellak* (86), *Kety* (506), *Richter* (770), *Hill* (422) und *Weiland* (936) und manchen anderen eine gestörte Homöostase angenommen wurde.

Solange sich dieses Konzept von der gestörten Homöostase bei Schizophrenen vorwiegend darauf bezieht, daß die Streuung der Befunde größer ist — oder konkreter ausgedrückt, daß die Standardabweichungen und die Varianz der Untersuchungsergebnisse innerhalb der Gruppe der untersuchten Schizophrenen höher liegt als in der Kontrollgruppe, solange würden wir eher glauben, daß man a) einige Zweifel an der Exaktheit der Untersuchungsmethoden,

b) an der Einheitlichkeit des untersuchten Krankengutes und c) an einer signifikanten Korrelation der auf Grund solcher Befunde angenommenen Störung des Stoffwechsels zur schizophrenen Psychose haben sollte. Im letzteren Fall dürfte vorliegen, worauf wir schon mehrfach hingewiesen haben. Man müßte bei großer Streuung der Befunde innerhalb der Gruppe schizophrener Patienten neben der angeschnittenen Fragestellung auch untersuchen, inwieweit das Resultat in seiner großen Varianz nicht durch Stoffwechselgegenregulationen maskiert ist. Dies trifft sicherlich dann zu, wenn man komplexe Stoffwechselgrößen, wie z. B. die Blutzucker-Konzentration, die von einer Fülle von Faktoren abhängig ist, allein untersucht.

Das Konzept der gestörten Homöostase bei Schizophrenen ergäbe erst dann einen Sinn für die Ätiopathogenese der Schizophrenie, wenn man es auf eine distinkte und nachzuweisende Störung der Kontrollmechanismen („feed-back", Hormonregulation, Wasserstoffbilanz, abgesehen von der genetischen Kontrolle) beziehen könnte.

Dabei muß aber im vorhinein ein wesentlicher Einwand auf Grund klinischer Gesichtspunkte ausgesprochen werden. Diese Untersucher befaßten sich mit den verschiedensten Psychosen (Schizophrenien, Manisch-depressiven, Alterspsychosen) und stellten sie einer Kontrollgruppe gegenüber. Es ist demnach aus diesen Ergebnissen wohl eher der Einfluß einer Erkrankung an sich, der Hospitalisierung mit allen ihren Folgen, abzulesen. Zwar betont *Altschule*, daß in seinem Krankengut der Ernährungszustand, insbesondere die Kohlehydratreserven des Organismus, keine nennenswerte Rolle für die erhobenen Befunde spielen. Das psychiatrisch-klinisch uneinheitliche Material macht jedoch eine Beurteilung der mitgeteilten Befunde für eine Ätiopathogenese der Schizophrenie unmöglich.

Auf orale und intravenöse Glucosebelastung (408) kam es zum Teil zu gegensinnigen Veränderungen des anorganischen Phosphors, der Milchsäure, Brenztraubensäure und Zitronensäure im Blut. *Altschule* und Mitarbeiter (15, 17) betonen, daß es sich bei den Versuchspersonen um gut genährte Patienten handelt. Sie geben aber an, daß sie dieselben Veränderungen bei hungernden Personen auch finden.

Weiters wurde in der selben Versuchsanordnung die Glukosebelastung vor und nach ACTH und Adrenalin untersucht. (16, 25, 410) Auch hiebei ergaben sich Unterschiede zur Kontrollgruppe. Oder es fanden sich z. B. nach ACTH bei chronisch Schizophrenen Veränderungen, wie man sie sonst nur bei frischen Psychosen gesehen hatte.

Auch der Einfluß von Lactatinfusionen wurde untersucht. (21) Es fand sich ein verminderter Lactatstoffwechsel. Diese Stoffwechselveränderungen wurden von *Horwitt* (459) als avitaminotisch bezeichnet und zum Teil widerlegt.

Unter Glutathiongabe (22) kam es zu einer Verminderung des Milchsäurequotienten und zu einer Normalisierung der pathologischen Kurven nach Glukosebelastung. Es wurde eine verbesserte Utilisation der Intermediärprodukte nach Glutathion im Gewebe angenommen.

Es wäre heute dabei zu diskutieren, ob nicht der Einfluß von Glutathion als eines Redoxsystems auf andere Redoxsysteme, z. B. die PN-Systeme, eine Rolle bezüglich des intermediären Kohlehydratstoffwechsels spielt. Weitere

Publikationen finden sich zu diesem Kapitel bei (11, 114, 140, 238, 283, 290, 325, 330, 357, 359, 380, 390, 494, 546, 562, 581, 591, 592, 672, 861, 864. 900, 937, 969)

g) Energiebildung und Energieverwertung im Intermediärstoffwechsel

Auf diese Schlüsselfrage der Energiebildung und -verwertung stießen letzten Endes alle Untersuchungen der jüngsten Zeit, die sich mit den modernsten Methoden der Erforschung des intermediären Kohlehydrat- und Phosphatstoffwechsels widmeten.

Schon 1950 hatten *Orström* und *Skaug* (680) über einen verminderten Umsatz in ATP der Erythrozyten berichtet. Sie hatten sich zu dieser Bestimmung der Isotopenmethode (P^{32}) bedient. Es war damit das Problem einer Störung in der Bildung energiereicher Phosphate aufgeworfen worden.

Von anderen Vorstellungen ausgehend hatten *Arnold, Arnold & Hofmann* (1954 und 1955) eine ähnliche Arbeitshypothese aufgestellt. (43, 47, 52, 54)

Wir konnten bei intravenöser Succinatbelastung zeigen, daß bei Schizophrenen ein gestörter Einbau von Succinat in das Gewebe vorliegen müsse, da die Serumkonzentrationen von Succinat in der gleichen Zeiteinheit bei Schizophrenen dreimal höher lagen als bei Normalpersonen. (47)

Schon 1953 hatte *Takahashi* (891) auf Grund von Stoffwechseluntersuchungen an Hirnschnitten eine Störung der aeroben Glykolyse postuliert.

1955 untersuchten *Böszermenyi* und *Gerty* (115) die energiereichen Phosphate des Erythrozyten, wobei zunächst allerdings nur die Fraktion der „leicht hydrolisierbaren Phosphate" bestimmt wurde.

Das Inkubationsmedium enthielt Gluthation, Orthophosphat, Cytochrom C und DPN in einer relativ hohen Konzentration. Untersucht wurde vor und nach Insulingabe, mit und ohne Pyruvatzusatz an hämolysierten Erythrozyten. Es diente neben teilweisem Zusatz von Pyruvat, Citrat oder Butyrat die endogen vorhandene Glukose und ein Zusatz von HDP (0.0015 m), der etwa der normalen Erythrozytenkonzentration entspricht, als Substrat.

Die Zusätze von Cytochrom C und von Zitronensäure erklären sich wohl aus der von den Autoren vertretenen Ansicht, daß im Erythrozyten ein voll ausgebildeter Zitronensäurezyklus vorhanden sei. Diese Ansicht wird nach *Nossal* (671) zitiert.

Ohne Insulin war die Bildung von „ATP" (leicht hydrolysierbare Fraktion) bei Normalpersonen deutlich höher als bei Schizophrenen, wenn Pyruvat zugesetzt wurde. Nach Insulingabe kehren sich diese Verhältnisse um.

Gleichzeitig wurden (ohne nähere Angaben) keine Differenzen in der Hexokinase-, der Aldolase- und der Enolase-Aktivität beschrieben. Die erstgenannten Veränderungen im „ATP" wurden auf eine differente P-Glycerinaldehyd-Dehydrogenase-Aktivität bezogen, obwohl in der gleichen Arbeit mitgeteilt wurde, daß Orthophosphat- und Triosephosphat-Konzentrationen keine Unterschiede unter Belastung in beiden Gruppen aufwiesen.

1956 wurden weitere Befunde mitgeteilt (117). Der Einbau von P-32-Orthophosphat in ADP wird bei Schizophrenen gegenüber dem Einbau in ATP als erhöht angegeben. Bei Zusatz von Methylenblau (plus Pyruvat,

Zitronensäure und Orthophosphat) wird der Umsatz von ATP bei Normalen stärker als bei Schizophrenen stimuliert. Die Autoren hielten in dieser Arbeit an einer ubiquitären Fermentstörung bei Schizophrenie fest, die wie in allen anderen Organen auch der Untersuchung am Erythrozyten zugänglich sein mußte.

Eine Interpretation dieser Ergebnisse, deren Befunde in keiner Weise bezweifelt werden sollen (stehen sie doch in mancher Hinsicht in guter Übereinstimmung mit den Ergebnissen von *Frohmann* et al. und unseren eigenen), ist nicht so einfach. Vor allem ist die Annahme eines funktionstüchtigen Zitronenzyklus in der Präparation hämolysierter Erythrozyten keineswegs eine anerkannte Tatsache. Alle übrigen Autoren sind vom Gegenteil überzeugt.

Die Diskrepanz läßt sich vielleicht in dieser Weise aufklären. Methylenblau als Wasserstoffakzeptor kann ohne weiteres die Funktion der Atmungskette imitieren. *Brin* et al. (127) teilen mit, daß Methylenblauzusatz zu Leberhomogenaten, in denen der HMP-Shunt in recht geringem Prozentsatz aktiv ist, durch Übernahme des Wasserstoffs vom TPNH recht deutlich zu einer Verschiebung und zu einem vermehrten Einstrom in den Shunt führt. Die gleiche Aufgabe könnte im Inkubationsansatz der ersten Arbeit (115) auch das zugesetzte DPN erfüllen.

Das zugesetzte DPN führte in unseren eigenen Untersuchungen bei Normalpersonen zu einer stärkeren Erhöhung des Einbaus in ATP, während diese Erhöhung bei Schizophrenen nicht nachweisbar ist. Da bei unseren eigenen Versuchen im Verlaufe der Inkubation die Pyruvatkonzentration bei Normalpersonen deutlich zunimmt und bei Schizophrenen gleich bleibt, könnten sich beide Effekte auf Grund der Zusätze im Inkubationsmedium bei diesen Autoren erklären lassen. Sie würden also deutliche, allerdings indirekte Hinweise auf ein gestörtes Stoffwechselgleichgewicht ergeben. Die Interpretation müßte allerdings in anderer Weise, als es die Autoren über eine veränderte Triosephosphat-Dehydrogenase-Aktivität annahmen, erfolgen. Aus den mitgeteilten Arbeiten von *Boszormenyi* ist allerdings nicht zu entnehmen, ob eventuelle Leukozytenbeimengungen die Verhältnisse komplizieren.

Die veränderte Einbaurate zwischen ATP und ADP von P-32-Orthophosphat muß man wohl, wie auch von *Gottlieb* und von uns angedeutet, auf eine den momentanen Erfordernissen des Stoffwechsels entsprechende Umschaltung der Myokinase-Reaktion auf ATP-Bildung oder ADP-Bereitstellung beziehen, da nur so eine gegenüber den stationären Konzentrationen abweichende P-32-Markierung in ADP erfolgen kann.

Die Mitteilung einer fast nicht nachweisbaren ATP-ase Aktivität im Hämolysat von Erythrozyten überrascht nicht besonders. Wir selbst konnten in Hemmstoffversuchen (Tab. 39) eine deutliche Aktivität in Erythrozyten nachweisen. Es ist jedoch dieses Ferment nach allgemeiner Ansicht stark strukturgebunden und damit in Hämolysaten von Erythrozyten nicht nachweisbar.

Meiner Meinung nach ergibt sich aus diesen Untersuchungen zunächst einmal eine Tatsache. Es scheint die Pyruvat-Konzentration bei Normalversuchen unter Belastung (denn auch die Inkubation des Blutes stellt einen Belastungsversuch dar, wie wir noch zeigen werden) einen limitierenden Faktor im

Stoffwechsel darzustellen. Sonst wäre die Differenz mit und ohne Pyruvatzusatz bei Normalpersonen und Schizophrenen nicht erklärbar.

Die Verschiedenheit im Einbau in ADP und ATP von P-32 Orthophosphat dürfte einen Hinweis auf Gegenregulationen von Seiten der Myokinasereaktion ergeben.

Weitere wichtige Untersuchungen stammen von der Gruppe um *Frohmann* und *Gottlieb*. Auch von ihnen wurde die Insulinbelastung in vivo vorgenommen und mit einer besseren Methode die phosphorylierten Intermediärprodukte des Erythrozyten bestimmt.

1957 wurde von *Gottlieb* und Mitarbeitern (299a) die Ansicht ausgesprochen, daß möglicherweise eine Störung in der Umsetzung von chemischer in kinetische Energie bei Schizophrenen vorliege. *Frohmann, Gottlieb* et al. berichteten über einen verminderten Einbau von P-32-Orthophosphat in ATP bei Schizophrenen nach Insulinbelastung.

1959 (372, 372a) erschien eine Arbeit, die an 10 Kontrollpersonen, 10 akuten und 10 chronischen Schizophrenen die stationären Konzentrationen von ATP, ADP, AMP und HDP im Blut nach einstündiger Inkubation angab. Mitteilungen über das Inkubationsmedium, oder ob ein solches nicht verwendet wurde, sowie über Sauerstoffsättigung und andere biochemische Daten liegen leider nicht vor. Die Trennung der Fraktionen erfolgte mittels Säulenchromatographie.

Eine deutliche Erhöhung der Konzentration von ATP nach Insulin bei Normalpersonen wurde beobachtet, eine geringere bei akuten und eine fast fehlende Erhöhung der ATP-Konzentration bei chronisch Schizophrenen. Diese Werte waren aber wegen hoher Streuung nicht signifikant.

Eine hohe Signifikanz ergab sich jedoch bei der Bestimmung der spezifischen Aktivität von HDP vor und nach Insulin in beiden Gruppen. Einer fast dreifachen Erhöhung der spezifischen Aktivität von HDP vor und nach Insulin in der Kontrollgruppe stand eine Reduktion der spezifischen Aktivität von HDP bei chronisch Schizophrenen gegenüber.

Auch die spezifische Aktivität von ATP zeigte in der Kontrollgruppe eine deutliche Erhöhung und bei chronisch Schizophrenen eine Erniedrigung.

Nach eigenen Berechnungen möchten wir noch nachtragen, daß nach den von *Frohmann* et al. mitgeteilten Konzentrationen der ATP/ADP-Quotient in der Kontrollgruppe von 1,8 auf 2,3 nach Insulinbelastung ansteigt, und bei frischen Schizophrenen von 3,5 auf 2,2 absinkt.

Diese Untersuchungen wurden in dem Sinne weitergeführt, daß das verschiedene Ausmaß, in dem der Erythrozytenstoffwechsel durch Insulinbelastung zum Nebenweg des Hexose-Monophosphat-Shunts abgedrängt wird, untersucht wurde. Bei Normalen wird nach Insulinbelastung die Glykolyse vermehrt beschritten, wodurch es zu erhöhter Bildung energiereicher Phosphate kommt. Bei Schizophrenen bleibt diese Umschaltung des Stoffwechsels im Erythrozyten aus. (300, 302)

Die nähere Spezifizierung dieses Mechanismus wurde auf zwei verschiedenen Wegen versucht. Einmal wurde der Einfluß des Plasma auf diesen Vorgang der Umschaltung zum HMP-Shunt untersucht. *Frohmann & Gottlieb* kamen letzten Endes zu der Vorstellung, daß eine Eiweißfraktion, die elektrophoretisch in der Alpha-Globulinfraktion wandert (303), dafür verantwortlich sei. Dem waren sehr interessante Kreuzversuche von Normal- und Schizophrenen-Plasma, später auch Untersuchungen über den Einfluß von Plasma Schizophrener und von Normalpersonen auf den Stoffwechsel kernhältiger Vogelerythrozyten vorausgegangen. (300)

Auch die Bestimmungen der Metabolit-Konzentrationen (MS, BTS) in derselben Versuchsanordnung wurde durchgeführt. Der Milchsäure-Quotient bei Inkubation lag bei Schizophrenen wesentlich höher als in der Kontrollgruppe. Diese Erhöhung war auf eine gesteigerte Milchsäure-Konzentration zurückzuführen, obwohl der Glukoseverbrauch bei Zusatz von Schizophrenen-Plasma zu Vogelerythrozyten eher gegenüber der Kontrollgruppe erniedrigt war. Folgerichtig nahmen die Autoren eine Insuffizienz von wasserstoffübertragenden Systemen an. Die Ursachen dieser metabolischen Entgleisung verlegten sie — insbesondere auf Grund der Möglichkeit, die gleiche Störung durch Zusatz von Schizophrenen-Plasma auch Vogelerythrozyten mitzuteilen — ausschließlich in das Plasma. (304)

Ein noch nicht geklärter Punkt besteht allerdings darin, daß Zusatz von Plasma von Normalpersonen zu Erythrozyten schizophrener Patienten den pathologisch erhöhten, vermehrten Einstrom zum Shunt in Erythrozyten nicht korrigieren kann.

Weitere Arbeiten zum Phosphatstoffwechsel stammen von (92, 360, 898, 945).

Über die Glukose und den Sauerstoffverbrauch der Erythrozyten bei Schizophrenen berichtet *Kosaka.* (535)

Hemmstoffe der Atmung und der Wasserstoffübertragung wurden teilweise auch zur Therapie der Schizophrenie benützt. (383, 612, 640, 673) Nachuntersuchungen liegen noch nicht vor.

Zusammenfassung

1.) Die pathologische Anatomie hat mit wenigen Ausnahmen keine Befunde erbringen können, die einer Nachprüfung standgehalten hätten. Auch bei den Zellveränderungen in bestimmten Ganglienzellgruppen des Thalamus und der Großhirnrinde ist die Diskussion, ob es sich dabei nicht um Krankheitsfolgen ohne Relevanz für die Ätiopathogenese der Schizophrenie handelt, noch nicht abgeschlossen.

2.) Wenige histochemische Untersuchungen, deren subtile Technik zu bewundern ist, haben Abweichungen einzelner Fermente des Gehirnes oder ihrer topischen Verteilung erbracht. Nachuntersuchungen und Ergänzungen aus den ferment-histiochemischen Arbeitsrichtungen wären abzuwarten.

3.) Neurophysiologische Befunde haben sich mehr mit der Einwirkung von Psychopharmaka und sogenannter Halluzinogene auf die Hirnfunktion beschäftigt. Von dieser Seite her ist derzeit für das Schizophrenie-Problem als solches kein fruchtbringender Ansatz zu sehen.

4.) Alle Arbeiten, die sich mit einer möglichen endogenen oder exogenen Intoxikation als auslösenden oder ätiologischen Faktor der Schizophrenie beschäftigen, wurden in der überwiegenden Mehrzahl durch exakte chemische und biochemische Nachuntersuchungen widerlegt.

Dennoch scheinen sie die Basis für die Erforschung eines sehr wichtigen Teilaspektes in der Schizophrenie-Frage, sei es auch nur im Hinblick auf den exogenen Reaktionstyp oder mancher bei Schizophrenen auftretenden Symptome zu bieten.

Besonders die exakten Untersuchungen über Tryptaminderivate, Tryptaminabbau und damit zusammenhängende Fragen bieten vielversprechende Ansätze.

5.) In der endokrinologischen Psychiatrie wurde durch mehrfache Publikationen von *Bleuler* eine solch ausreichende Stellungnahme bezogen, daß wir diese nur wiederholen können.

Die Untersuchung der Endokrinologie des Einzelfalles und seiner Störung steht heute besonders im Hinblick auf eine mögliche individuelle Therapie im Vordergrund.

Die Möglichkeit einer generellen Störung der Regulation des Hormonhaushaltes müßte weiter überprüft werden.

Insbesondere ist dabei die Frage aufzuwerfen, inwieweit eine solche Regulationsstörung nicht zum größeren Teil eine Gegenregulation darstellt, die gegen eine aus anderen Gründen bestehende Stoffwechselstörung auf peripherem Niveau gerichtet ist.

Das Konzept von älteren und „unausgereiften" Regulationsmechanismen bei „recurrent schizophrenia" und vielleicht auch bei periodischen Katatonien bezieht sich wahrscheinlich viel eher auf die MDK-Komponente als auf das schizophrene Radikal der von uns als „Legierungspsychosen" aufgefaßten psychotischen Verläufe.

6.) Die älteren biochemischen Befunde, mit ihrer starken Streuung der Befunde, gaben Anlaß zur Bildung einer Hypothese, wonach als Resultat der Stoffwechselforschung bei Schizophrenie einzig und allein eine gestörte Homöostase zu erschließen wäre. Diese Auffassung hat aber nur dann einen theoretischen und auch praktischen Sinn für die weiterhin einzuschlagende Richtung einer Stoffwechselforschung, wenn man sie auf die Regulationsstörung einer distinkten und nachweisbaren Stoffwechselfunktion beziehen könnte. Sonst bliebe dieses Konzept mehr ein Verlegenheitsausdruck für Stoffwechselverhältnisse bei Schizophrenie, die einer weiteren Klärung bedürfen.

7.) Es hat sich in weiterer Folge erwiesen, daß Untersuchungen von Stoffwechselfunktionen unter Belastungsbedingungen weit eher eine Chance haben, etwas über die vermutete Stoffwechselstörung bei Schizophrenen auszusagen.

8.) Weiters wurden schon einleitend die Bedingungen genannt, unter denen Stoffwechseluntersuchungen zur Klärung der Ätiopathogenese der Schizophrenie erfolgen sollten. Diese Voraussetzungen haben sich aus den Ergebnissen der älteren Arbeiten langsam herauskristallisiert.

Es muß die Einheitlichkeit des untersuchten Krankengutes durch eine eingehende psychiatrisch-klinische Diagnostik sichergestellt sein.

Die Befunde bei Schizophrenen sind nicht nur einer Kontrollgruppe von „Normalpersonen" gegenüberzustellen, sondern es müssen auch Untersuchungen bei Patienten mit Manisch-Depressivem Krankheitsgeschehen, symptomatischen

Psychosen, neurologischen und internen Erkrankungen usw. durchgeführt werden.

Der Einfluß einer Medikation auf das Untersuchungsergebnis ist auszuschalten. Falls dies aus bestimmten Gründen unmöglich ist, wären entsprechende Kontrolluntersuchungen zur Abgrenzung unspezifischer Effekte zu unternehmen.

Durchschnittliche Ernährungsbedingungen zur Vermeidung irgendwelcher Mangelzustände sind unbedingte Voraussetzungen, damit nicht durch eine pathologisch veränderte Ausgangslage des Stoffwechsels eine falsche Interpretation der Ergebnisse zustandekommt.

9.) Besonders die Untersuchungen des intermediären Kohlehydratstoffwechsels legten bald den Gedanken an eine Störung in der Bildung der energiereichen Phosphate nahe. Diese Untersuchungen wurden fast ausschließlich am Blut und seinen zellulären Bestandteilen vorgenommen. Es hat sich nämlich als besser erwiesen, ein Gewebe wie das Blut, das leicht zu entnehmen ist und wo die Entnahme mit keinen zusätzlichne Belastungen verbunden ist, als Basis für die Untersuchungen zu nehmen. Erst dadurch konnte man relativ größere Serienuntersuchungen durchführen.

Die Glykolyse und eine Reihe von Nebenschlüssen ist z. B. am Erythrozyten in gleicher Weise untersuchbar wie in anderen Geweben.

10.) Eine Störung in der Bildung und im Umsatz der energiereichen Phosphate bei Schizophrenen unter Belastung wurde auf Grund der Untersuchungen des letzten Jahrzehntes nachgewiesen.

Weiters wurde die gegenüber Normalpersonen differente Stoffwechselregulation in der Verzweigung der Glykolyse zum Hexose-Mono-Phosphat Shunt unter Belastungsbedingungen diskutiert. Im Zusammenhang damit wurde die Frage aufgeworfen, welchen Einfluß das Plasma auf diese Stoffwechselabweichung bei Schizophrenen ausübt.

Auf Grund von Metabolituntersuchungen im Blut unter Belastung und im Zusammenhang mit den vorher erwähnten Befunden wurde erstmals das Problem einer Störung in wasserstoffübertragenden Systemen angeschnitten.

11.) Die Ergebnisse der letztgenannten Untersuchungen sind deshalb von besonderer Bedeutung, weil es sich um den Versuch handelt, auf Grund von Umsatzbestimmungen von Intermediärprodukten des Kohlehydrat- und Phosphatstoffwechsels auf dem Sektor der Stoffwechselforschung der Schizophrenie mit modernen Methoden Einblick in einen Stoffwechsel*ablauf* zu gewinnen.

Dies war schon deshalb notwendig, da nur auf solche Weise und mit solchen biochemischen Methoden ein Hinweis auf die vorliegende Stoffwechsel*regulation* und ihre eventuelle Störung oder andersartige Schaltung zu Nebenschlüssen der Glykolyse bei Schizophrenen zu gewinnen war.

Es wurde auch die Bedeutung von Redoxsystemen des Plasma auf die Umschaltung der Glykolyse an solchen Verzweigungspunkten des Stoffwechsels erkannt.

Direkte Untersuchungen von Redoxsystemen bei Schizophrenen liegen jedoch nicht vor.

IV. Eigene Stoffwechseluntersuchungen*

A) EINLEITUNG

In unseren eigenen Untersuchungen hatten wir nun darauf bedacht zu nehmen, daß Erfahrungen, die die Stoffwechselforschung bei Schizophrenen im Laufe der Jahrzehnte gesammelt hatte, berücksichtigt, daß alle Kautelen, die Irrtümer ausschließen sollten, so weit als möglich eingehalten wurden.

a) Bedenken haben sich immer wieder gegen die Auswahl des Krankengutes, das zu solchen Untersuchungen herangezogen wird, und gegen eine mangelhafte psychiatrisch-klinische Charakterisierung des Krankengutes gerichtet.

b) Weiters war es selbstverständlich, daß dem Ernährungszustand des Probanden peinliche Aufmerksamkeit zu widmen war.

c) Es sollte auch die Variabilität, die sich durch Auswahl erregter oder gespannter Patienten zu Stoffwechseluntersuchungen ergeben konnte, möglichst klein gehalten werden. Dieser Punkt bereitet jedoch bei jeder Auswahl psychiatrischer Patienten einige Schwierigkeiten. Diese Schwierigkeit läßt sich jedoch zum größeren Teil umgehen, wenn man vorwiegend Patienten aus der Gruppe blander schizophrener Verläufe zu diesen Untersuchungen heranzieht und keine katatonen Patienten. Um jedoch trotzdem in der Auswahl des Krankengutes nicht allzu einseitig zu verfahren, haben wir auch akute Schizophrene untersucht. Wir mußten dann allerdings den Einfluß der Neuroleptikatheraphie abklären.

d) Es kamen nur Belastungsuntersuchungen in Frage. Die Gründe dazu wurden schon oft diskutiert.

e) Wieweit unsere Untersuchungen den Anforderungen an eine moderne biochemische Methodik entsprechen, wird sich in weiterer Folge erweisen.

f) Wichtig erschien uns weiters, auch Familienangehörige schizophrener Patienten, die an keiner Psychose erkrankt waren, in unsere Serie einzubeziehen. Damit kann eine sehr wesentliche Frage, inwieweit es sich bei den erhobenen Befunden um unspezifische Veränderung von Stoffwechselregulationen durch Begleiterscheinungen der Krankheit oder um mit der Krankheit Schizophrenie und ihrem hereditären Hintergrund korrelierte Stoffwechselveränderungen handelt, am besten abgeklärt werden.

g) Wir haben uns auch bemüht, die Befunde der Stoffwechselabweichungen bei Schizophrenen unter dem Gesichtspunkt zu betrachten, wieweit sich darin Gegenregulation des Stoffwechsels auf eine noch nicht sichtbare Störung manifestieren.

B) KRANKENGUT

Tabelle 4 gibt entsprechende Daten über die Gruppe der schizophrenen Patienten. Auf die Vormedikation werden wir später noch zurückkommen. Alle Patienten wurden im Rahmen eines stationären Aufenthaltes untersucht.

---

*) Die diesem Beitrag zugrunde liegenden Forschungsarbeiten wurden zum Teil durch Geldmittel aus dem „Foundation Fund for Research in Psychiatry" (FFRP Block Grant, B 59—33) unterstützt.

Tabelle 4

Klinisch-psychiatrische Daten der Standardserie (30 Schizophrene)

Prot. Nr.	Geschlecht		Belastung	Erkrankungs-Alter	Lebens-Alter	Erkrankungsdauer J	M	T	Verlaufstyp der Psychose	(Defektstufe . . .)	Bemerkungen
14	m		V Defekt	18	18		6		Schub-Prozeß	2	Truxal
17	m		V Leg. P.	29	31	3			Phase-Prozeß-Exacerbatio	1/2	Truxal
18		w	keine	17	17			14	Phase (Recidivtyp)	1/2	Truxal
19	m		V schizoid	19	19			14	Schub (Insulinfall)	0	keine
22	m		V verschrob.	35	36	1			Primärer Prozeß, Ex.	1/2	Truxal
24	m		Zwillings-B. Schizo-Proz.	19	21	1	8		Primärer Prozeß	1	Doriden
37		w	keine	19	19		1	14	Schub (Insulinfall)	0	Truxal
64	m		M-Schwester Schizo	30	33	3			Schub-Prozeß, Ex.	2/3	Truxal
66		w	V, M, schizoid	21	21		1		Schub (Insulinfall)	1/2	Truxal, PHD
70	m		M, Bruder Schizo	21	21		1		Schub (Insulinfall)	0	6 E (3 Wochen)
73	m		keine	36	37	1			Prozeß, 2 Ex.	2	keine
80	m		V Defekt B Schizo	16	17	1			Primärer Prozeß (Insulinfall)	0	keine
84		w	keine	21	22	1			Schub, Defekt, Ex.	1	Truxal
89	m		M verschrob.	17	17		akut		Schub	1	keine
94	m		V Defekt Bruder Schizo	21	25	4			Primärer Prozeß, Ex.	2	Truxal
96	m		M schizoid	32	34	3			Schub-Prozeß, Ex.	1/2	keine
104	m		V verschrob. Mutter MDK	13	20	7			Leg. Psych. Prozeß	1	Truxal
109	m		keine	35	36	1			Primärer Prozeß, Ex.	2	Truxal
111	m		keine	26	27	1	2		Prozeß, Ex.	1	Truxal
112	m		V verschrob.	17	17		3		Schub-Prozeß, Ex.	1/2	Truxal
116		w	V Schwester Schizo	19	38	19			3 Phasen	0	Librium

122	m		Schwester Schizo Bruder schizoid	33	33			10	Schub-Prozeß, Ex.	2/3	Truxal
128	m		keine	21	43	22			Primärer Prozeß, Ex.	3	Truxal
133	m		keine	46	48	2	2		Prozeß, Ex.	1/2	Thyroxin, Doriden
160	m		V Bruder Defekt	25	32	7			Schub-Prozeß	2	Truxal
168	m		M Schizo?	18	18		2		Schub-Prozeß, Ex.	2	Truxal
179	m		M Schizo?	18	26	8			Primärer Prozeß, Ex.	3	keine
185		w	keine	19	19		1	14	Phase	0	Melleril
187	m		B schizoid	18	24	6			Prozeß, Ex.	3	Miltaun Doriden
188	m		keine	18	20	2			Prozeß, Ex.	2	Randolectil Truxal

m = männlich   V = Vater
w = weiblich   M = Mutter
B = Bruder

Durchschnittsalter der Patienten: 26,3 Jahre

Geschlecht:

männlich	24
weiblich	6

Dauer der Erkrankung:

akut (bis zu einem Monat)	6
bis zu einem Jahr	9
1 bis 5 Jahre	9
über 5 Jahre	6

Verlaufsform der schizophrenen Psychose:

Phasen	3
Phase mit Übergang in Prozeß	1
schubartiger Verlauf	5
Schub mit Übergang in Prozeß	8
primärer Prozeßverlauf	12
Legierungspsychose	1

Die Kontrollgruppe erfaßte ebenfalls stationäre Patienten mit den Diagnosen Psychopathie, Neurose und neurotische Reaktion. Es sind in der Kontrollgruppe jedenfalls keine Patienten mit Psychosen (Schizophrenie, MDK, Alterspsychosen), keine Epileptiker, zum Teil allerdings Jugendliche mit Akoholmißbrauch, aber keine chronischen Alkoholiker mit Leberveränderungen enthalten. Das Durchschnittsalter der Kontrollgruppe beträgt 24,6 Jahre.

Bei den Depressionen handelt es sich um 2 Männer und 3 Frauen mit der Diagnose: Endogene Depression.

Bei den Legierungspsychosen waren 1 Mann und 3 Frauen vertreten (1 verworrene, legierte Manie, 3 legierte Depressionen).

In der Gruppe der neurologischen Erkrankungen sind 2 Frauen mit einer progressiven Muskelatrophie (Erb) und 2 männliche Epileptiker (kryptogenetische Epilepsie mit grand mal und psychomotorischen Anfällen) enthalten.

Die Gruppe der Angehörigen wurde durchwegs ambulant untersucht.

C) UNTERSUCHUNGSTECHNIK

Die Versuchspersonen waren nüchtern, wurden zur gleichen Stunde (8 Uhr morgens) untersucht und hielten vor der Untersuchung eine mindest halbstündige Bettruhe ein. Am nüchternen Patienten wurde vor und nach intravenöser Succinatverabreichung Blut aus der ungestauten Vene entnommen. Es wurde zu je 20 ml Blut 0,02 ml Heparinlösung (Heparin Novo) zugesetzt.

Succinat wurde in Form einer 10 $^0/_0$igen Lösung (mit Carbonat als Puffer) in genauem zeitlichem Intervall (2 g Succinat in 4 Minuten) intravenös gegeben.*)

Das gewonnene Blut wurde innerhalb der nächsten 10 Minuten inkubiert.

Der Inkubationsansatz der Standardserie bestand aus:

2 ml Erythrozytenmasse (von Leuko- und Thrombozyten separiert)
3 ml Plasma
7 ml Locke-Lösung (enthaltend 1 µMol Phosphor/ml)
in 50 ml Kolben.

Nach 10 Minuten Temperaturausgleich im Wasserbad von 37 Grad wurden etwa 250 µC P-32-Orthophosphat zugesetzt und nach nochmaliger Sättigung mit Oxymix (enthaltend 6 $^0/_0$ CO_2) weitere 15 Minuten inkubiert.

Am Ende der Inkubation wurden Erythrozyten und Plasma getrennt, die Erythrozyten 3mal mit eiskalter Lockelösung gewaschen.

Die weitere Verarbeitung erfolgte nach der früher beschriebenen Technik. Die 2-dimensionale papierchromatographische Auftrennung der Fraktionen erfolgte nach *Fleckenstein & Gerlach.* (344)

Die quantitative Phosphorbestimmung wurde nach *Bernblum & Chain* (91), die P-32-Aktivitätsmessung im Flüssigkeitszählrohr durchgeführt.

*) Der Fa. EBEWE, Dipl.-Ing. Bertalanffy, sind wir für die Überlassung der benötigten Mengen von Succinatlösung zu Dank verpflichtet.

Milchsäure-, Brenztraubensäure- und Ketoglutarsäure-Bestimmungen erfolten im optischen Test (UV-Test „Boehringer"). Es wurde allerdings die Enteiweissungsmethode geändert. (1 ml Vollblut oder 1 ml Plasma/2 ml 0,6 n Perchlorsäure). Der Überstand wurde (mit Ausnahme der Milchsäurebestimmung) nach Zugabe der Pufferlösung mit 6 n KOH auf ein PH von 7,6 — 7,8 gebracht. Die weiteren Zusätze von Fermenten, DPN bzw. DPNH wurden entsprechend der geänderten Verdünnung des Überstandes korrigiert. Er ergab sich damit bei den durchgeführten Mehrfach-Bestimmungen eine ausgezeichnete Konstanz.

Es wurde streng darauf geachtet, daß das Blut aus einer völlig ungestauten Vene entnommen, direkt in die eiskalte Perchlorsäure eingeführt und gut durchgemischt wurde.

Zur Bestimmung der intrazellulären Metabolitkonzentrationen wurde heparinisiertes Vollblut sofort nach der Entnahme in eine Kältemischung getaucht, in der Kälte scharf zentrifugiert und das Plasma weiter verarbeitet. Die Berechnung der intrazellulären Konzentration wurde auf Grund der Vollblut- und Plasmakonzentration und mit Hilfe des Hämatokrits bei jeder Probe durchgeführt.

(Kontrollen ergaben, daß unter diesen Bedingungen die Gesamtmilchsäurewerte im Vollblut sich nicht veränderten, die Konzentrationen von ATP, DPGS und der ATP/ADP-Quotient im Erythrozyten sich nicht änderte, mit wesentlichen Stoffwechselveränderungen unter diesen Bedingungen also nicht gerechnet werden mußte.)

Die Plasmafermente wurden nach den einschlägigen Vorschriften der UV-Tests „Boehringer" bestimmt.

Besonderheiten, wie Hemmstoffkonzentrationen, Kaliumsatz etc. sind in den einzelnen Abschnitten gesondert angeführt.

Abkürzungen und Zeichen

AMP = AP =	Adenosin-5'-monophosphat
ADP = APP =	Adenosin-5'-diphosphat
ATP = APPP =	Adenosin-5'-triphosphat
ATP/ADP = ATP Q =	ATP-Quotient
DPGS =	2'-, 3'-Diphosphoglycerinsäure
HDP =	Fruktose-1, 6-Phosphat
Trio =	Triosen, hauptsächlich Phosphoglycerinaldehyd
Pi =	intrazelluläres Orthophosphat
Misch-Fr. =	UV-absorbierende Fraktion, die im alkalischen Solvens hinter ATP wandert. Vornehmlich GTP und GDP
GDP =	Guanosin-5'-diphosphat
GTP =	Guanosin-5'-triphosphat
IMP =	Inosin-5'-monophosphat
MS =	Milchsäure, Laktat
BTS =	Brenztraubensäure, Pyruvat
MS/BTS = MS Q =	Milchsäure-Quotient

KGS =	Ketoglutarsäure, Ketoglutarat
PN =	Pyridin-Nucleotide
DPN = DPN ox. =	ox. Diphosphopyridinnucleotid } Codehydrase I
DPNH = DPN red. =	red. Diphosphopyridinnucleotid } Codehydrase I
TPN = TPN ox. =	ox. Triphosphopyridinnucleotid } Codehydrase II
TPNH = TPN red. =	red. Triphosphopyridinnucleotid } Codehydrase II
HMP-Shunt =	Hexose-Monophosphat-Shunt, Warburg-Christian-Horreckerweg
LDH =	Lactat-Dehydrogenase
SGPT =	Serum-Glutamat-Pyruvat-Transaminase
SGOT =	Serum-Glutamat-Oxalacetat-Transaminase
DMT =	N,N-dimethyltryptamin
DET =	N,N-diaethyltryptamin
vivo =	Abnahme aus dem strömenden Blut und direkte Bestimmung (ohne Inkubation des Blutes)
vitro =	Bestimmungen erfolgten erst nach Inkubation
KG =	Kontrollgruppe
Sch. = Schizo =	Schizophrene
MDK =	Manisch-depressives Krankheitsgeschehen (Patienten mit dieser Erkrankung)
Leg.Ps. =	Legierungspsychose (Patienten mit dieser Erkrankung)

D) ERGEBNISSE

1.) Succinat-Konzentration im Serum nach intravenöser Succinatverabreichung

Ausgangspunkt aller mitgeteilten Untersuchungen war ein früherer Befund (47) über eine verminderte Aufnahme zugeführten Succinats in das Gewebe bei schizophrenen Patienten.

Tabelle 5

Succinat-Konzentration im Serum
(nach intravenöser Gabe von Natrium-Succinat)

Zeit (Minuten)	Injektionsmenge (g Succinat)	Kontrollgruppe (3) Succinat-Konzentration (mg %)	Schizophrene (3) Succinat-Konzentration (mg %)
10	2,5	2,2	12,3

2.) „Leicht hydrolysierbare Phosphate" im Blut unter Succinatbelastung

In weiteren Versuchen (49) konnten wir feststellen, daß die Fraktion der „leicht hydrolisierbaren Phosphate" im Blut bei Schizophrenen nach Succinatbelastung keine Erhöhung aufwies, wie wir dies für eine Kontrollgruppe zeigen konnten.

Abb. 4 Leicht hydrolysierbares Phosphat (Blut)
(Mittelwerte in Rel. % vom gesamtsäurelöslichen Phosphat)

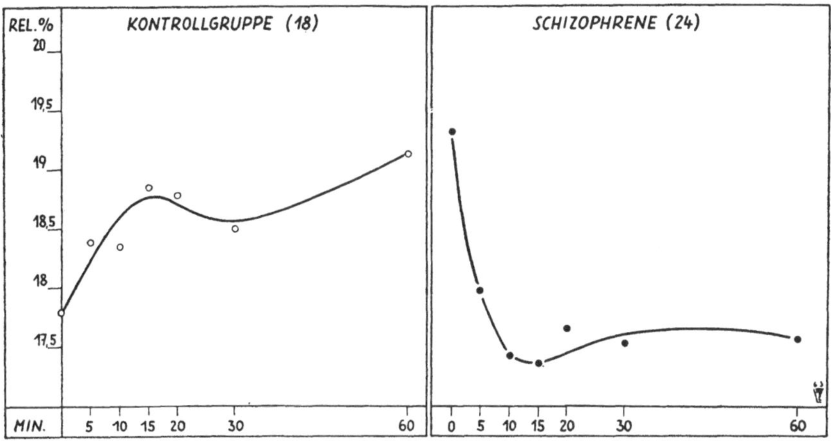

3.) Intermediärer Phosphatstoffwechsel des Erythrozyten ohne Belastung

Tabellen 6 — 8 zeigen die stationären Konzentrationen, sowie Untersuchungen über P-32-Orthophosphat-Inkorporation nach Inkubation im beschriebenen Standard-Medium an.

Tabelle 6

Intermediärer Phosphatstoffwechsel des Erythrozyten
A Konzentration

		Kontrollgruppe			Schizophrene		
		γ P	μ M	% vom Gesamtphosphat	γ P	μ M	% vom Gesamtphosphat
ATP	M	84,8	91,2	22,0	81,1	87,2	21,1
	s	*1,5*	*1,6*		*1,8*	*1,9*	
ADP	M	17,4	28,0	4,5	12,8	20,6	3,3
	s	*0,6*	*0,9*		*0,4*	*0,6*	
HDP	M	7,6	12,2	1,9	11,7	18,9	3,0
	s	*0,3*	*0,5*		*0,7*	*1,1*	
DPGS	M	180.—	290.—	46,7	189.—	305.—	49,2
	s	*4,6*	*7,4*		*3,6*	*5,8*	
Triosen	M	4,0	12,8	1,0	4,1	12,8	1,0
	s	*0,3*	*0,9*		*0,3*	*0,9*	
Pi	M	16,1	51,9	4,2	13,8	44,5	3,6
	s	*0,4*	*1,3*		*0,4*	*1,3*	
Mischfraktion	M	17,8		4,6	19,6		5,1
	s	*0,5*			*1,6*		
Summe aller Fraktionen		327,7		85,1	332,1		86,5
Gesamtsäurelösliches Phosphat		385,0		100,0	384,0		100,0

Konzentration: γ P / g Erythrozyt, μ Mol / 100 g Erythrozyten und in % vom gesamtsäurelöslichen Phosphat.
Anzahl der Untersuchungen in beiden Gruppen: Je 30
M = Mittelwerte s = Standardabweichungen

Die Konzentration von ATP ist in beiden Gruppen nicht außerhalb der Streubreite verschieden.

ADP liegt bei Schizophrenen deutlich tiefer (12,8 γ P/g gegenüber 17,4 γ P/g in der Kontrollgruppe.

HDP ist bei Schizophrenen mit 11,7 γ P/g erhöht, Pi mit 13,8 γ P/g erniedrigt.

Alle übrigen untersuchten Fraktionen liegen innerhalb der Streubreite. Dabei ist die Standardabweichung im allgemeinen niedrig, was für die Verläßlichkeit der Methodik spricht. Wir möchten aber auch darauf hinweisen, daß die Standardabweichung und die Streuung in beiden Gruppen (Schizophrene und Kontrollgruppe) keine wesentlichen Unterschiede aufweist. Dies möchten wir schon deshalb betonen, weil bei Schizophrenen mancherorts immer wieder eine erhöhte Streubreite der Stoffwechselbefunde festgestellt wurde und diese Tatsache zum Ausgangspunkt mancher Stoffwechseltheorien der Schizophrenie genommen wurde.

Tabelle 7

b) Spezifische Aktivität
(cts/min/γP)

		Kontrollgruppe	Schizophrene
ATP	M	816	834
	s	*30*	*29*
ADP	M	681	743
	s	*24*	*44*
HDP	M	251	262
	s	*16*	*19*
DPGS	M	124	125
	s	*5*	*8*
Triosen	M	372	347
	s	*23*	*26*
Misch-Fr.	M	473	434
	s	*28*	*44*

Auch die spezifischen Aktivitäten zeigen bei Schizophrenen nur in ADP eine höhere Aktivität als in der Kontrollgruppe, wobei an die Befunde von *Boszormenyi & Gerty* (117) erinnert sei. In allen übrigen Fraktionen kann man keinen Unterschied im unbelasteten Zustand erkennen.

Tabelle 8

c) Absolutaufnahme
(cts/min/g Erythrozyt je 1,000.000 cts/min/ml Extrazellulärflüssigkeit)

	Kontrollgruppe		Schizophrene	
	absolut	% (von ATP)	absolut	% (von ATP)
ATP	68 030	*100*	64 973	*100*
ADP	12 003	*17,6*	9 112	*14,0*
HDP	1 908	*2,8*	3 065	*4,7*
DPGS	22 320	*32,8*	23 625	*36,3*
Triosen	1 451	*2,1*	1 423	*2,1*
Misch-Fr.	8 419	*12,3*	8 506	*12,0*

Die erwähnten Unterschiede in den stationären Konzentrationen im unbelasteten Zustand lassen sich allerdings zwischen den beiden Gruppen nur statistisch, nicht aber in jedem Einzelfall aufzeigen.

Bei der Berechnung der Absolutaufnahme von P-32 in die einzelnen Fraktionen bleibt zwischen Schizophrenen und der Kontrollgruppe nur ein Unterschied im ADP bestehen. Auch dieser Unterschied ist aber im Einzelfall keineswegs mit Sicherheit nachweisbar.

Tabelle 9

Statistische Signifikanz (Inkubation vor Succinat)
(Kontrollgruppe versus Schizophrene)

P = <

	ATP	ADP	HDP	DPGS	Trio	Pi	Misch-Fr.
Konzentration	n. s.	0,001	0,001	n. s.	n. s.	0,001	n. s.
Spez. Aktivität			nicht	signifikant			
Absolutaufnahme	n. s.	0,001	n. s.	n. s.	n. s.	—	n. s.

Eine statistische Signifikanz der Ausgangswerte im unbelasteten Zustand (Schizophrenen versus Kontrollgruppe) ergibt sich in der stationären Konzentration von ADP, HDP und Pi, in der Absolutaufnahme nur in ADP, während eine statistisch gesicherte Differenz in der spezifischen Aktivität nicht nachzuweisen ist.

4.) *Intermediärer Phosphatstoffwechsel des Erythrozyten: Veränderung nach Succinatbelastung*

Tabelle 10

Succinatbelastung

Konzentration: (γ P/g Ery)

	Kontrollgruppe			Schizophrene		
	vor	nach Succ.	Veränderung	vor	nach Succ.	Veränderung
ATP	84,8	84,6	—0,2	81,1	82,5	+1,4
ADP	17,4	14,3	**—3,1**	12,8	15,2	**+2,4**
s			*± 0,27*			*± 0,16*
Streuung			*(—9,1 bis +1,3)*			*(+5,8 bis 0,0)*
HDP	7,6	7,0	—0,6	11,7	11,5	—0,2
DPGS	180.—	180.—	0	189.—	179.—	—10,0
Triosen	3,9	3,9	0	4,1	4,5	+0,4
Pi	16,1	17,6	+1,5	13,8	15,8	+2,0
Misch-Fr.	17,8	17,4	—0,4	19,6	17,2	—2,4
Ges. P.	385.—	382.—	—3,0	384.—	391.—	+7,0
ATP/ADP-Quotient:						
	3,23	4,05	+0,82	4,58	3,79	—0,79
s	*± 0,08*	*0,15*	*0,12*	*0,18*	*0,14*	*0,10*

Unterschiede nach Succinatbelastung in beiden Gruppen sind nun auch in jedem Einzelfall besonders auffällig. Die Veränderung der ADP-Konzentration bei Schizophrenen (Anstieg um fast 20 %) ist nicht nur hoch signifikant, eine Erniedrigung der ADP-Konzentration nach Succinat wurde bei keinem einzigen schizophrenen Patienten in unserer Serie gesehen.

In der Kontrollgruppe fällt die ADP-Konzentration ab. Es fanden sich in dieser Gruppe drei Gegenfälle.

Die DPGS-Fraktion zeigt bei Schizophrenen eine absinkende Tendenz nach Succinat, jedoch sind diese Veränderungen inkonstant.

Die Veränderung des ATP/ADP-Quotienten ist allein aus der Zu- oder Abnahme von ADP zu erklären. In der Kontrollgruppe und bei den Schizophrenen finden sich je 6 Gegenfälle.

Tabelle 11

b) Spezifische Aktivität (cts/min/γP)

	Kontrollgruppe			Schizophrene		
	vor Succ.	nach Succ.	Veränderung (in % vom Ausg. Wert)	vor Succ.	nach Succ.	Veränderung (in % vom Ausg. Wert)
ATP	816	949	**+16,3**	834	831	— **0,3**
ADP	681	811	**+19,1**	743	749	+ **0,8**
HDP	251	298	**+18,7**	262	249	— **4,9**
DPGS	124	125	+ 0,8	125	120	— 4,0
Triosen	372	379	+ 1,8	347	306	—11,8
Misch-Fr.	473	515	+ 8,8	434	418	— 3,6

Die Erhöhung der spezifischen Aktivität von ATP nach Succinat ist in der Kontrollgruppe deutlich. Dieser Befund steht in guter Übereinstimmung mit den Ergebnissen von *Frohmann* et al. Ob Stress durch Insulin, Succinat oder auf andere Weise dürfte für diesen Mechanismus offensichtlich nicht von Bedeutung sein. Ob diese Veränderung allerdings allein auf eine Steigerung der Glykolyse zurückzuführen sein dürfte, kann aus diesen Untersuchungen vorläufig nicht mit Sicherheit geschlossen werden. Die Tatsache, daß auch die HDP-Fraktion nach Succinat eine Erhöhung im gleichen Ausmaß zeigt, spricht eher im Sinne der Glykolyse-Steigerung.

Warum sich allerdings eine Stoffwechselsteigerung in der Fraktion der Triosen nicht widerspiegelt, ist nicht ganz erklärlich. Daß eine Erhöhung der spezifischen Aktivität von DPGS nach Succinat nicht nachweisbar ist, kann bei einer stoffwechselträgen Fraktion, die im Nebenschluß der Glykolyse liegt, nicht unverständlich erscheinen. Eine Erklärung für die mangelnde Erhöhung der spezifischen Aktivität der Triosen bei der Kontrollgruppe könnte eventuell darin bestehen, daß diese Fraktion nach Succinat vermehrt mit nicht markierten „Triosen" verdünnt wird und so die offensichtliche Steigerung der Glykolyse an dieser Fraktion nicht ersichtlich wird. Woher solche Substanzen (Fettstoffwechsel?) stammen könnten, darüber kann man sich derzeit noch keinerlei klare Vorstellungen machen. Auch wenn 3-P-Glycerinaldehyd vermehrt aus dem Shunt stammen würde, müßte die radioaktive Markierung aus Glukose-6-P erhalten bleiben.

Bei Schizophrenen bleibt die spezifische Aktivität von ATP und ADP nach Succinat unverändert. Die spezifischen Aktivitäten von HDP, den Triosen und auch DPGS zeigen eine Reduktion um 4 bis 12 % nach Succinat.

Tabelle 12

c) Absolutaufnahme (cts/min/g Erythrozyt je 1,000.000 cts/min/ml Extrazellulärflüssigkeit

	Kontrollgruppe			Schizophrene		
	vor Succ.	nach Succ.	Veränderung (in % vom Ausg. Wert)	vor Succ.	nach Succ.	Veränderung (in % vom Ausg. Wert)
ATP	68 030	77 909	+**14,5**	64 973	67 151	+ **3,4**
ADP	12 003	11 461	— 4,5	9 112	11 159	+22,5
HDP	1 280	1 460	+**14,1**	3 065	2 864	— **6,6**
DPGS	22 320	22 500	+ 0,8	23 625	21 480	— 9,1
Triosen	1 451	1 478	+ 1,8	1 423	1 377	— 3,2
Misch-Fr.	8 419	8 961	+ 6,4	8 506	7 190	—15,5

Eine Erhöhung im Einbau in ATP und die parallel gehende Steigerung in HDP wie bei der spezifischen Aktivität ist auch hier in der Kontrollgruppe wahrzunehmen. Zu erwähnen ist allerdings, daß die Steigerung im Einbau von ATP und HDP nicht in jedem einzelnen untersuchten Fall nachzuweisen ist.

Die Erniedrigung der Absolutaufnahme in HDP bei Schizophrenen nach Succinat zeigt wohl einen vermehrten Einstrom in den Shunt nach Belastung an, besonders im Zusammenhang mit der verminderten spezifischen Aktivität von HDP nach Belastung.

Der Einbau in ATP bleibt auch nach Belastung bei Schizophrenen unverändert, der Einbau in ADP erhöht sich um 20 %. Diese Erhöhung ist jedoch fast ausschließlich auf die Konzentrationserhöhung dieser Fraktion nach Succinat zurückzuführen.

Tabelle 13

Statistische Signifikanz der Differenzen zum Ausgangswert nach Succinatbelastung (Kontrollgruppe versus Schizophrene)

P = <

	ATP	ADP	HDP	DPGS	Triosen	Misch-Fr.	ATP/ADP
Konzentration:							
	n. s.	0,001	*n. s.*	*n. s.*	*n. s.*	*n. s.*	0,001
Spezifische Aktivität:							
	0,05	*n. s.*	0,1	*n. s.*	*n. s.*	n. s.	—
Absolutaufnahme:							
	0,1	*n. s.*	*n. s.*	*n. s.*	*n. s.*	*n. s.*	—

Zwischen den beiden Gruppen (Schizophrene und Kontrollgruppe) ergab die Veränderung nach Succinatbelastung eine hohe Signifikanz in der ADP-Konzentration und im ATP/ADP-Quotienten.

Eine schwächere Signifikanz läßt sich in der spezifischen Aktivität von ATP erkennen, während HDP nur eine sehr schwache Signifikanz anzeigt.

Bezüglich HDP sei jedoch auf Tabelle 20 (Seite 89) verwiesen. Die Unterschiede zwischen Phenothiazin-behandelten und unbehandelten schizophrenen Patienten sind in dieser Fraktion besonders auffällig.

5.) Elektrolyte, H, Alkalireserve, gesamtreduzierende Substanzen im Blut

Bei einem Teil der untersuchten Fälle (je 10 in jeder Untersuchungsgruppe) wurden auch die Plasma-Elektrolyte (flammen-photometrisch), der Blutzucker (nach *Hagedorn-Jensen*), Hämatokrit, Blut-P$_H$ und Alkalireserve des Plasma, sowohl in vivo als auch in den Inkubationsansätzen bestimmt.

Tabelle 14

Konzentration der Elektrolyte, der gesamtreduzierenden Substanzen im Plasma, Hämatokrit und P$_H$ des Untersuchungsgutes (in vivo und in vitro)

A) in vivo	Kontrollgruppe		Schizophrene	
	vor	nach Succ.	vor	nach Succ.
Na (mVal)	147	147	141	141
K (mVal)	4,38	3,78	4,48	4,10
Cl (mVal)	91,8	89,1	95.—	96.—
Ca (mg %)	9,8	9,8	10,0	10,1
Ges. Red. S.	126.—	110.—	122.—	107.—
Hämatokrit	41.—	39.—	48.—	44.—
P$_H$ n = 5	7,33	7,38	7,32	7,34
Vol. % CO_2	57	53	58	56
B) in vitro				
Na (mVal)	167.—	167.—	153.—	153.—
K (mVal)	4,10	4,10	4,10	4,10
Cl (mVal)	128.—	128.—	126.—	126.—
Ca (mg %)	10,0	10,0	10,0	10,0
Ges. Red. S.	108.—	99.—	97.—	93.—
Hämatokrit	41.—	39.—	48.—	44.—
P$_H$	7,34	7,34	7,34	7,34

Irgendein Unterschied in den untersuchten Stoffwechselgrößen zwischen den beiden Untersuchungsgruppen (Kontrollgruppe und Schizophrene) ist nicht nachweisbar.

Es sei nur darauf hingewiesen, daß aus dieser Tabelle keinerlei Abweichung des K/Ca-Quotienten, des Blut-P$_H$, der Alkalireserve usw. vor und nach Succinatbelastung in nennenswertem Ausmaß bei Schizophrenen gegenüber der Kontrollgruppe festzustellen ist.

6.) Faktoren-Synthese

Es wurde versucht *(Arnold & Hofmann,* 51), alle Differenzen, die sich im intermediären Phosphat-Stoffwechsel zwischen Schizophrenen und der Kontrollgruppen ergeben hatten, und die eine statistische Signifikanz aufweisen, in einer Tabelle zusammenzufassen. Es war dies:

I. Die Veränderungen der ADP-Konzentration nach Succinat.
II. Die Veränderung des ATP/ADP-Quotienten nach Succinat.
III. Die Veränderung der spezifischen Aktivität von ATP nach Succinat.
IV. Die Absolutaufnahme in ADP (relativ zur Absolutaufnahme in ATP) vor Succinat.
V. Die Veränderung der spezifischen Aktivität von HDP nach Succinatbelastung.

Jeder einzelne Faktor erhielt auf Grund der Korrelation des individuellen Einzelwertes zum Mittelwert des Faktors in der entsprechenden Standardserie (je 30 Schizophrene und Normalpersonen) einen Korrelationskoeffizienten.

Dieser Koeffizient sollte in mathematischer Weise alle Daten (Standardabweichung, Anzahl der Gegenfälle in den einzelnen Gruppen, sowie Grad der Abweichung der individuellen Werte vom Mittelwert der Gruppe) zusammenfassen.

Auf die gleiche Weise wurde auch die Summe aller Faktoren (I bis V) in einer Korrelation der individuellen Einzelwerte zum Gesamt der nachzuweisenden Stoffwechselstörung gestellt. Auf Einzelheiten sei bei (51) verwiesen.

Es ergibt sich keine Korrelation der bei Schizophrenen festzustellenden Stoffwechselabweichung zum Verlauf und zur Form der Psychose und nur im Ausmaß von Faktor I eine schwache Korrelation zur Akuität des schizophrenen Prozesses.

Die Summation aller 5 Faktoren ergab jedoch eine sehr hohe statistische Signifikanz zwischen Schizophrenen und der Kontrollgruppe ohne Korrelation zu Einzelfaktoren. Dies ist ein Hinweis mehr darauf, daß die Veränderung, die jeder einzelne Faktor anzeigt, unter eine gemeinsame und distinkte Stoffwechselstörung bei Schizophrenen zu subsummieren ist.

Tabelle 15

Mittelwerte und Standardabweichungen der Faktorensynthese
Korrelationsstatistische Signifikanzen (P)

	Mittelwerte	Standardabweichung	Standardserie Normale	Standardserie Schizophrene	Familienserie Normale	Familienserie Anlageträger
Standardserie NORMALE	**—120**	± *5,7*	—	0,001	*n. s.*	0,001
Standardserie SCHIZOPHRENE	**+116**	± *8,7*	0,001	—	0,001	*n. s.*
Familienserie NORMALE	**— 97**	± *17,9*	*n. s.*	0,001	—	0,001
Familienserie ANLAGETRÄGER	**+118**	± *9,1*	0,001	*n. s.*	0,001	—

7.) Familienangehörige

Dadurch war es auch möglich, die Probanden der untersuchten Familien hinsichtlich ihrer Stoffwechselbefunde zu bewerten. Die Untersuchung der Familienangehörigen wurde bei insgesamt 10 Familien, die mindestens einen Schizophrenen und seine Eltern umfaßte, durchgeführt.

Tabelle 16 *Familientabelle*

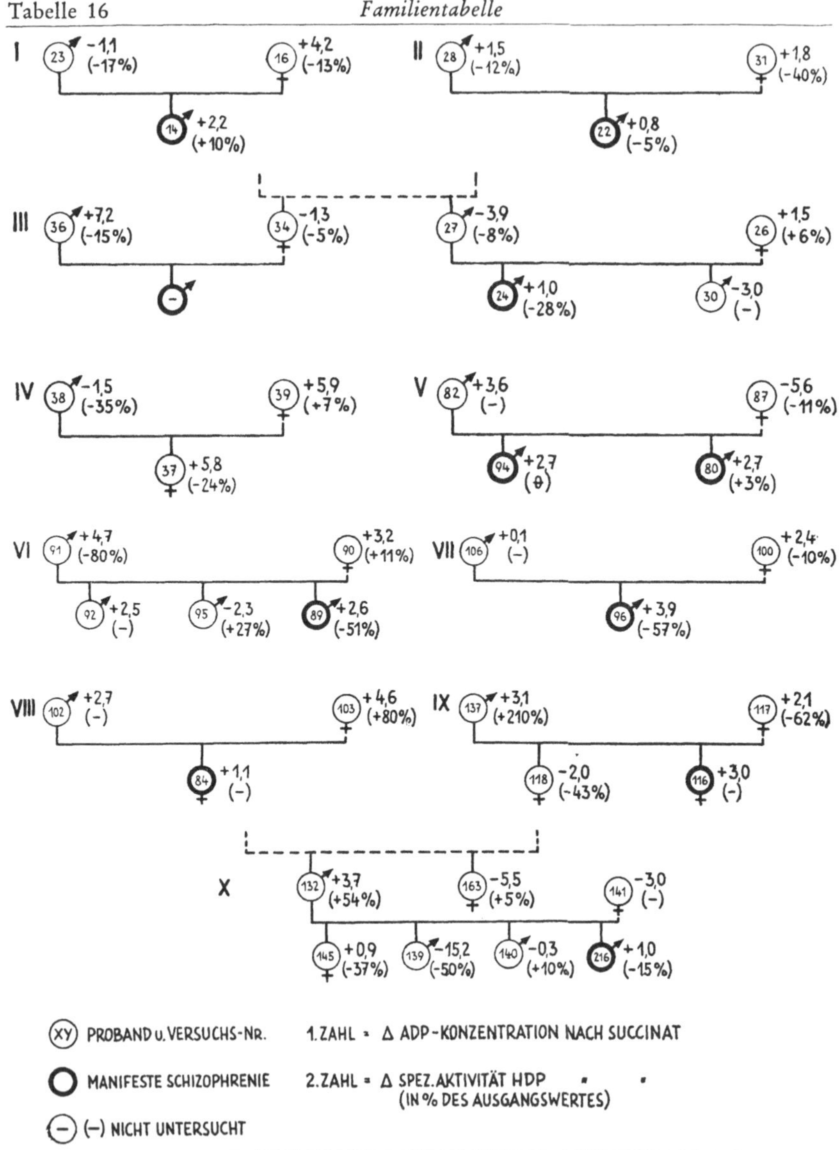

Untersuchungstechnik und -ziel war das gleiche wie in den Standardserien: Inkubation von Blut unter den beschriebenen Standardbedingungen vor und nach intravenöser Succinatbelastung. Es sollten die unter 6.) beschriebenen Stoffwechselfaktoren erfaßt werden.

Bei jedem Probanden ist Faktor I und V (wie oben beschrieben) angeführt.

Wir haben jedenfalls feststellen können, daß in jeder Familie eines Schizophrenen in der direkten Aszendenz mindestens ein Elternteil eine Stoffwechselreaktion nach Succinatbelastung zeigte, wie sie in der Gruppe der Schizophrenen selbst zu erheben war. Dabei sei nochmals betont, daß bei den Eltern schizophrener Patienten kein einziger Fall mit einer manifesten schizophrenen Psychose enthalten ist.

Wir wollten ja, im Sinne der Einleitung auf Seite 71, überprüfen, inwieweit sich die bei Schizophrenen zu erhebende Stoffwechselstörung auch bei Familienangehörigen nachweisen läßt. Wir glauben, daß damit auch viele Einwände um eine mögliche epiphänomenale Bedeutung der aufgezeigten Stoffwechselstörung, die Bewertung dieser Stoffwechselentgleisung als einen Zufallsbefund durch veränderte Ernährungsbedingungen, als Sekundärphänomene infolge Behandlung etc. weitgehend zu entkräften sind. Diese Angehörigen waren

Abb. 5 Leicht hydrolysierbare Phosphate (Blut) (Differenzen vom Ausgangswert)

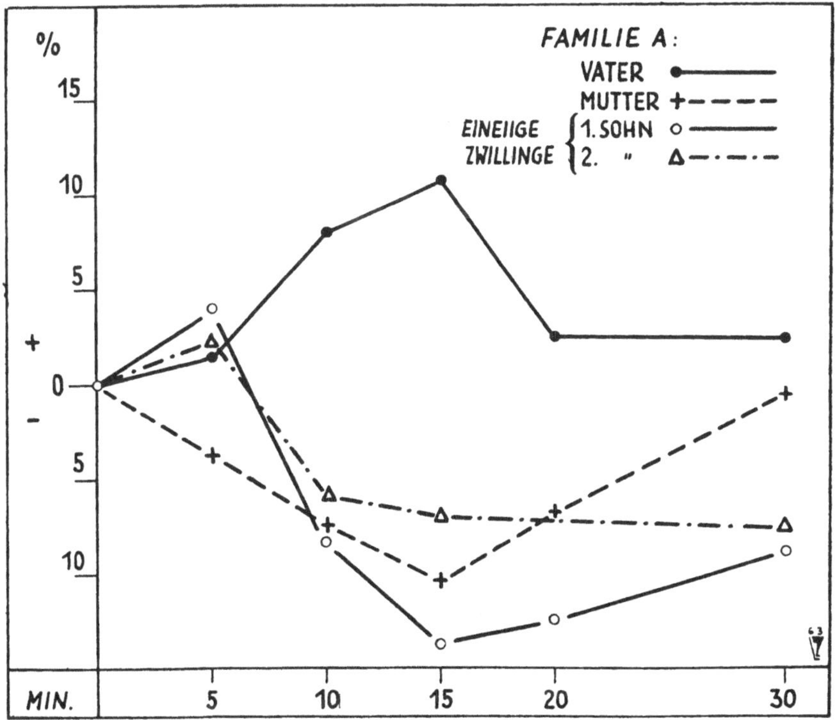

physisch gesunde Personen ohne Zeichen einer schizophrenen Psychose, die unter völlig normalen Bedingungen zu Hause lebten. Auch ein Medikamentengebrauch ist bei ihnen nicht bekannt.

8.) „Leicht hydrolysierbare Phosphate" unter Succinatbelastung bei einem eineiigen schizophrenen Zwillingspaar und deren Eltern

Wir wollen das Verhalten der „leicht hydrolysierbaren Phosphate" (l. h. P.) im Blut unter Succinatbelastung bei zwei Brüdern mit einer prozeßhaften schizophrenen Psychose und deren Eltern (das schon von *Arnold & Hofmann*, 49, publiziert wurde) deshalb nochmals wiedergeben, weil sie die ähnliche Stoffwechselregulation bei eineiigen Zwillingen gut demonstriert. (Abb. 5)

Außerdem wurde die Klinik und Psychodynamik dieser beiden Schizophrenen unter II., 7.), ausführlich besprochen.

Wie auf Seite 87 ausgeführt, geht die Kurve des L. H. P. der später bestimmten ATP-Konzentration tatsächlich parallel.

9.) Succinatbelastung bei MDK, Legierungspsychosen und neurologischen Erkrankungen

Tabelle 17

	Konzentration (15 Minuten Inkubation) (γ P/g Ery)					
	Endogene Depression (5)		Legierungspsychosen (4)		Neurologische Erkrankungen (4)	
	vor Succ.	nach Succ.	vor Succ.	nach Succ.	vor Succ.	nach Succ.
ATP	87,8	88,6	90,0	94,4	94,2	104,9
ADP	12,8	11,6	11,5	13,3	17,6	14,7
Veränderung		**—1,2**		**+1,8**		**—2,9**
S		*± 0,5*		*± 0,09*		*± 0,07*
ATP/ADP	4,6	5,1	5,2	4,7	3,6	4,7
Veränderung		**+0,5**		**—0,5**		**+1,1**
S		*± 0,17*		*± 0,02*		*± 0,02*

Es war jedoch zunächst dieser erhobene Stoffwechselbefund gegenüber der Gruppe der anderen großen Psychosen, dem MDK (manisch-depressives Krankheitsgeschehen) abzugrenzen. Bei den endogenen Depressionen sahen wir gleichsinnige Veränderungen wie in der Kontrollgruppe, einen Abfall der ADP-Konzentration nach Succinat. Das Ausmaß der Konzentrationserniedrigung war allerdings geringer. Der ATP/ADP-Quotient bei endogenen Depressionen vor Succinat liegt bereits deutlich höher als in der Kontrollgruppe, steigt aber nach Belastung ebenfalls an.

Fast gleiche Verhältnisse wie in der Kontrollgruppe fanden sich bei neurologischen Erkrankungen, wobei wir uns allerdings der geringen Zahl der Untersuchungen bewußt sind.

Die Legierungspsychosen weisen ein den Schizophrenen ähnliches Verhalten auf, nur ist der ursprüngliche ATP/ADP-Quotient noch höher als bei den reinen Depressionen. Er fällt aber nach Belastung ab.

Es ist klar, daß die Abgrenzung der beschriebenen Stoffwechselstörung bei Schizophrenen, wie sie vorläufig für eine kleinere Gruppe von anderen Psychosen und neurologischen Erkrankungen mitgeteilt wurde, noch durch Untersuchungen bei einer Reihe von anderen Erkrankungen vervollständigt werden muß. Wir wollten wenigstens die ersten Ergebnisse in dieser Richtung mitteilen.

10.) Konzentration der phosphorylierten Intermediärprodukte des Erythrozyten in vivo unter Succinatbelastung

Es war uns bewußt, daß Untersuchungen am Erythrozythen-Plasma-Gemisch an einem Stoffwechselsystem erfolgten, welches einige wichtige Stoffwechselvorgänge (oxydative Phosphorylierung, Zitronensäurezyklus) vermissen ließ.

Wir wollten deshalb auf jeden Fall auch die Verhältnisse in vivo am Erythrozyten studieren, der unter solchen Bedingungen ja über verschiedene Systeme im Plasma mit den übrigen Geweben in einem Stoffwechselaustausch steht. Zumindest wird dies sicherlich für die Redoxsysteme des Erythrozyten, des Plasma und der Gewebe gelten.

Tabelle 18

Succinatbelastung — Konzentration in vivo
(γ P/g Ery)

	Kontrollgruppe (n = 5)			Schizophrene (n = 5)		
	vor Succ.	nach Succ.	Veränderung	vor Succ.	nach Succ.	Veränderung
ATP	58,0	84,0	**+26,0**	68,7	66,6	**— 2,1**
ADP	12,0	13,4	+ 1,4	11,4	14,4	+ 3,0
HDP	5,1	8,2	+ 3,1	7,9	11,6	+ 3,7
DPGS	169.—	179.—	+10,0	207.—	197.—	—10,0
Pi	10,8	12,8	+ 2,0	15,3	20,5	+ 5,2
Triosen	7,5	6,4	— 1,1	6,7	8,6	+ 1,9
Ges. P	332.—	331.—		392.—	414.—	
ATP/ADP	3,5	4,3	+ **0,8**	4,9	3,2	**— 1,7**

Die unveränderten Werte des ATP/ADP-Quotienten im Erytrozyten wie nach Inkubation sprechen unter anderem auch dafür, daß unter den gegebenen

Bedingungen der Inkubation eine der wichtigsten stoffwechselregulierenden Faktoren unverändert blieb.

Auch die Veränderung des ATP/ADP-Quotienten nach Succinat ist in vivo und in vitro bei beiden Gruppen in gleicher Weise vorhanden.

Die Erhöhung des ATP/ADP-Quotienten in vivo in der Kontrollgruppe kommt allerdings überwiegend durch eine Erhöhung der ATP-Konzentration zustande, während die Erniedrigung des ATP/ADP-Quotienten in vivo bei Schizophrenen durch Erhöhung der ADP-Konzentration erfolgt.

Die Ergebnisse dieser Versuche stehen in guter Übereinstimmung mit den in Abb. 4 mitgeteilten Daten. Die dort mitgeteilte Erhöhung der „leicht hydrolysierbaren Phosphat-Fraktion" im Blut in der Kontrollgruppe nach Succinat dürfte also — wie die jetzigen Befunde klar zeigen — auf die Erhöhung von ATP im Erythrozyten zurückzuführen sein.

Die Gegenüberstellung der Verhältnisse der energiereichen Phosphate des Erythrozyten nach Succinatbelastung in vivo (bei erhaltenem Stoffaustausch mit dem Gewebe) und in vitro (in einem „künstlichen System") zeigen nicht nur die obenerwähnten Besonderheiten des Erythrozytenstoffwechsels an, sondern gestatten auch einige wenige (indirekte) Rückschlüsse auf die Verhältnisse im Gewebe nach Succinatbelastung.

Man könnte sagen, daß bei Gegenüberstellung der genannten Verhältnisse (in vivo und in vitro) der Erythrozyt schizophrener Patienten unter beiden Bedingungen ein etwa gleiches Verhalten zeigt, während bei Normalpersonen doch eine grundsätzlich andere Stoffwechselregulation in vivo und vitro vorliegt. In der Kontrollgruppe dürfte sich das Fehlen mancher Stoffwechselzyklen am Erythrozyten mehr auswirken als beim Schizophrenen.

Außerdem möchten wir noch darauf hinweisen, daß die Orthophosphat-Konzentration intrazellulär in vivo bei Normalpersonen deutlich tiefer liegt als bei Schizophrenen. Diese Verhältnisse sind nach Inkubation gerade umgekehrt. Es würden sich manche Diskrepanzen — wie sie auch für das Pi in der Literatur vorhanden sind — aufklären lassen, wenn man bedenkt, daß die Verhältnisse in vivo und in vitro durchaus nicht gleich sein müssen. Dabei spielt auch die Dauer der Inkubation, wie *Fleckenstein* gezeigt hat und worauf wir später noch hinweisen werden, neben dem verwendeten Inkubationsmedium eine große Rolle.

Wodurch die Differenz in der Pi-Konzentration bedingt ist, kann man nicht mit Sicherheit sagen. Es kämen zwei Momente dafür in Frage. Über die ATP-ase Reaktion siehe Seite 105.

Ob bei Schizophrenen der Resyntheseweg vermehrt beschritten wird, ließe sich nur mit zusätzlichen Untersuchungen klären.

11.) Einfluß der Therapie mit Phenothiazinderivaten auf den intermediären Kohlehydratstoffwechsel des Erythrozyten bei Schizophrenen

Aus Tabelle 4 war ersichtlich, daß ein Großteil der Versuchspersonen mit einem Phenothiazin-Derivat vorbehandelt war.

Wir haben nun aus der Gesamtgruppe der Schizophrenen jene 9 Patienten,

Tabelle 19

Succinatbelastung bei Schizophrenen ohne Therapie
(Inkubation)

a) Konzentration (γP Ery)

		vor	Succ.	nach	Veränderung
ATP	M	78,8		83,7	
	s	*2,9*		*2,3*	
ADP	M	12,9		16,1	**+3,2**
	s	*0,7*		*0,6*	*0,26*
HDP	M	11,6		14,3	
DPGS	M	184.—		185.—	
Pi	M	13,5		15,8	
Triosen	M	4,9		5,4	
Misch-Fr.	M	26,4		16,5	
Ges. P	M	391.—		404.—	
ATP/ADP	M	4,07		3,46	**—0,61**
	s	*0,29*		*0,14*	*0,23*

die ohne Chlorprothixen-Prämedikation untersucht werden konnten, zusammengefaßt.

Tabelle 19 läßt erkennen, daß die Konzentrationen der untersuchten Fraktionen zur Gesamt-Standard-Gruppe der Schizophrenen keinen Unterschied aufweist. Insbesondere ist der Anstieg von ADP nach Succinat im gleichen Ausmaß vorhanden.

Tabelle 20

b) Spezifische Aktivität (cts/min/γ P)

	vor	Succ.	nach	Veränderung (in % vom Ausg. Wert)
ATP	866		847	
ADP	692		746	
HDP	317		198	**—37 %**
				± *6*
DPGS	116		109	
Triosen	260		195	**—25 %**
				± *6*
Misch-Fr.	322		403	

Tabelle 21

c) Absolutaufnahme (cts/min/g Ery je 1,000.000 cts/min/ml Extrazellulärflüssigkeit

	vor	Succ.	nach	Veränderung (in % vom Ausg. Wert)
ATP	68 241		70 894	+ 3,9
ADP	8 927		12 011	**+34,5**
				± *5,2*
HDP	3 677		2 831	**—23,0**
				± *3,3*
DPGS	21 344		20 165	— 5,5
Triosen	1 274		1 053	**—17,3**
				± *7,0*
Misch-Fr.	8 501		6 650	—21,8

Die spezifischen Aktivitäten und die Absolutaufnahme von HDP und Triosen bei unbehandelten Schizophrenen nach Succinat zeigen gegenüber Phenothiazin-behandelten Schizophrenen deutliche Abweichungen. Man könnte diesen Befund sehr gut mit einem veränderten Einstrom in den Shunt in Einklang bringen. Die diesbezüglichen Untersuchungen geben auch immerhin deutliche Hinweise auf Stoffwechselwirkungen einer Neuroleptikatherapie.

Neuroleptika scheinen zu verhindern, daß unter „Stress“ (Succinat oder Insulin, psychische Stress?, etc.) der Einstrom in den Shunt bei Schizophrenen zu stark wird und dadurch die Bereitstellung energiereicher Phosphate leidet.

Wir glauben jedoch, einen weiteren wichtigen Hinweis aus dieser Gegenüberstellung (Schizophrene mit und ohne Neuroleptikatherapie) entnehmen zu können.

Da Neuroleptika nach unserer klinischen Ansicht keinen spezifischen, gegen die schizophrene Psychose selbst gerichteten Effekt besitzen, wäre die Frage des vermehrten oder verminderten Einstromes in den Shunt — der ja wohl nur in einer Beziehung zu den PN-Systemen gesehen werden kann — eher als Begleiterscheinung der Krankheit im Sinne eines sekundären pathogenetischen Mechanismus aufzufassen.

Wir haben jedenfalls die Tatsache, daß die Veränderung der ADP-Konzentration und des ATP/ADP-Quotienten durch Neuroleptikatherapie nicht beeinflußt wird, als einen Indikator dafür angesehen, daß ADP und ATP/ADP-Verschiebungen nach Belastungen eher mit der primären Stoffwechselstörung bei Schizophrenen in Relation stehen.

Tabelle 22

Statistische Signifikanz der Veränderungen nach Succinat

(Schizophrene ohne Therapie versus Schizophrene unter Phenothiazinderivaten)

	ATP	ADP	ATP/ADP	HDP	Triosen
Konzentration	*n. s.*	*n. s.*	*n. s.*	*n. s.*	*n. s.*
Spezifische A.	*n. s.*	*n. s.*	—	0,005	0,1
Absolutaufnahme	*n. s.*	0,05	—	0,001	0,1

(Kontrollgruppe versus Schizophrene ohne Phenothiazinderivate)

	ATP	ADP	ATP/ADP	HDP	Triosen
Konzentration	*n. s.*	0,001	0,001	*n. s.*	*n. s.*
Spezifische A.	**0,05**	*n. s.*	—	**0,001**	**0,01**
Absolutaufnahme	**0,05**	0,001	—	**0,001**	**0,05**

Die statistische Auswertung (siehe dazu auch Tab. 14) zeigt die Unterschiede in HDP bei Schizophrenen (mit und ohne Pheothiazine) an und bestärkt die Ansicht über eine Stoffwechselwirkung von Phenothiazin-Derivaten.

Der zweite Teil der Tabelle läßt erkennen, daß eine Differenz gegenüber der Kontrollgruppe im HDP bei Schizophrenen (veränderte Schaltung des Einstroms in den Shunt) erst jetzt sichtbar wird.

Es wird aber auch die Differenz zur Kontrollgruppe in der Absolutaufnahme in ATP bei Schizophrenen ohne Phenothiazintherapie deutlicher (höhere statistische Signifikanz als in der Standardserie).

12.) *Der Phosphatstoffwechsel des Erythrozyten unter dem Einfluß von Monojodacetat und Triaethylenmelamin*

Hemmstoffversuche wurden mit Monojodacetat und Triaethylenmelamin durchgeführt.

Tabelle 23

Methodische Einzelheiten bei Hemmstoffversuchen

Inhibitor	Konz. d. Inhibitors	Einwirkungszeit bis zur Zugabe von P-32 (Minuten)	Dauer der P-32 Inkubation (Minuten)	Gesamtzeit der Inhibitor-Einwirkung (Minuten)
Monojodacetat	5.10^{-4} mol	10	15	25
Triäthylenmelamin	5.10^{-4} mol	10	15	25

Die Ergebnisse mit beiden Hemmstoffen entsprechen etwa den Befunden von *Gerlach & Lübben* (345). Abweichungen ergeben sich einerseits infolge des Plasmazusatzes in unseren eigenen Inkubationsansätzen, andererseits durch eine von uns kürzer gewählte Einwirkungszeit des Hemmstoffes. Wir haben diese Hemmstoffeinwirkungszeit deshalb kürzer gewählt, um besser bei nicht kompletter Hemmung zwischen den beiden Untersuchungsgruppen differenzieren zu können, und um eventuell eine differenzierte Hemmung der Myokinase und der Phosphor-glycerinaldehyd-dehydrogenase zu erreichen.

a) Monojodacetat

Es ist jedenfalls auffällig, daß unter Jodacetat-Hemmung in der Kontrollgruppe die spezifische Aktivität von ATP weit weniger reduziert ist als bei Schizophrenen.

Wenn man zur Beurteilung der Frage, wieweit eine Umschaltung zum HMP-Shunt (wie es auch *Gerlach & Lübben*, 345, berichteten) erfolgt, vor allem die spezifischen Aktivitäten von HDP heranzieht, dann ergibt sich folgender Schluß:

In der Kontrollgruppe wird die Glykolyse bei den gleichen Hemmstoffkonzentrationen und der gleichen Einwirkungszeit des Hemmstoffes weniger zum HMP-Shunt abgedrängt als bei Schizophrenen. Falls man jedoch in der Kontrollgruppe den Plasmazusatz entfallen läßt, nähern sich die Werte für die Jodacetat-Hemmung von HDP (spez. Aktivität) bei Schizophrenen und Normalpersonen einander völlig. Damit ist in der Kontrollgruppe ein deutlicher Einfluß des Plasma auf den Erythrozytenstoffwechsel angedeutet, der bei Schizophrenen in dieser Versuchsordnung nicht nachzuweisen ist.

Auf die unterschiedliche Hemmbarkeit der ATP- und ADP-Fraktion in der Kontrollgruppe sei ebenfalls hingewiesen. Schon aus Tab. 8 ging hervor, daß der Anteil der P-32-Aufnahme in ADP in der Kontrollgruppe signifikant höher lag als bei Schizophrenen. Auf Grund der Jodacetat-Hemmversuche muß man nun wohl annehmen, daß in der Kontrollgruppe primär ohne Belastung unter Inkubationsbedingungen eine gegenüber Schizophrenen erhöhte Myokinase-Reaktion vorliegt.

Tabelle 24

Einfluß von Monojodacetat und Triäthylenmelamin auf die säurelöslichen Phosphorverbindungen des Erythrozyten bei Normalpersonen und Schizophrenen

A. Monojodacetat

I. Konzentration: (γP/g Ery)

	Kontrollgruppe (n = 3)				
	A	B	Veränderung (%) (B—A)	C	Veränderung (%) (C—A)
ATP	68,5	9,7	— 85,8	8,5	— 87,6
ADP	14,3	15,2	+ 6,3	15,2	+ 6,3
HDP	15,9	25,5	+ 60,4	25,5	+ 60,4
DPGS	134.—	136.—	+ 1,5	160.—	+ 19,4
AMP	3,1	11,8	+281,0	10,7	+245,0
IMP	0,0	9,8	—	9,7	—
Pi	9,2	58,4	+535,0	82,1	+791,0
Triosen	3,6	6,5	+ 80,6	9,3	+158,0
Misch-Fr.	24,9	25,9	+ 4,0	28,9	+ 16,1
Ges. P	337.—	424.—	+ 25,8	408.—	+ 21,1

Konzentration

	Schizophrene (n = 3)				
	A	B	Veränderung (%) (B—A)	C	Veränderung (%) (C—A)
ATP	71,9	5,2	— 92,8	7,2	— 90,0
ADP	10,6	10,7	+ 0,9	6,7	— 36,8
HDP	17,6	26,4	+ 50,0	15,4	— 12,5
DPGS	154.—	120.—	— 22,1	90.—	— 41,6
AMP	5,0	11,6	+132,0	11,7	+134,0
IMP	0,0	11,2	—	9,1	—
Pi	14,0	34,5	+140,0	33,6	+146,0
Triosen	5,4	9,9	+ 83,3	5,1	— 5,6
Misch-Fr.	14,1	27,7	+ 96,5	25,7	+ 82,3
Ges. P	402.—	383,—	— 4,7	340.—	— 15,4

A und B: Inkubation unter Standardbedingungen (Ery und Plasma)
A = ohne Monojodacetat
B und C = mit Monojodacetat
C = Ery ohne Plasma, wobei das Gesamtvolumen durch Zugabe von Phosphor-Locke beibehalten wurde.

Tabelle 25

II. Spezifische Aktivitäten (cts/min/γ P)

	Kontrollgruppe				
	A	B	Veränderung % (A—B)	C	Veränderung % (A—C)
ATP	894	356	—60,2	221	—75,3
ADP	818	207	—74,7	212	—74,1
HDP	311	247	—20,6	217	—30,2
DPGS	226	13	—94,3	7	—96,9
Triosen	334	271	—18,8	319	— 4,5
Misch-Fr.	384	300	—21,9	292	—24,0

	Schizophrene				
	A	B	Veränderung % (A—B)	C	Veränderung % (A—C)
ATP	1 025	145	—85,9	134	—86,9
ADP	1 143	121	—89,4	189	—83,5
HDP	303	194	—36,0	209	—31,0
DPGS	186	7	—96,2	7	—96,2
Triosen	517	220	—57,4	195	—62,2
Misch-Fr.	349	145	—58,5	248	—28,9

Tabelle 26

III. Absolutaufnahme (cts/min/g Ery je 1,000.000 cts/min/ml Extrazellulärflüssigkeit)

	Kontrollgruppe				
	A	B	Veränderung % (A—B)	C	Veränderung % (A—C)
ATP	61 239	3 453	—94,4	1 879	—96,9
ADP	11 697	3 146	—73,1	3 222	—72,5
HDP	4 945	6 299	+27,4	5 534	+11,9
DPGS	30 284	1 768	—94,2	1 120	—96,3
Triosen	1 202	1 762	+46,5	2 967	+146,0
Misch-Fr.	9 562	7 770	—18,7	8 439	—11,7

	Schizophrene				
	A	B	Veränderung % (A—B)	C	Veränderung % (A—C)
ATP	73 698	754	—99,0	965	—98,7
ADP	12 116	1 295	—89,3	1 266	—95,5
HDP	5 333	5 122	— 4,0	3 219	—39,6
DPGS	28 607	792	—97,2	666	—97,7
Triosen	2 792	2 178	—22,1	997	—64,3
Misch-Fr.	4 921	4 017	—18,4	6 374	+29,5

b) Triaethylenmelamin (TEM)

Die Hemmstoffversuche mit TEM sind deshalb schwerer zu interpretieren, da der genaue Mechanismus der Hemmung noch nicht völlig sichergestellt ist. *Gerlach & Lübben* (345) berichten, daß der Effekt von TEM qualitativ der Jodacetat-Hemmung gleich sei, in den angewendeten Konzentrationen aber eine geringere Hemmung der Triosephosphat-dehydrogenase herbeiführe.

Tabelle 27

B. Triäthylenmelamin

I. Konzentration (γP/g Ery)

	Kontrollgruppe (n = 2)				
	A	B	Veränderung % (A—B)	C	Veränderung % (A—C)
ATP	111,0	118,0	+ 6,3	121,0	+ 9,0
ADP	15,3	15,2	— 0,7	14,8	— 3,3
HDP	18,8	32,3	+71,8	19,4	+ 3,2
DPGS	154.—	149.—	— 3,2	164.—	+ 6,5
AMP	2,9	5,1	+72,5	4,4	+51,7
Pi	16,2	16,8	+ 3,7	14,5	—10,5
Triosen	4,2	4,6	+ 9,5	3,3	—21,4
Misch-Fr.	24,8	27,1	+ 9,3	29,8	+20,2
Ges. P	377.—	355.—	— 5,8	394.—	+ 4,5

	Schizophrene (n = 3)				
	A	B	Veränderung % (A—B)	C	Veränderung % (A—C)
ATP	72,2	63,7	—11,8	62,2	—13,9
ADP	16,3	15,2	— 6,7	16,8	+ 3,1
HDP	13,3	16,9	+27,1	15,0	+12,8
DPGS	163.—	189.—	+16,0	175.—	+ 7,4
AMP	4,5	2,4	—46,6	3,2	—28,9
Pi	11,0	12,7	+15,5	10,1	— 8,1
Triosen	5,6	5,4	— 3,6	7,4	+24,3
Ges. P	365.—	368.—	+ 0,8	371.—	+ 1,6

Tabelle 28

II. Spezifische Aktivität (cts/min/γP)

	Kontrollgruppe				
	A	B	Veränderung % (A—B)	C	Veränderung % (A—C)
ATP	888	950	+ 7,1	808	— 9,0
ADP	797	676	—15,2	704	—11,6
HDP	291	261	—10,3	275	— 5,5
DPGS	190	231	+21,6	201	+ 5,8
Triosen	438	331	—24,5	517	+17,9
Misch-Fr.	358	475	+32,7	431	+20,4

	Schizophrene				
	A	B	Veränderung % (A—B)	C	Veränderung % (A—C)
ATP	1 159	1 362	+17,5	1 205	+ 4,0
ADP	1 060	1 218	+14,9	1 088	+ 2,6
HDP	499	484	— 3,0	483	— 3,2
DPGS	318	314	— 1,3	337	+ 6,0
Triosen	608	565	— 7,1	351	—42,3

Tabelle 29

III. Absolutaufnahme (cts/min/g Ery je 1,000.000 cts/min/ml Extrazellulärflüssigkeit)

	Kontrollgruppe				
	A	B	Veränderung % (A—B)	C	Veränderung % (A—C)
ATP	98 568	112 100	+13,4	97 768	— 0,8
ADP	12 194	10 275	—15,7	10 419	—14,6
HDP	5 471	8 430	+54,1	5 335	— 2,5
DPGS	29 260	34 419	+17,6	32 964	+12,7
Triosen	1 840	1 522	—17,3	1 706	— 7,4
Misch-Fr.	8 878	12 873	+45,0	12 844	+44,6

	Schizophrene				
	A	B	Veränderung % (A—B)	C	Veränderung % (A—C)
ATP	83 680	86 759	+ 3,7	74 951	—10,4
ADP	17 278	18 514	+ 7,2	18 278	+ 5,8
HDP	6 637	8 180	+23,3	7 245	+ 9,2
DPGS	51 834	59 346	+14,5	58 975	+13,8
Triosen	3 405	3 051	—10,4	2 597	—23,7

Wenn man wieder vor allem die spezifischen Aktivitäten zur Beurteilung des Hemmeffektes auf die Glykolyse der Erythrozyten und die Umschaltung zum HMP-Shunt heranzieht, so kann man mit aller Vorsicht folgendes aussagen:

Unter TEM scheint der HMP-Shunt in der Kontrollgruppe eher mehr und die Glykolyse eher vermindert beschritten als bei Schizophrenen. Ein Einfluß von Plasmazusatz läßt sich besonders deutlich in der Kontrollgruppe, zum Teil aber auch für ATP und ADP bei Schizophrenen nachweisen.

Wieweit aus dem Vergleich der vorliegenden Verhältnisse bei Jodacetat- und TEM-Hemmung ein über die quantitativen Beziehungen hinausgehender qualitativer Unterschied des Hemmungsmechanismus zu erschließen ist, kann auf Grund dieser Versuche nicht mit Sicherheit gesagt werden.

13.) Der Einfluß des Plasma auf den Phosphatstoffwechsel des Erythrozyten (mit und ohne Succinatbelastung)

Die folgenden Untersuchungen sollten nun zeigen, inwieweit ein Einfluß von Plasma auf die im Erythrozyten nachzuweisende Stoffwechselentgleisung nach Belastung bei Schizophrenen und auf die Stoffwechselveränderung nach Belastung in der Kontrollgruppe nachzuweisen ist.

Tabelle 30

Der Einfluß von Plasma auf den Erythrozytenstoffwechsel
(Veränderungen bei Inkubation ohne Plasmazusatz gegenüber Standardbedingungen)

A. Vor Succinat

	Konzentration (absolut)			Spezifische Aktivität (Veränderung in % d. Inkub. mit Plasma)		
	ADP	ATP/ADP	MS Q	ATP	ADP	HDP
KG	—2,3	+1,1	—	+12	+33	+50
Sch.	+0,4	—0,4	—50%	+ 1	+15	+33

B. Nach Succinat

	Konzentration (absolut)			Spezifische Aktivität (Veränderung in % d. Inkub. mit Plasma)		
	ADP	ATP/ADP	MS Q	ATP	ADP	HDP
KG	+2,1	—0,4	—	—1	—20	—15
Sch.	—0,4	—0,1	—62%	—2	+ 8	+90

Ohne Plasmazusatz zum Inkubationsmedium kommt es in der Kontrollgruppe zu einer deutlichen Erniedrigung der ADP-Konzentrationen.

Nach Succinatbelastung erhöht sich die ADP-Konzentration in der Kontrollgruppe, wenn kein Plasma zugesetzt wird.

Dadurch wird die Veränderung der ADP-Konzentration nach Succinatbelastung ohne Plasmazusatz gegensinnig zur Inkubation mit Plasmazusatz.

△ ADP-Konzentration (nach Succinat) mit Plasma: — 2,8

△ ADP-Konzentration (nach Succinat) ohne Plasma: + 1,6

Bei Schizophrenen läßt sich ein Einfluß von Plasma auf die Veränderung der ADP-Konzentration nach Belastung mit Succinat nicht nachweisen.

Die spezifischen Aktivitäten von ATP, ADP und HDP erhöhen sich ohne Plasmazusatz in der Kontrollgruppe um 12 bis 50 % vor Succinat.

Nach Succinat ist in der Kontrollgruppe ohne Plasmabeigabe die spezifische Aktivität von HDP deutlich, von ATP kaum gehemmt.

Damit läßt sich in der Kontrollgruppe ein deutlicher Einfluß des Plasma nachweisen, der vor Succinatbelastung im Sinne einer Hemmung der Glykolyse, nach Succinatbelastung im Sinne einer Hemmung des Einstroms in den HMP-Shunt zu charakterisieren wäre.

Bei Schizophrenen ist ein Plasmaeinfluß vor Succinatbelastung auf die ADP-Konzentration nur gering vorhanden, auch im △ ADP-Konzentration nach Succinat kommt es zu keinen wesentlichen Verschiebungen.

Bei Schizophrenen ist aber sowohl vor Belastung mit Succinat als auch nachher ein gleichsinniger Einfluß des Plasma im Sinne einer Hemmung der Glykolyse nachzuweisen. Dies drückt sich in der deutlichen Erhöhung der spezifischen Aktivität von HDP aus, wenn kein Plasma zugesetzt ist.

Wieweit an diesen Veränderungen ohne Plasmazusatz auch die Milchsäurebildung und die gegenüber der Inkubation ohne Plasmazusatz veränderte Möglichkeit des Milchsäureaustrittes in die Extrazellulärflüssigkeit (die ja im Gegensatz zur Plasmabeigabe von vornherein keine Milchsäure enthält), das Fehlen der Plasmafermente, von Schutzkolloiden des Serums (515) usw. als Faktoren beteiligt sind, darüber wird zum Teil auf Seite 120 diskutiert.

Die starke Erniedrigung des Milchsäure-Quotienten bei Inkubation ohne Plasmazusatz spricht wohl eher für eine gravierende Beteiligung solcher Faktoren.

14.) „Kreuzversuche"

Inkubation von Erythrozyten Schizophrener mit Plasma von Normalpersonen (u. vice versa).

Tabelle 31

		Kreuzversuche		
		A	B	C
ATP	Konz.	68,8	67,2	72,7
	Sp. A.	768	668	588
	Abs. A.	52 684	44 890	42 784
ADP	Konz.	13,2	17,4	15,9
	Sp. A.	764	560	562
	Abs. A.	10 085	9 744	8 936
HDP	Konz.	16,4	11,7	14,0
	Sp. A.	222	221	181
	Abs. A.	3 641	2 586	2 534
DPGS	Konz.	188.—	176.—	192.—
	Sp. A.	112	96	83
	Abs. A.	21 056	16 896	15 936
Pi	Konz.	17,5	20,2	18,4
Triosen	Konz.	4,3	5,1	3,7
	Sp. A.	473	499	374
	Abs. A.	2 034	2 545	1 384
Misch-Fr.	Konz.	15,2	18,8	13,8
	Sp. A.	293	276	219
	Abs. A.	4 454	5 189	3 082
ATP/ADP		3,5	2,5	3,1

A und B: Bedingungen wie Standardserie, vor (A) und nach (B) Succinat bei Schizophrenen.
C: Erythrozyten von Schizophrenen (nach Succinat) und Plasma von Normalpersonen (nach Succinat).

Die Verhältnisse des Erythrozyten-Stoffwechsels Schizophrener unter Zusatz von Plasma von Normalpersonen wurde schon von *Frohmann* u. Mitarb. (304) untersucht.

Der Erythrozyten-Stoffwechsel unter solchen Bedingungen ist jedoch nur nach der Abklärung des Einflusses von homologem Plasma (wie in Tab. 30) verständlich.

Daß bei „Kreuzversuchen“ eine Haemagglutination durch Blutgruppenungleichheit vermieden werden muß, ist selbstverständlich.

Die Erhöhung der ADP-Konzentration nach Succinat bei Schizophrenen konnte durch Zusatz von Normalplasma (nach Succinat) nicht völlig aufgehoben werden.

Der ATP/ADP-Quotient wird durch Zusatz von „Normal-Plasma“ erhöht.

Ein „korrigierender Einfluß“ von „Normal-Plasma“ auf den Einstrom in den Shunt in Erythrozyten Schizophrener nach Belastung kann aus den Ergebnissen nicht abgelesen werden. Eine Erhöhung im Einbau in ATP unter „Normal-Plasma-Zusatz“ kommt ebenfalls nicht zustande.

Im umgekehrten Ansatz (Erythrozyten von Normalpersonen mit Plasma Schizophrener).

Tabelle 32

Kreuzversuche

		A	B	C
ATP	Konz.	90,1	89,8	80,2
	Sp. A.	856	868	819
	Abs. A.	77 126	77 946	65 684
ADP	Konz.	18,1	16,2	14,8
	Sp. A.	836	649	819
	Abs. A.	15 132	10 514	12 121
HDP	Konz.	10,0	8,6	7,8
	Sp. A.	290	315	297
	Abs. A.	2 900	2 709	2 320
DPGS	Konz.	159.—	154.—	160.—
	Sp. A.	155	154	127
	Abs. A.	24 645	23 716	20 320
Pi	Konz.	19,5	22,3	19,4
Triosen	Konz.	5,4	5,6	8,2
	Sp. A.	296	290	170
	Abs. A.	1 598	1 624	1 394
Misch-Fr.	Konz.	24,6	17,7	23,9
	Sp. A.	451	425	308
	Abs. A.	11 095	7 523	7 361
ATP/ADP		3,3	3,9	3,6

A und B: Bedingungen wie Standardserie, vor (A) und nach (B) Succinat bei Normalpersonen.
C: Erythrozyten von Normalpersonen (nach Succinat) und Plasma von Schizophrenen (nach Succinat)

ergibt sich sogar das paradoxe Verhalten, daß die Erniedrigung der ADP-Konzentration in der Kontrollgruppe noch verstärkt wird. Der ATP/ADP-Quotient wird allerdings nach Zusatz von Plasma Schizophrener niedriger. Eine Erklärung für dieses paradoxe Verhalten können wir derzeit noch nicht geben. Wahrscheinlich spielt der aus den Ergebnissen der Tab. 30 vermutete Einfluß des Plasmas auf das Ausmaß der Myokinase-Reaktion eine Rolle. Es zeigt sich, daß ein Einfluß des Plasmazusatzes, gewonnen nach Succinatbelastung auf den Stoffwechsel, der Erythrozyten in einzelnen Aspekten nachzuweisen ist.

15.) Metabolit-Gehalt des Blutes

Da uns eine direkte Bestimmung der ATP-bildenden Stufen der Glykolyse nicht möglich war, und auch die wichtigsten an diesen Reaktionen beteiligten Fermente als normal aktiv beschrieben wurden, haben wir, wie auch *Bücher* (449) über die Metabolitbestimmung (Milchsäure und Brenztraubensäure), versucht, einen besseren Einblick in die Verhältnisse der Glykolyse und der PN-Systeme zu gewinnen. Es war ja in erster Linie die Veränderung der ADP-Konzentration nach Belastung zu erklären. Man mußte sich dabei im klaren sein, daß ein direkter Einfluß von Succinat, auch bei dreifach erhöhter Konzentration im Serum nach Belastung, bei Schizophrenen (47 und Tab. 5) nicht vorstellbar war. Kontrolluntersuchungen in dieser Richtung (wechselnde Succinatzusätze zum Inkubationsgemisch) ergaben keinerlei Abweichungen.

Tabelle 33

Metabolitgehalt des Blutes

		Vor Succinat			Nach Succinat		
		vivo	vitro	vitro/vivo	vivo	vitro	vitro/vivo
MS	KG	8,6	11,3	1,31	7,9	12,3	1,55
	Sch	7,2	18,7	2,59	8,1	19,7	2,43
BTS	KG	0,46	0,78	1,69	0,35	0,73	2,06
	Sch	0,46	0,57	1,24	0,46	0,53	1,15
KGS	KG	0,24	0,57	2,37	0,30	0,59	1,99
	Sch	0,18	0,24	1,33	0,63	0,98	1,55
MS/BTS	KG	18,7	14,5	**0,78** ± *0,05*	22,6	17,1	**0,76** ± *0,05*
	Sch	15,7	32,8	**2,09** ± *0,16*	17,6	37,2	**2,11** ± *0,12*
P = < (MS/BTS, KG versus Sch)				0,0025			0,0025

Werte in mg %
Anzahl der Untersuchungen: KG: (n = 15) Sch: (n = 15)

Schon im Vollblut ergaben sich eine Reihe von Abweichungen in beiden Gruppen.

Die Milchsäurekonzentration steigt unbelastet während der Inkubation (Standardgemisch) bei Schizophrenen stärker an, die Brenztraubensäure während der Inkubation bei Normalpersonen stärker, sodaß der Milchsäure-Quotient in der Kontrollgruppe bei Inkubation gegenüber den Verhältnissen in vivo etwas abfällt, bei Schizophrenen jedoch mehr als zweifach ansteigt.

Ein Einfluß der Succinatbelastung läßt sich in dieser Versuchsanordnung nicht nachweisen.

Vor allem der Quotient MSQ (vitro)/MSQ (vivo) zeigt deutliche Unterschiede zwischen beiden Gruppen, vor und nach Belastung allerdings in gleicher Weise.

Wir haben dies in ähnlicher Weise wie *Frohmann* et al. (302, 304) gedeutet. Die ablaufende Glykolyse führt zu vermehrter Bildung von DPNH auf der Stufe der Phosphoglycerinaldehyd-Dehydrogenase, die sich auch in dieser Hinsicht entgegen der Ansicht von *Boszormeny & Gerty* (116) als intakt zu erweisen scheint. Das gebildete DPNH kann bei Schizophrenen anscheinend nur über das System der Laktat-Dehydrogenase, oder zumindest zum überwiegenden Teil dort re-oxydiert werden. Dieser Vorgang hat jedoch ab einer gewissen Höhe der Milchsäure-Konzentration ein Ende. Das Resultat wäre eine Hemmung der Glykolyse, wie sie auch aus den Vorbefunden nahegelegt ist.

Die Verhältnisse der Ketoglutarsäure-Konzentration sind mangels näherer Kenntnisse verschiedener anderer Reaktionen (z. B. Umaninierungsprozesse, Zusammenhang mit Redoxsystemen 112, 174, 212, 449, 496, 520, 549, 624, 897) noch nicht zu erklären. Auch fehlen Bestimmungen von Aminosäurekonzentrationen, insbesondere von Glutaminsäure, die allerdings bei Schizophrenen von *Astrup* (66) erniedrigt gefunden wurde.

Tabelle 34

Milchsäure- und Brenztraubensäure-Konzentration im Vollblut (mg %)
bei Depression (5)

	Vor Succinat			Nach Succinat		
	vivo	vitro	vitro/vivo	vivo	vitro	vitro/vivo
MS/BTS	16,5	18,7	**1,13**	15,9	14,7	**0,92**
MS	8,1	16,1		7,0	11.2	
BTS	0,49	0,86		0,44	0,76	

bei Legierungspsychosen (2)

	Vor Succinat			Nach Succinat		
	vivo	vitro	vitro/vivo	vivo	vitro	vitro/vivo
MS/BTS	20,5	30,7	**1,50**	30,3	37,8	**1,25**
MS	11,3	25,2		14,5	27,2	
BTS	0,55	0,82		0,48	0,72	

Auch durch den Quotienten MSQ (vitro)/MSQ (vivo) läßt sich die Gruppe der Schizophrenen von den Depressionen abgrenzen.

Es kommt bei Depressionen im Inkubationsansatz nur zu einer geringen Erhöhung des MS/BTS-Quotienten gegenüber den Verhältnissen in vivo.

Allerdings steigt sowohl MS als auch BTS während der Inkubation auf das Doppelte des Ausgangswertes.

Die Gruppe der Legierungspsychosen nimmt hinsichtlich des Metabolitgehaltes und des Quotienten vitro/vivo eine Mittelstellung zwischen der Kontrollgruppe und den Schizophrenen ein.

Freilich sei die kleine Zahl der Untersuchungen nicht vergessen.

16.) Plasma-Fermentaktivitäten

Die untersuchten Serumfermente lagen im Rahmen der Norm. Bei Inkubation kam es allerdings in der Kontrollgruppe zu einer Aktivitätserhöhung der Aldolase und bei Schizophrenen zu einer Hemmung der Aldolase. Wir können dies nicht befriedigend erklären. Wir haben aber daran gedacht, daß durch veränderte Relationen der reduzierten und oxydierten Formen der endogenen PN-Systeme differente Aktivitäten vorgetäuscht sein könnten.

Tabelle 35

Aktivitäten von Plasmafermenten

	Kontrollgruppe				Schizophrene			
	vivo		vitro		vivo		vitro	
	vor	nach Succ.	vor	nach Succ.	vor	nach Succ.	vor	nach Succ.
LDH	300	300	260	240	270	230	320	300
SGPT	17	16	15	15	14	14	15	14
SGOT	20	20	20	20	33	30	31	27
Aldolase	4,9	6,8	9,1	8,2	10,8	10,0	4,3	6,5

LDH: Einheiten nach Wroblewsky
SGPT: Einheiten nach Wroblewsky
SGOT: Einheiten nach Wroblewsky
Aldolase: Einheiten nach Bruns
Anzahl der Untersuchungen in beiden Gruppen je 10.

17.) Einfluß von DPN und DPNH auf den Erythrozytenstoffwechsel

Da auf Grund der Metabolituntersuchungen im Vollblut eine unterschiedliche Relation, DPN-ox/DPN-red, zwischen den beiden Versuchsgruppen angenommen wurde, haben wir den Einfluß zugesetzter Mengen von DPN und DPNH zum Inkubationsmedium untersucht.

Bei Normalpersonen führt DPN-Zusatz zu einer Steigerung des ATP-Umsatzes und DPNH-Zusatz zu einer Hemmung des ATP-Umsatzes, was logischerweise erwartet werden konnte. Der ATP/ADP-Quotient blieb unverändert. Damit konnte durch Erhöhung der Konzentration der Pyridin-

Tabelle 36

Zusatz von 15 Mikromol DPN, bzw. DPNH pro Inkubationsansatz

	Kontrollgruppe (n = 3)			Schizophrene (n = 2)		
	ohne	mit DPN	mit DPNH	ohne	mit DPN	mit DPNH
I. Konzentration:						
ATP	90,5	90,4	78,6	70,9	76,5	90,8
ADP	26,5	27,5	22,8	13,5	23,0	25,6
DPGS	209.—	215.—	162.—	146.—	171.—	208.—
Pi	19,7	21,8	13,6	9,6	17,4	13,3
Trio	4,5	4,0	3,7	4,0	3,0	3,7
II. Spezifische Aktivität:						
ATP	799	948	749	1 058	884	813
ADP	505	585	504	944	592	688
DPGS	150	164	198	210	231	257
Trio	214	308	149	303	321	397
III. Absolutaufnahme:						
ATP	72 310	85 699	58 871	75 012	67 626	73 820
ADP	13 383	16 086	11 491	12 744	13 616	17 613
DPGS	31 350	35 260	32 076	30 647	39 582	53 428
Trio	963	1 232	551	1 212	963	1 461
IV. ATP/ADP	2,3	2,2	2,3	3,5	2,2	2,1

nucleotide in reduzierter und oxydierter Form in keinem Fall die Veränderung des ATP/ADP-Quotienten nach Succinatbelastung imitiert werden.

In der Gruppe der Schizophrenen erbrachte DPN-Zugabe eine Hemmung des ATP-Umsatzes bei erniedrigtem ATP/ADP-Quotienten.

Die ADP-Konzentration stieg in der Gruppe der Schizophrenen bei DPN- und DPNH-Zugaben stark an, in der Kontrollgruppe fiel die ADP-Konzentration nach DPNH-Zusatz ab.

Auf keinen Fall sind die Verhältnisse, die sich aus diesen Versuchen ableiten lassen, so eindeutig, daß man auf einen alleinigen Einfluß veränderter Relationen von DPN-ox/DPN-red bezüglich des Stoffwechsels der Erythrozyten schließen kann, die die Verhältnisse nach Succinatbelastung voll erklären können.

Es weist zwar einiges darauf hin, daß durch DPNH-Zugabe in der Kontrollgruppe die Veränderung der ADP-Konzentration nach Succinat imitiert wird, während dies bei Schizophrenen sowohl durch DPN- als auch DPNH-Zugabe erfolgt. Wahrscheinlich spielt es eine große Rolle, daß die zugegebenen Mengen letzten Endes dem Plasma zugesetzt wurden, und die intrazellulären Relationen dieser Cofermente von größerer Bedeutung als die Verhältnisse im Plasma sind. Darauf wird noch später in einem anderen experimentellen Ansatz verwiesen werden.

Etwas eindeutiger liegen die Verhältnisse, wenn man DPNH den Inkubationsansätzen nach Succinatbelastung beifügt.

Tabelle 37

Succinatbelastung
Zusatz von 15 Mikromol DPHN pro Inkubationsansatz

	Kontrollgruppe (n = 2)			Schizophrene (n = 2)		
	vor	nach Succ. ohne	nach Succ. mit DPNH	vor	nach Succ. ohne	nach Succ. mit DPNH
I. Konzentration:						
ATP	75,1	72,8	69,7	77,6	67,0	70,2
ADP	15,0	12,3	13,9	16,3	17,2	13,9
HDP	6,8	7,8	2,8	5,2	4,8	3,9
DPGS	162.—	157.—	139.—	179.—	158.—	95.—
Pi	16,4	14,0	16,8	14,3	16,8	15,5
Trio	2,6	2,2	2,2	3,3	4,3	4,7
II. Spezifische Aktivität:						
ATP	1 284	1 531	1 251	1 212	1 224	636
ADP	993	1 271	1 002	986	1 041	658
HDP	580	665	445	429	420	373
DPGS	133	151	134	138	170	126
Trio	518	598	492	405	420	280
III. Absolutaufnahme:						
ATP	96 426	111 457	87 215	94 088	82 045	44 641
ADP	14 923	15 633	13 797	16 052	17 947	9 133
HDP	3 944	5 187	1 246	2 331	2 016	1 455
DPGS	21 565	23 687	18 626	24 695	26 832	11 975
Trio	1 347	1 281	1 089	1 337	1 806	1 316
IV. ATP/ADP	3,3	3,9	3,3	3,2	2,6	3,3

Durch DPNH-Zusatz in der Kontrollgruppe kann der Einfluß der Succinatbelastung auf den Erythrozytenstoffwechsel hinsichtlich der ADP-Konzentration zum Teil und hinsichtlich des ATP-Umsatzes und des ATP/ADP-Quotienten zur Gänze rückgängig gemacht werden.

Bei Schizophrenen gilt dies in gleicher Weise für die ADP-Konzentration und den ATP/ADP-Quotienten, während der ATP-Umsatz stark gehemmt wird. Dies ist ein weiterer Hinweis dafür, daß nicht nur endogen entstehendes, sondern auch exogen zugeführtes DPNH bei Schizophrenen nicht in entsprechender Weise oxydiert werden kann.

18.) Metabolitgehalte der Erythrozyten und des Plasma

Wir haben nun versucht, uns über die intrazelluläre Konzentration von Milchsäure und Brenztraubensäure Klarheit zu verschaffen. Die Versuchsanordnung wurde einleitend besprochen (Seite 75). Wir haben solche Untersuchungen vorläufig nur ohne Succinatbelastung durchgeführt, da sonst eine sofortige Verarbeitung der Blutproben nicht gewährleistet war.

Schon in vivo ergeben sich bei Schizophrenen im Erythrozythen eher niedrige Milchsäure-Konzentrationen und ein Milchsäure-Quotient, der 7fach niedriger lag als im Plasma. Bei Inkubation stieg Milchsäure bei Schizophrenen intrazellulär auf Werte an, die nun höher als im Plasma lagen.

Tabelle 38

Konzentration von Milchsäure, Brenztraubensäure und α-Ketoglutarsäure im Erythrozyten und im Plasma

	Kontrollgruppe (n = 10)				Schizophrene (n = 12)			
	Erythrozyt		Plasma		Erythrozyt		Plasma	
	vivo	vitro	vivo	vitro	vivo	vitro	vivo	vitro
MS	10,0	12,2	11,5	14,7	4,3	19,3	10,6	15,8
BTS	0,51	0,83	0,43	0,45	0,83	0,78	0,28	0,49
KGS	0,28	0,25	0,13	0,18	0,17	0,39	0,14	0,22

Milchsäure-Quotient
(Erythrozyt und Plasma)

	Erythrozyt			Plasma		
	vivo	vitro	vitro/vivo	vivo	vitro	vitro/vivo
KG	19,6	14,7	**0,75**	26,7	32,8	**1,22**
Sch.	5,2	24,7	**4,75**	37,8	32,2	**0,85**

Geringe Veränderungen sind in der Kontrollgruppe zu sehen. Es scheint so, als ob das Laktatdehydrogenase-System (das hinsichtlich der Aktivität des Plasmafermentes normal befunden wurde, siehe Seite 101) wahrscheinlich hinsichtlich der relativen Verteilung der Cofermente (DPN-ox/DPN-red.) bei Normalpersonen in einem besseren Gleichgewicht stünde als bei Schizophrenen.

Da wir aber auch in Rechnung stellen mußten, inwieweit Permeabilitätsveränderungen an diesen Veränderungen beteiligt waren, haben wir versucht, diese Frage näher zu untersuchen.

Eine generelle Permeabilitätsstörung kam schon deshalb nicht in Frage, da die intrazellulären Konzentrationen der wichtigsten Metaboliten der Glykolyse intakt waren. Auch spricht die DPGS, wie es bei Alterungsversuchen und bei der haemolytischen Anämie (867) beschrieben ist, sehr empfindlich auf Permeabilitätsstörungen im Sinne eines Konzentrations-Abfalls an, sofern es sich um eine strukturelle Störung der Membran oder sonstiger formerhaltender Strukturen handelt. Es bestand aber die Möglichkeit, daß die an der Membran strukturell gebundene ATP-ase in ihrer Aktivität verändert war.

19.) Ouabain-Hemmung

Tabelle 39

Oubain-Hemmung (3 . 10^{-5} M) *)
Schizophrene
(n = 5)

I. Konzentration:	Vor Succinat ohne Ouabain	Vor Succinat mit Ouabain	Vor Succinat Veränderung in (% v. Ausg. Wert)	Nach Succinat ohne Ouabain	Nach Succinat mit Ouabain	Nach Succinat Veränderung in (% v. Ausg. Wert)
ATP	85,8	92,7		74,3	82,9	
ADP	12,3	12,5		16,2	12,7	
HDP	5,2	14,9		8,0	5,8	
DPGS	207.—	223.—		184.—	204.—	
Pi	16,1	10,7	**—33,5**	12,9	8,9	**—31,5**
Trio	4,9	5,9		4,4	1,9	
II. Spezifische Aktivität:						
ATP	724	904	+24,9	803	892	+11,1
ADP	679	771	+13,5	682	1 029	+50,9
HDP	247	244	— 1,2	220	217	— 1,4
DPGS	109	103	— 5,5	112	94	—16,1
Trio	440	638	+45,0	449	1 189	+165,0
III. Absolutaufnahme:						
ATP	62 119	83 801	+34,9	59 663	73 947	+24,0
ADP	8 352	9 638	+15,4	11 048	13 068	+18,3
HDP	1 284	3 636	+183,0	1 760	1 259	—28,5
DPGS	22 563	22 969	+ 1,8	20 608	19 176	— 6,9
Trio	2 156	3 763	+74,5	2 416	2 259	— 6,5
IV. ATP/ADP-Quotient:						
	4,6	5,0	+0,4	3,1	4,4	+1,3

Bei Hemmung mit Ouabain (wobei in Vorversuchen die optimale Konzentration bestimmt wurde), konnte bei Schizophrenen ein 33 %iger Hemmeffekt, bei Normalpersonen nur ein 8 %iger Hemmeffekt festgestellt werden. Als Maßstab für die Größenordnung der ATP-ase-Hemmung wurde die Veränderung der Pi-Konzentration nach Ouabain herangezogen. Bei der verwendeten Versuchsanordnung dürfte es sich allerdings nur um die Ca-aktivierbare (Ca-freies Milieu, gewaschene Erythrozyten ohne Plasmazusatz) ATP-ase handeln.

Wir haben nun vergleichsweise nach der *Bücher*schen Formel die Relation DPN-ox./DPN-red. berechnet und kommen für die intrazellulären Verhältnisse bei Normalpersonen auf einen Wert von etwa 1000, bei Schizophrenen auf eine Relation von 3000 (nach Tab. 38).

Wenn man entsprechend der Ansicht von *Chance* (173) annimmt, daß die ATP-ase durch DPNH gehemmt wird, so kann man sich vorstellen, daß in

*) Gesamteinwirkungszeit des Hemmstoffes: 25 Minuten (übrige Bedingungen wie Standardserien, Seite 74)

Tabelle 40

Oubain-Hemmung (3 . 10-5 M)
Kontrollgruppe
(n = 3)

	Vor Succinat			Nach Succinat		
	ohne Ouabain	mit Ouabain	Veränderung (%)	ohne Ouabain	mit Ouabain	Veränderung (%)
I. Konzentration:						
ATP	77,5	80,5		80,0	79,5	
ADP	12,9	9,8		11,6	9,3	
HDP	3,8	4,1		4,8	4,0	
DPGS	173.—	175.—		182.—	187.—	
Pi	15,5	14,4	**— 7,1**	16,7	12,5	**—25,1**
Trio	2,8	6,0		2,5	8,1	
II. Spezifische Aktivität:						
ATP	823	884	+ 7,4	868	970	+11,8
ADP	638	878	+37,6	658	923	+40,3
HDP	248	273	+10,1	219	545	+149,0
DPGS	100	121	+21,0	105	127	+21,0
Trio	411	344	—16,3	475	380	—20,0
III. Absolutaufnahme:						
ATP	63 783	71 163	+11,6	69 444	77 115	+11,0
ADP	8 230	8 604	+ 4,5	7 633	8 584	+12,5
HDP	942	1 119	+18,8	1 051	2 180	+107,0
DPGS	17 300	21 175	+22,4	19 110	23 749	+24,3
Trio	1 151	2 064	+79,0	1 181	3 078	+159,0
IV. ATP/ADP	4,0	5,5	+1,5	4,6	5,7	+1,1

der Kontrollgruppe bei erniedrigter Relation DPN-ox./DPN-red. die ATP-ase nur in geringem Ausmaß weiter durch Ouabain gehemmt werden kann. Bei Schizophrenen mit einer dreifach höheren Relation ist dies in größerem Ausmaß möglich.

Eine Mol/Mol-Beziehung der Konzentrationsunterschiede in ATP, ADP und Pi bei Ouabain-Hemmung kann in keinem Fall hergestellt werden. Dies bedeutet, daß die durch die ATP-ase-Hemmung erhöhte Konzentration des ATP natürlich Konsequenzen auf die ablaufende Glykolyse und die Nebenschlüsse und anderen Stoffwechselabläufe hat.

a) Vor Succinatbelastung

In der Kontrollgruppe erhöht sich auch die Absolutaufnahme in ATP um etwa 10 %, in HDP und DPGS um 20 %, was in den molaren Beziehungen eine etwa gleichförmige Steigerung der Glykolyse andeuten würde. Die Triosen zeigen eine Erhöhung der Absolutaufnahme um 80 %. Die Mischfraktion (und hier vorwiegend GTP) zeigt vor Succinat bei Ouabain-Hemmung einen 20 %igen Abfall in der Absolutaufnahme.

Bei Schizophrenen erhöht sich die Absolutaufnahme im ATP um etwa 33 %, was in guter Übereinstimmung mit dem festzustellenden Hemmeffekt von Ouabain ist. Die Erhöhung im Einbau von HDP und den Triosen ist weit größer, sie liegt bei 70 bis 200 %. Die Erhöhung der Absolutaufnahme in diesen Fraktionen ist allerdings nicht von einer Erhöhung der spezifischen Aktivität dieser Fraktionen begleitet, sodaß sie nicht mit Sicherheit auf eine erhöhte Glykolyserate bezogen werden kann. In der Mischfraktion (und auch wieder vornehmlich in GTP) kommt es im Gegensatz zur Kontrollgruppe zu einer Erhöhung in der Absolutaufnahme nach Ouabain. Wieweit dies eine Beteiligung der Guanosinphosphate an Stoffwechselprozessen des Erythrozyten bei Schizophrenen anzeigt, kann noch nicht mit Sicherheit abgeschätzt werden. Eine bessere Trennung dieser Misch-Fraktion in ihre einzelnen Komponenten wäre erforderlich.

b) Nach Succinatbelastung:

Nach Succinatbelastung ist in der Kontrollgruppe vor allem die deutliche Steigerung der Absolutaufnahme in HDP und in die Triosen (auch relativ zu den Verhältnissen vor Succinat) auffällig. Da sich eine proportional ähnliche Erhöhung der Absolutaufnahme in ATP nicht zeigt, und nun auch im HDP die spezifische Aktivität eine etwa größenordnungsmäßig der Veränderung in der Absolutaufnahme gleiche Erhöhung anzeigt, muß man wohl annehmen, daß ATP in der Kontrollgruppe nach Succinatbelastung vermehrt für andere Stoffwechselprozesse verbraucht wird.

Bei Schizophrenen ist auch nach Succinatbelastung die Absolutaufnahme in ATP in etwa gleichem Ausmaß wie vor Succinat erhöht. Die Absolutaufnahmen in HDP, DPGS und in den Triosen bleiben unverändert. Die mangelnde Erhöhung der Konzentration von HDP unter ATP-ase-Hemmung nach Succinat, bei gleichbleibender spezifischer Aktivität und Absolutaufnahme, deutet wohl an, daß der nach Succinat vermehrte Einstrom in den Shunt keiner weiteren Steigerung mehr fähig ist.

Die nach Succinat, unter ATP-ase-Hemmung, fast 50 %ige Steigerung der spezifischen Aktivität von ADP bei Schizophrenen zeigt wohl neuerlich das nach Succinatbelastung veränderte Ausmaß der Myokinase-Reaktion bei Schizophrenen an.

20.) Der Einfluß erhöhter Kalium-Konzentration auf den Erythrozytenstoffwechsel

Die mangelnde Aktivierung des ATP-Einbaues in der Kontrollgruppe gegenüber einer fast 40 %igen Erhöhung bei Schizophrenen kann wohl nur im Zusammenhang mit den ATP-ase-Hemmversuchen diskutiert werden.

Da das Kalium extrazellulär zugefügt wurde, muß es erst an den Ort seiner Wirksamkeit (intrazellulär) gelangen, um einen aktivierenden Einfluß auf trans-phosphorylierende Prozesse ausüben zu können. Da nun in der Kontrollgruppe die ATP-ase, die man als Carrier-System für den Ionentransport ansieht (112, 186, 520) eher gehemmt ist, wird ein intrazellulärer Einfluß des extrazellulär zugefügten Kalium gering sein.

Tabelle 41

Intermediärer Phosphatstoffwechsel des Erythrozyten bei erhöhter Kalium-Konzentration des Inkubationsmedium
Kontrollgruppe
(n = 4)

I. Konzentration:	ATP	ADP	HDP	DPGS	Pi	Trio	Misch-Fr.
5 mVal	63,9	11,6	3,8	116.—	18,8	4,1	16,9
30 mVal	61,5	10,7	2,3	113.—	17,1	3,7	14,5
II. Spezifische Aktivität:							
5 mVal	816	757	512	135	—	529	514
30 mVal	865	774	616	151	—	777	414
Veränderung (in %)	+6	+2	+20	+12	—	+47	—19
III. Absolutaufnahme:							
5 mVal	52 142	8 781	1 946	15 660	—	2 169	8 687
30 mVal	53 198	8 282	1 417	17 063	—	2 875	6 003
Veränderung (in %)	**+2**	**—6**	**—27**	**+9**	—	**+32**	**—34**

Tabelle 42

Intermediärer Phosphatstoffwechsel des Erythrozyten bei erhöhter Kalium-Konzentration des Inkubationsmedium
Schizophrene
(n = 4)

I. Konzentration:	ATP	ADP	HDP	DPGS	Pi	Trio	Misch-Fr.
5 mVal	76,5	13,2	3,2	161.—	13,2	4,1	14,5
30 mVal	75,2	11,6	3,1	167.—	14,0	3,5	13,2
II. Spezifische Aktivität:							
5 mVal	744	637	359	119	—	415	474
30 mVal	1 105	1 080	411	175	—	633	637
Veränderung (in %)	+48	+69	+14	+47	—	+52	+34
III. Absolutaufnahme:							
5 mVal	56 916	8 408	1 149	19 159	—	1 702	6 873
30 mVal	83 096	12 528	1 274	29 225	—	2 216	8 408
Veränderung (in %)	**+46**	**+49**	**+11**	**+53**	—	**+30**	**+22**

Daß die Triosen in der Kontrollgruppe eine 32 %ige Erhöhung im Einbau aufweisen, mag vielleicht daher kommen, daß die Phosphor-Glycerinaldehyd-Dehydrogenase an der Zellmembram des Erythrozyten zur Reaktion kommt.

21.) Statistische Auswertung der Stoffwechselabweichungen in den psychiatrischen Diagnosegruppen

Die Gegenüberstellung der statistischen Signifikanz der einzelnen erhobenen Stoffwechselabweichungen in den Diagnosegruppen sollte nun als letztes zeigen, in welcher Richtung weitere Versuche von Bedeutung zur Umgrenzung und näheren Spezifizierung des wahrscheinlichen Stoffwechseldefektes liegen könnten.

Solange wir nämlich nicht in der Lage sind, einen metabolischen Defekt in einem Enzym oder einem Enzym-System mit Sicherheit nachzuweisen, solange müssen wir auf solchem Weg versuchen, die weitere Stoffwechselforschung rationeller zu gestalten.

Tabelle 43

Statistische Signifikanzen der Abweichungen des Erythrozyten-Stoffwechsels zwischen den einzelnen Diagnosengruppen

	Δ ADP Konz.	Δ $\frac{ATP}{ADP}$	$\frac{ATP}{ADP}$ (vor Succ.)	MSQ Vollbl. $\frac{vitro}{vivo}$	MSQ Ery $\frac{vitro}{vivo}$
KG vs. Sch.	0,001	0,001	0,001	0,001	0,0025
KG vs. Leg. Ps.	0,001	0,001	0,001	—	—
KG vs. Depression	n. s.	n. s.	0,01	—	—
Sch. vs. Depression	0,005	0,005	n. s.	—	—
Sch. vs. Leg. Ps.	n. s.	0,01	n. s.	—	—
Depression vs. Leg. Ps.	0,01	0,01	n. s.	—	—

Δ ADP-Konzentration = Veränderung (vor und nach Succinatbelastung) in den Inkubationsansätzen.
Δ ATP/ADP = Veränderung (vor und nach Succinatbelastung) in den Inkubationsansätzen.
ATP/ADP = Quotient vor Succinatbelastung (Inkubation).
MSQ (Vollbl. und Ery) = Relation der Milchsäure-Quotienten (vitro/vivo) im Vollblut und im Erythrozyten.

Es läßt sich die Kontrollgruppe den Schizophrenen gegenüber in allen angeführten Punkten statistisch abgrenzen. Dasselbe gilt für Gegenüberstellung: Kontrollgruppe versus Legierungspsychose.

Die Kontrollgruppe läßt sich bis auf eine schwache Signifikanz im Ausgangswert des ATP/ADP-Quotienten nicht von der Gruppe der Depressionen differenzieren, was ja zu beweisen war. Ebenso steht es mit der Gegenüberstellung — Schizophrenie versus Legierungspsychose —, mit Ausnahme des Ausmaßes, nicht der Richtung der Veränderung im ATP/ADP-Quotienten, was ebenfalls einen wichtigen Hinweis auf manche klinische und vielleicht auch genetische Probleme bei weiterer Bestätigung dieser Befunde ergeben könnte.

22.) *Das Verhalten der Phosphor-Fraktionen des Erythrozyten im zeitlichen Ablauf der Inkubation*

Alle diese Versuche wurden auch deshalb angestellt, um sich darüber klar zu werden, welche Stoffwechselvorgänge während einer 25-minütigen Inkubation vor sich gehen.

Wenn man die Verhältnisse in vivo als Ausgangslage für die Inkubation annimmt und die Werte der Inkubationsansätze als Endpunkt (siehe Tabellen 6—8, 18), so muß die Stoffwechselregulation des Erythrozyten bei Schizophrenen in dieser Zeit einer deutlichen Umstellung unterliegen. Erythrozyten von Normalpersonen lassen wenigstens bezüglich der Regulation durch das PN-System keine wesentlichen Umstellungen erkennen. Das heißt aber mit anderen Worten, daß bei Schizophrenen eventuell das in der Glykolyse gebildete DPNH nicht weiterverwendet werden kann, sobald eine gewisse Milchsäurekonzentration erreicht ist, während die Glykolyse bei Normalpersonen weiterläuft, ohne daß die Gesamt-Milchsäure-Konzentration im Erythrozyten und im Plasma wesentlich ansteigt.

Wir haben nun den zeitlichen Ablauf der Inkubation verfolgt und sahen tatsächlich die vermuteten Verhältnisse bestätigt.

In einer Zeitkurve des 15-minütigen Inkubationsverlaufes wurden nun die Verhältnisse der P-32-Inkorporation in die einzelnen untersuchten Fraktionen zusammengefaßt dargestellt.

Es handelt sich um die spezifische Aktivität und Absolutaufnahme von P-32-Orthophosphat, die im allgemeinen einen guten Hinweis auf die Stoffwechselaktivität und den Umsatz der phosphorylierten Intermediärprodukte des Erythrozyten ergeben. Der Endwert der Inkubation (10 Minuten Temperaturausgleich und 15 Minuten Inkubation nach Zusatz von P-32-Orthophosphat) wurde mit 100 % festgelegt und die einzelnen Werte der Zeitkurve dementsprechend in Prozenten vom Endwert der jeweiligen Fraktion ausgedrückt. Es ergibt sich damit natürlich kein Absolutwert für die einzelnen Fraktionen, aber ein Einblick in die in der Glykolyse und anderen Stoffwechselprozessen im Erythrozyten bestehenden Beziehungen der einzelnen Fraktionen zueinander.

a) „Normalfall“ vor Succinatbelastung:

Die Glykolyse, dargestellt an der Absolutaufnahme in HDP, Triosen DPGS, scheint innerhalb der 15-minütigen Inkubation praktisch mit gleichförmiger Geschwindigkeit abzulaufen.

Die Kurve für die Absolutaufnahme in ADP folgt im wesentlichen der „Glykolysekurve“.

Die Kurve für die P-32-Inkorporation in ATP läßt bereits nach fünf Minuten einen andersartigen Verlauf erkennen, sie liegt deutlich meßbar unter den anderen.

Die Kurve der Misch-Fraktion (vornehmlich Guanosinphosphate) folgt der ATP-Kurve weitgehend (nicht dargestellt).

Abb. 6 Kontrollgruppe (vor Succinat)

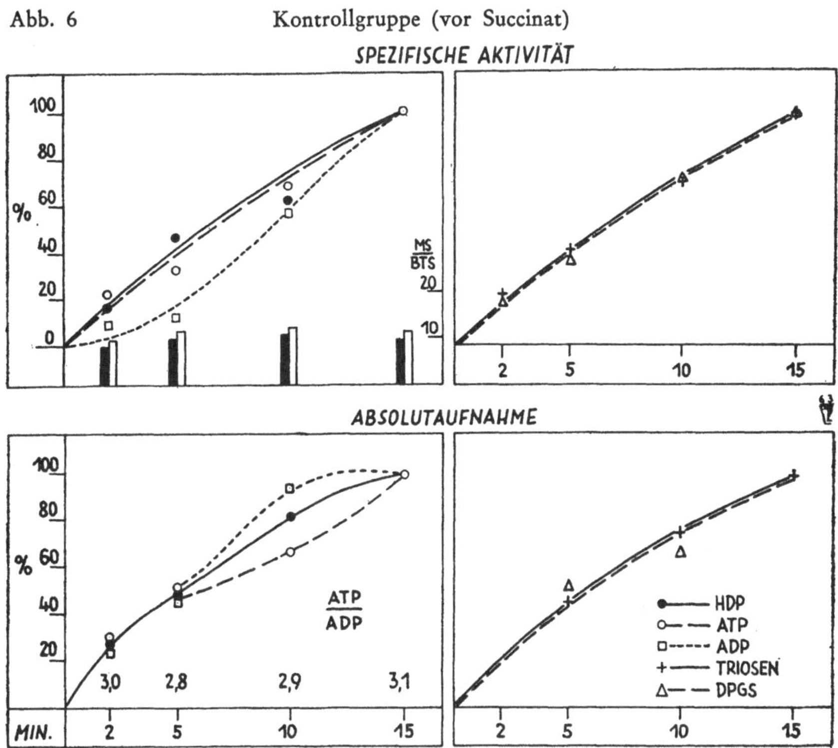

Die Dissoziation der beiden Kurven (ATP und ADP) könnte wohl nur so erklärt werden, daß die Myokinasereaktion in Richtung einer ADP-Bereitstellung abläuft. Dies wäre bei kontinuierlich ablaufender Glykolyse durchaus verständlich, da dann die ADP-Konzentration ein limitierender Faktor für die ATP-bildende Stufen der Glykolyse (Phospho-glycerinsäure-kinase und Phospho-brenztraubensäure-kinase) werden könnte.

Es scheint dieser kompensatorische Mechanismus der Myokinase-Reaktion bei der Inkubation vor Succinatbelastung auch durchaus ausreichend zu funktionieren, wie die gleichmäßig ablaufende Glykolyse, aber auch der unveränderte ATP/ADP-Quotient anzeigt. Die ATP-ase-Reaktion ist nach Tab. 40 sehr gering.

b) „Normalfall“ nach Succinatbelastung:

Erstens ist der Gradient der „Glykolysekurve“ in den ersten 10 Minuten der Inkubation wesentlich steiler als vor Succinatbelastung (dargestellt an der spez. A. von HDP). Es dürfte also die Glykolyse sehr viel rascher ablaufen als vor Succinatbelastung.

Nun folgt nach Succinatbelastung die Kurve der Inkorporation in ATP der „Glykolysekurve“, währen ADP schon nach 2 Minuten stark darunter

Abb. 7 Kontrollgruppe (nach Succinat)

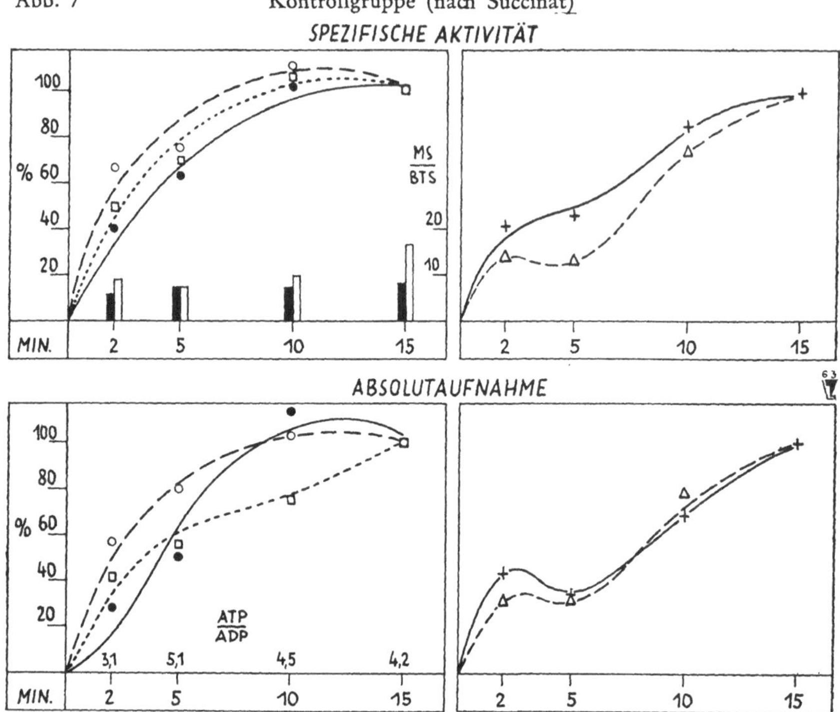

zu liegen kommt. Dabei sei zur Erklärung dieses Befundes an die Werte für die ATP-ase-Reaktion (Tab. 39, 40) erinnert, die für die Kontrollgruppe nach Succinatbelastung 25 % ausmacht. Wenn man annimmt, daß die ATP-ase-Reaktion im Verlauf der Glykolyse durch das gebildete DPNH mehr und mehr gehemmt wird, muß sie am Beginn der Inkubation wohl noch höhere Aktivitäten aufgewiesen haben. Dieser Faktor ist hier wohl für die Dissoziation der beiden Kurven (ATP und ADP) ausschlaggebend.

Sehr auffällig ist die Kurve des Einbaues in die Triosen. Schon nach zwei Minuten folgt sie nicht mehr der „Glykolysekurve". Wir haben diesen Effekt schon auf Seite 80 darauf zurückzuführen geglaubt, daß diese Fraktion mit unmarkierten Triosen verdünnt wird, die möglicherweise aus dem Fettstoffwechsel stammen.

Auch die DPGS ist im Kurvenbild nach Succinatbelastung den Triosen angenähert (Absolutaufnahme).

Die Misch-Fraktion (vornehmlich Guanosinphosphate) zeigt einen der „Glykolysekurve" angenäherten Verlauf.

Der ATP/ADP-Quotient steigt zunächst stark an, um dann wieder abzufallen. Diese Werte dürften in erster Linie auf die zuerst rascher und später langsamer ablaufende Glykolyse zurückzuführen sein.

Vergleicht man die ATP/ADP-Quotienten in der 2. Minute der Inkubation vor und nach Succinatbelastung miteinander, so ergibt sich nach Succinat ein

Anstieg von 2,6 auf 5,1 (also um 2,5). In den ersten Phasen der Inkubation dürften also die Veränderungen des ATP/ADP-Quotienten noch deutlicher als am Ende der Inkubation zu fassen sein.

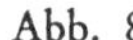
Abb. 8 Schizophrene (vor Succinat)

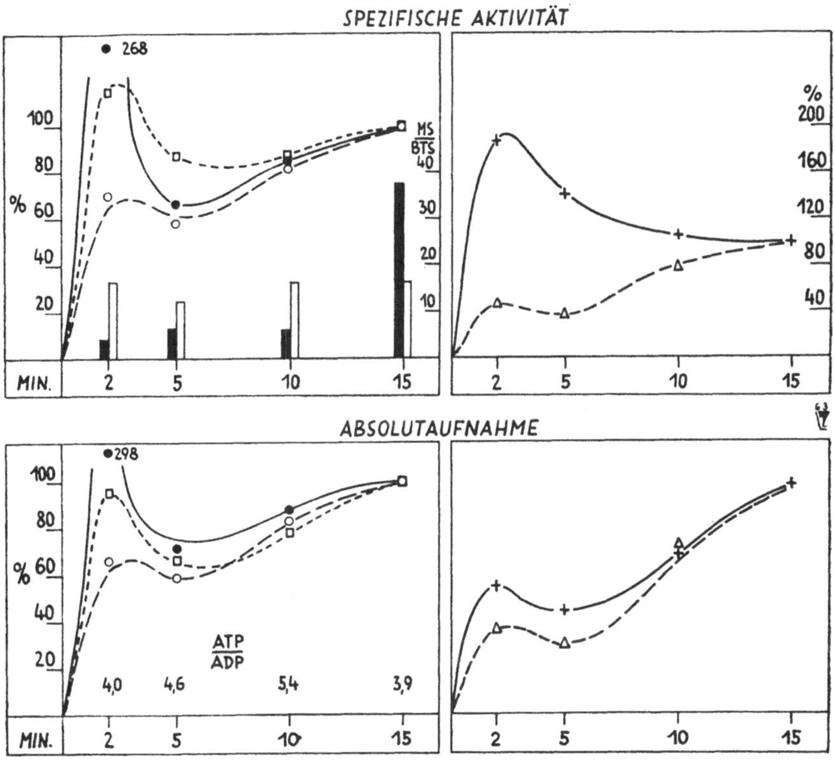

c) Schizophrene vor Succinatbelastung

Die Beurteilung des Glykolyseablaufes während der Inkubation, gemessen am Gradienten der spezifischen Aktivität von HDP, zeigt eine mehrfache Änderung der Stoffwechselregulation an.

In den ersten zwei Minuten der Inkubation ist der Gradient für HDP, aber auch für die Triosen und ATP sehr steil.

Danach fällt die Kurve für HDP steil ab und erst in der 5. Minute tritt bis zum Ende der Inkubation eine schwache Erhöhung ein.

Die „Dissoziation der Triosen und DPGS“ ist vor allem für die spezifischen Aktivitäten von Anfang an ausgeprägt. Wir würden die „Dissoziation“ der beiden Kurven folgendermaßen erklären:

Der im Anfangsteil der Inkubation P-32 markierte Phosphor-glycerinaldehyd bleibt bei gehemmter Glykolyse liegen und wird zum überwiegenden

Teil über den HMP-Shunt umgesetzt. Dadurch kann DPGS nicht markiert werden, was sich im Abfall der spezifischen Aktivität ausdrücken muß. Ab der 5. Minute müßte aber der HMP-Shunt zunehmend gehemmt werden, da sich die Kurven der Triosen und der DPGS zu nähern beginnen. Auch der gleichmäßige Gradient für HDP, ATP und ADP in diesem Zeitabschnitt spricht für eine langsam ablaufende Glykolyse bei jetzt praktisch gehemmten Einstrom in den HMP-Shunt.

Den Abfall der P-32-Inkorporation zwischen der 2. und 5. Minute der Inkubation muß man dann so erklären. Bei gehemmter Glykolyse und noch deutlichem Einstrom in den HMP-Shunt muß ein Mißverhältnis zwischen den ATP-verbrauchenden und ATP-bildenden Stoffwechselprozessen bestehen. Denn die Hexokinase verbraucht ATP (zur Bildung von Glukose-6-phosphat als Ausgangsprodukt des HMP-Shunts), ohne daß bei gehemmter Glykolyse ATP-Bildung erfolgen kann. Auch wenn nur ein relatives Mißverhältnis zwischen diesen beiden Stoffwechselwegen im Erythrozyten bestünde, müßte es zu einer Abnahme der P-32-Aktivität in ATP kommen, da natürlich die endogenen Stoffwechselbedürfnisse an sich zu einer Verminderung der meßbaren Aktivität von ATP führen müssen.

Abb. 9 Schizophrene (nach Succinat)

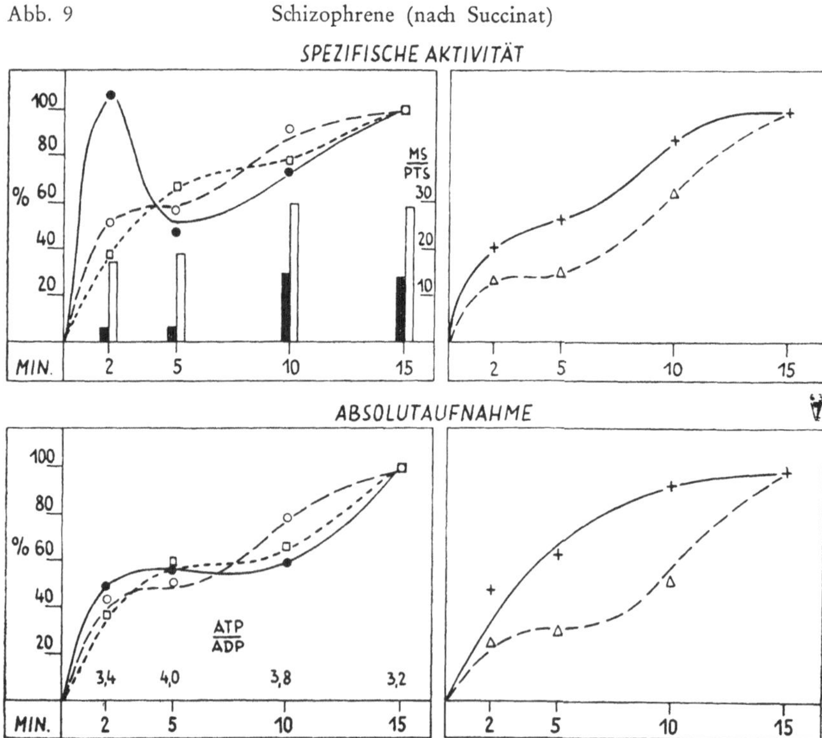

Die Dismutationsreaktion der Myokinase dürfte im ersten Teil der Inkubation (abgelesen am Gradienten der spezifischen Aktivität von ADP) eher in Richtung zur ADP-Bereitstellung, im letzten Teil der Inkubation eher in Richtung der ATP-Bildung verlaufen.

Die Kurve der Misch-Fraktion folgt auch bei diesem ungewöhnlichen Verlauf der Inkubation dem ATP, der Gradient der Misch-Fraktion ist sogar höher als für ATP.

Der MS/BTS-Quotient, der anfänglich intrazellulär niedrig liegt, erhöht sich in den letzten 5 Minuten der Inkubation stark, während der MS/BTS-Quotient des Plasma keine stärkere Erhöhung als im Beginn der Inkubation erkennen läßt.

Der ATP/ADP-Quotient steigt im Verlauf der Inkubation stark an, um am Ende etwa seinen Ausgangswert wieder zu erreichen.

Es unterliegt jedenfalls der Stoffwechsel des Erythrozyten bei Schizophrenen vor Succinat während der Inkubation im Gegensatz zur Kontrollgruppe einer deutlichen und mehrfachen Umstellung. Dies wurde schon in der Gegenüberstellung der Stoffwechselverhältnisse in vivo und in vitro (Seite 88) betont. Die zeitlichen Verlaufskurven der Inkubation geben dafür eine neuerliche Bestätigung.

d) Schizophrene nach Succinatbelastung:

Der Gradient der Kurven im Anfangsteil der Inkubation erscheint etwas weniger steil wie vor Succinat. Die Glykolyse wird im weiteren Verlauf der Inkubation zwar ebenfalls bald gehemmt, läuft aber bald wieder (vor allem gemessen an der spezifischen Aktivität der Triosen) nahezu mit gleichem Gradienten weiter.

Die „Dissoziation“ von Triosen und DPGS würden wir wie oben so erklären, daß auch der Einstrom in den HMP-Shunt, allerdings gegenüber den Bedingungen vor Succinat vermindert, erfolgt.

Der MS/BTS-Quotient intrazellulär weist im Verlauf der Inkubation eine eher absinkende Tendenz auf, um erst am Ende sehr deutlich über den Ausgangswert anzusteigen.

Wir möchten darauf hinweisen, daß die Kurve für HDP und die Triosen auch in dem Anteil der Inkubation, in dem man (gemessen an der spezifischen Aktivität von HDP) ein deutliches Überwiegen der Glykolyse annehmen muß, nicht einander folgen. Die Kurve der Triosen liegt, genau wie in der Kontrollgruppe nach Succinat, unter der Kurve für HDP.

Eine Erklärung, warum nach Succinatbelastung bei Schizophrenen keine deutliche Hemmung der Glykolyse durch gebildetes DPNH oder in geringerem Ausmaß erfolgt, muß im Gesamtzusammenhang aller erhobener Befunde diskutiert werden.

Diese Erklärung hängt nämlich mit dem indirekten Einfluß des zugeführten Succinats auf den Erythrozytenstoffwechsel im allgemeinen und mit den Verschiedenheiten des Erythrozytenstoffwechsels bei Normalpersonen und Schizophrenen im besonderen zusammen.

E) DISKUSSION DER ERGEBNISSE

Der Ausgangspunkt für die mitgeteilten Untersuchungen war eine Beobachtung aus dem Jahre 1955 (*Arnold & Hofmann*, 47).

Wir konnten damals feststellen, daß bei schizophrenen Patienten ein verminderter Einbau zugeführten Succinates in das Gewebe erfolgt. In der Folgezeit haben wir uns mit der Frage der energiereichen Phosphate im Blut bzw. im Erythrozyten beschäftigt. Wir hatten angenommen, daß sich die Einbaustörung von Succinat in das Gewebe auch im Stoffwechsel der energiereichen Phosphate im Blut wiederspiegeln müsse.

Wie schon vor uns die Gruppe um *Frohmann & Gottlieb* (302—304) haben wir aus guten Gründen Blut als Material unserer Untersuchungen verwendet. Wir sind uns zwar der Tatsache, daß der Erythrozytenstoffwechsel einige wesentliche Stoffwechselzyklen im Gegensatz zu anderen Geweben vermissen läßt, wohl bewußt. Blut als Untersuchungsmaterial bietet allerdings in anderer Hinsicht gegenüber der Entnahme von Geweben bei Menschen oder gar Untersuchungen an autoptischem Material wesentliche Vorteile. Die Belastung der Probanden ist gering, wodurch erst größere Serienuntersuchungen möglich werden.

Die Veränderungen des Erythrozytenstoffwechsels unter Inkubationsbedingungen sind zum Teil bekannt, die Abweichungen vom physiologischen Zustand im Verlauf der Inkubation sind höchstwahrscheinlich gegenüber anderen Geweben für den „Normalstoffwechsel" zu vernachlässigen. Die in den Erythrozyten vorhandenen Stoffwechselabläufe sind damit unter Einhaltung bestimmter Kautelen gut und einfach untersuchbar.

Wenn man sich also der Tatsache bewußt bleibt, daß im Erythrozyten die Glykolyse mit allen Fermenten, Co-Fermenten und gewissen Nebenschlüssen wie in anderen Organen (auch im Gehirn) ausgebildet ist, das Fehlen der oxydativen Phosphorylierung, des Zitronensäurezyklus, der Atmungskette freilich im Erythrozyten besondere Verhältnisse schafft, so bleibt doch die Glykolyse und bestimmte Anteile des Haushaltes der energiereichen Phosphate der Untersuchung zugänglich.

Es ist außerdem bekannt, daß im Erythrozyten der HMP-Shunt beschritten werden kann, daß wahrscheinlich Fettsäuresynthese, sicherlich Acethylcholinsynthese stattfindet und auch der Aminosäurestoffwechsel zur Strukturerhaltung und in seiner Beziehung zu Redoxsystemen eine Rolle spielt.

Wahrscheinlich ist auch der Weg der Resynthese über „malic enzyme" und Utter-Kurahashi-Reaktion zur Umgehung des energiefordernden Schrittes der Phosphor-Brenztraubensäure-Bildung im Erythrozyten möglich. Zumindestens wurden die daran beteiligten Fermente im Erythrozyten nachgewiesen.

Im Gegensatz dazu dürfte der Glycerophosphatzyklus im Erythrozyten nicht funktionstüchtig sein.

Daß also das Gewebe des Erythrozyten eine ganz bestimmte und wohl definierte Verschiedenheit zu anderen Geweben besitzt, hat nur dann Nachteile, wenn man bei der Bewertung der erhobenen Befunde die Eigenheit des betreffenden Gewebes unberücksichtigt läßt. Dies ist aber auch in vielen Stoffwechselaspekten für das Gehirn, die Leber und den Muskel der Fall.

Auf die eigentliche Funktion des Erythrozyten, die Sauerstoffübertragung und -Bindung soll hier nicht näher eingegangen werden, da sie durch unsere Untersuchungen nicht berührt wird.

Die Untersuchungen der amerikanischen Forschergruppen befaßten sich in der letzten Zeit, wahrscheinlich durch die neueren Intoxikationstheorien von *Heath* (396), *Hoffer* (445) etc. beeinflußt, mehr mit dem Einfluß des Serums oder Plasmas auf den Normalstoffwechsel menschlicher oder Vogel-Erythrozyten. Dabei ergab sich eine Beeinflussung des Erythrozytenstoffwechsels durch zugesetztes Serum von Schizophrenen vor allem auf die Schaltstelle der Glykolyse zum HMP-Shunt. Es fanden sich aber im Rahmen dieser Untersuchungen auch Hinweise auf eine Störung in den wasserstoffübertragenden Systemen, den PN-Systemen. Eine exakte Grundlage für diese Annahme ist aber bis jetzt nicht geschaffen worden. Die genannten Untersuchungen von *Frohmann,* zusammen mit Bestimmungen des Milchsäurequotienten vor und nach Insulinbelastung, dienten diesen Autoren zur Ausarbeitung eines diagnostischen Tests für die Gruppe der Schizophrenen. (304)

In der Diskussion der Ergebnisse der eigenen Untersuchungen muß man nun wohl so vorgehen, daß nach einer summarischen Erwähnung der Resultate anderer Arbeitsgruppen (nähere Besprechung auf Seite 65) diejenigen Befunde, die ohne und mit Belastung eine Signifikanz zwischen Schizophrenen und Normalpersonen hatten, zusammengestellt werden.

Schizophrene haben gegenüber der Kontrollgruppe

A) Ohne Belastung (nach Inkubation)

1.) erhöhten ATP/ADP-Quotienten
2.) erniedrigte Konzentration von ADP
3.) erhöhte Konzentration von HDP
4.) erniedrigte Konzentration von Pi (intrazellulär)
5.) erniedrigte Absolutaufnahme (von P-32-Orthophosphat) in ADP

B) Unter Succinatbelastung (nach Inkubation)

6.) Erhöhung der ADP-Konzentration (Erniedrigung in der KG)
7.) Erniedrigung des ATP/ADP-Quotienten (Erhöhung in der KG)
8.) unveränderte spezifische Aktivität von ATP (Erhöhung in der KG)
9.) erniedrigte spezifische Aktivität von HDP (Erhöhung in der KG)
10.) unveränderte Absolutaufnahme in ATP (Erhöhung in der KG)
11.) erhöhte Absolutaufnahme in ADP*) (Verminderung in der KG)

Die direkte Bestimmung von ATP im Erythrozyten schizophrener Patienten und von Normalpersonen (ohne Inkubation) vor und nach Succinatbelastung hatte nun unsere früheren Ergebnisse bestätigt. Normalpersonen zeigten nach Succinat eine deutliche Erhöhung von ATP, während Schizophrene diese Erhöhung vermissen ließen.

Diese Untersuchungen bestätigen erstens die von *Frohmann* et al. (372) mitgeteilten Befunde einer Störung in der Bildung energiereicher Phosphate im Blut, sie gaben uns aber auch die Gewähr, daß unsere ersten Untersuchungen,

*) Die Werte unter 11.) ausgedrückt in Rel. % der Absolutaufnahme in ATP hoch signifikant.

die mit Hilfe einer Säurehydrolyse nur eine grobe Fraktionierung der phosphathältigen Intermediärprodukte des Blutes erreichen konnten, sich tatsächlich in ihrer Differenz (Schizophrene versus Normalpersonen) auf eine Veränderung in der ATP-Konzentration des Erythrozyten beziehen ließen.

Da jedoch die stationäre Konzentration allein kein sehr verläßliches Maß für die Bewertung eines Stoffwechselablaufes ist, haben wir dann mit einer besseren Methode und unter Heranziehung von Isotopen versucht, einen näheren Einblick in den intermediären Kohlehydratstoffwechsel des Erythrozyten zu gewinnen. Die Bestimmung der spezifischen Aktivität und der Absolutaufnahme von P-32-Orthophosphat in einzelne, mit einer zweidimensionalen Papierchromatographie nun eindeutig zu trennende Fraktionen, gestattete detaillierte Aussagen über den Anteil der betreffenden Intermediärprodukte am Gesamtstoffwechsel. Unter solchen methodischen Bedingungen kann man sogar einen genaueren Einblick in bestimmte Regulationen des Kohlehydratstoffwechsels an Verzweigungspunkten zu Nebenschlüssen der Glykolyse gewinnen.

Es muß sich nun die weitere Diskussion in erster Linie um jenen Stoffwechselbefund abwickeln, der zwischen einer Gruppe von Schizophrenen und von Normalpersonen nicht nur eine hohe statistische Signifikanz unter Belastungsbedingungen mit Succinat ergibt. Es ist darauf hinzuweisen, daß die Erhöhung der Konzentration von ADP im Erythrozyten Schizophrener nach Succinatbelastung sich in jedem Einzelfall lückenlos in einer unausgewählten Serie von 30 schizophrenen Patienten nachweisen ließ. Die Kontrollgruppe ergibt, bei 3 Gegenfällen, nach Succinatbelastung eine Erniedrigung der ADP-Konzentration.

Wir haben zunächst diesen Befund wie *Arnold* schon 1954 (43) als eine Störung in der Bilanz der Phosphat-Akzeptoren und -Donatoren bewertet. Dies bedeutet etwa, daß die ADP-Konzentration für die ablaufende Glykolyse und für die an ATP-Bildung und -Verbrauch beteiligten Fermentreaktionen einen limitierenden Faktor darstellen müßte. Warum dies aber bei Schizophrenen und Normalpersonen in verschiedenem Ausmaß der Fall ist, darüber konnte man sich keine genaueren Vorstellungen machen.

Nun zeigen noch dazu die „Umsatzbestimmungen", soweit sie sich aus der P-32-Inkorporation erschließen lassen, für den Stoffwechsel des Erythrozyten ohne Belastung (Tab. 7, 8) nur im Einbau in ADP einen Unterschied zu Schizophrenen. Dies war auch schon von *Boszormenyi* (117) und später von *Frohmann* (372) mitgeteilt worden.

Dies könnte zunächst einmal ganz, wie es *Frohmann* (299a) und *Orström* (680) getan haben, als eine Störung in der Bildung energiereicher Phosphate auf Grund einer verändert ablaufenden Glykolyse interpretiert werden. Die Schwierigkeit einer Erklärung bestand jedoch darin, daß die untersuchten Fermente der Glykolyse (Hexokinase, Enolase, Brenztraubensäure- und P-Glycerinsäurekinase) in ihrer Aktivität in Erythrozyten von Schizophrenen normal befunden wurden. Auch die Angabe von *Boszormenyi* (116) über die verminderte Aktivität der Phosphorglycerinaldehyd-Dehydrogenase bei Schizophrenen muß heute stark bezweifelt werden. Dies wäre schon deshalb nicht möglich, da im unbelasteten Zustand die Phosphoraufnahme in den Erythrozyten, die ja an diese Fermentreaktion gebunden ist, keine Unterschiede zu Normalpersonen aufweist.

Eine Beteiligung der kombinierten ATP-ase-, Myokinase-Reaktion an der Konzentrationsveränderung von ADP dürfte wohl wahrscheinlich sein. Das Ausmaß dieser Reaktionen, die man als sogenannte Notfallsreaktionen oder Gegenregulationen auf Veränderungen der Stoffwechselbedingungen ansehen muß, reichte allein zur Erklärung der erhobenen Befunde nicht aus. Wir vermuten eigentlich im Gegenteil, daß die Myokinase-Reaktion in der Kontrollgruppe nach Succinatbelastung (gemessen an der relativ zu ATP stärkeren Erhöhung der spezifischen Aktivität nach Belastung) sich eher im Sinne der ADP-Bereitstellung auswirkt. Sie hat damit einen zur ADP-Erniedrigung bei Normalpersonen nach Succinat konträren Effekt, sie muß daher als ein gegenregulatorischer Mechanismus zur Aufrechterhaltung einer für die Glykolyse unentbehrlichen Mindest-Konzentration von ADP angesehen werden.

In der Gruppe der Schizophrenen ist ein Einfluß der Myokinase auf die Konzentrationsveränderung von ADP (wieder beurteilt an der spezifischen Aktivität von ADP in Relation zu ATP) nicht mit Sicherheit, zumindest in weit geringerem Ausmaß als in der Kontrollgruppe nachweisbar.

Zur Erklärung dieser Gedankengänge diene folgende Überlegung: Eine Markierung von ADP mit P-32 kann überhaupt nur, genau so wie die Markierung der Beta-Position von ATP über die Myokinase, nicht jedoch über die ATP-ase erfolgen. Bei der Myokinase-Reaktion kommt es entsprechend der Formel: $APPP^{32} + AP \rightleftarrows APP^{32} + APP$ zu einer zunehmenden Erhöhung der spezifischen Aktivität von ADP. Dabei sei die radioaktive Markierung in AMP und in der Alpha-Position von ATP entsprechend der gegenüber den anderen Positionen von ATP sehr geringen spezifischen Aktivität vernachlässigt.

Auch die ATP-ase-Reaktion, über deren Ausmaß wir uns durch Ouabain-Hemmversuche ein Bild gewinnen konnten (Tab. 39, 40), kann nicht zur Erklärung der ADP-Konzentrationsänderung in der Kontrollgruppe nach Succinat ausreichend sein. Die ATP-ase, die noch von *Boszormenyi* (116) als inaktiv in Erythrozyten bezeichnet wurde, läßt sich in der Kontrollgruppe vor Belastung zu 8 % und nach Belastung zu 25 % mit optimalen Ouabain-Konzentrationen hemmen. Dies bedeutet aber, daß die ATP-ase Aktivität nach Succinat in der Kontrollgruppe höher sein müßte. Damit ist auch das Endergebnis der ATP-ase-Reaktion (ADP-Bereitstellung) den Veränderungen der ADP-Konzentration nach Succinat genau entgegengerichtet. So muß auch diese Reaktion als Gegenregulation aufgefaßt werden. Bei Schizophrenen erscheint die ATP-ase höher aktiv als in der Kontrollgruppe zu sein. Ein Hemmeffekt von 33 % konnte mit Ouabain festgestellt werden. Nach Succinat ist die ATP-ase bei Schizophrenen unverändert zu 33 % hemmbar. Aus der Gegenüberstellung der beiden Werte ist somit die Konzentrationserhöhung von ADP bei Schizophrenen nach Belastung ebenfalls nicht erklärlich.

Sicherlich sind wir uns der Tatsache bewußt, daß wir mit Ouabain in Calcium-freiem Inkubationsmedium wahrscheinlich nur die Ca-aktivierbare ATP-ase gehemmt haben. Wir können auch vorläufig mitteilen, daß bei kombinierter Hemmung mit Ouabain und Versen noch eine weitere, allerdings geringe Hemmung der ATP-ase, gemessen an der Erniedrigung von Pi, zu erzielen ist.

Als weitere Stoffwechselabweichung bei Schizophrenen ist der schon von *Frohmann* et al. (304) beschriebene vermehrte Einstrom in den HMP-Shunt nach Belastung zu diskutieren. Unsere eigenen Ergebnisse (Tab. 10—13) ergeben bei Schizophrenen nach Succinatbelastung deutliche Hinweise auf einen vermehrt beschrittenen Warburg-Christian-Horrecker-Weg. Die Erniedrigung der spezifischen Aktivität bei gleichzeitiger Erhöhung der stationären Konzentration von HDP nach Succinat bei Schizophrenen kann wohl nur auf diese Weise gedeutet werden. Dazu kommt wahrscheinlich noch eine Verdünnung mit unmarkierten Substanzen.

Dabei konnten wir in dieser Hinsicht einen starken Einfluß der Phenothiazin-Therapie bei Schizophrenen feststellen. Unter Chlorprothixen-Therapie scheint eine Hemmung des Einstroms in den HMP-Shunt nach Belastung besonders deutlich (Tab. 19—22). Ohne Belastung hatten *Caver* und *Roesky* (165) diesen Effekt ebenfalls an Erythrozyten feststellen können.

Damit konnte ein weiterer Stoffwechseleffekt der Phenothiazine, neben ihrem Einfluß auf elektronenübertragende Systeme (816), Glukoseaufnahme (748), ACTH-Sekretion (538), ATP-ase und Atmungskettenphosphorylierung (205), Indolstoffwechsel (136), Gehirnstoffwechsel (128), Mitochondrienstruktur (1) aufgezeigt werden, während noch *Altschule* (19) keine Stoffwechseleffekte von Chlorpromazin nachweisen konnte. Dazu noch (3, 72, 128, 204, 469, 556, 741, 756, 826).

Die Bedeutung der Blockierung des Einstroms in den HMP-Shunt unter Phenothiazinderivaten liegt klar auf der Hand. Es bedeutet, daß unter Belastungssituationen allgemeiner Art die energieliefernden Prozesse nicht gehemmt werden und die Bildung energiereicher Phosphate in ausreichendem Verhältnis zu den Erfordernissen der Belastung stehen kann.

Da immer wieder ein Einfluß des Plasmas auf die Verzweigung des Erythrozytenstoffwechsels zum HMP-Shunt behauptet (300, 304), sogar das Alpha-Globulin für diesen Effekt verantwortlich gemacht wurde (303), haben wir versucht, dieses Problem auch unter Berücksichtigung der Stoffwechselverhältnisse vor Belastung (was uns wichtig erschien) näher zu untersuchen (Tab. 30).

Schon vor Belastung mit Succinat ließ sich in der Kontrollgruppe ein deutlicher Einfluß des Plasmas nachweisen. Plasma scheint in der Kontrollgruppe einen eher hemmenden Einfluß auf die Glykolyse auszuüben, was aus der gleichmäßigen Steigerung in der Absolutaufnahme, aber auch der Erhöhung der spezifischen Aktivität von ATP, HDP und den Triosen ohne Plasma ersichtlich ist. Nach Succinatbelastung ist ein solcher Effekt des Plasmazusatzes in der Kontrollgruppe nicht mehr ersichtlich.

Wahrscheinlich spielt hiebei die ohne Plasmazusatz erhöhte Möglichkeit des Austritts von Milchsäure in die Extrazellulärflüssigkeit gegen einen niedrigen Konzentrationsgradienten eine Rolle.

Bei Schizophrenen ist ein Einfluß von Plasma auf die spezifische Aktivität von ATP in geringem Ausmaß, auf die Absolutaufnahme in ATP weder vor noch nach Succinatbelastung nachzuweisen. Die Erhöhung der spezifischen

Aktivität und der Absolutaufnahme von HDP ohne Plasma ist jedoch sehr deutlich.

Man kann also einen Einfluß von Plasma durchaus nicht nur bei Schizophrenen nachweisen. Es ist zwar auch bei Schizophrenen nach Belastung ein deutlicher Effekt von Plasmazugabe auf die Schaltung zum HMP-Shunt (90 % Erhöhung der Absolutaufnahme in HDP gegenüber 33 % vor Belastung bei korrespondierender Erhöhung der spezifischen Aktivitäten) vorhanden.

Der „korrigierende Einfluß“ der Plasmazugabe zum Inkubationsmedium auf den ATP-Umsatz ist aber vor allem in der Kontrollgruppe vor Belastung auffällig.

So läßt sich auch die Umkehrung der Veränderungen der ADP-Konzentration in der Kontrollgruppe ohne Plasmazusatz (Veränderung nach Succinat, mit Plasma: — 2,8, ohne Plasma: + 1,6, siehe Tab. 30) erklären. Denn die Erniedrigung der ADP-Konzentration vor Succinatbelastung ohne Plasmazusatz allein ist dafür verantwortlich. Das gleiche gilt für die Veränderung des ATP/ADP-Quotienten, der in der Kontrollgruppe auch nur vor Belastung ohne Plasmabeigabe eine Veränderung erfährt.

Ganz dieselben Verhältnisse finden sich in den Hemmstoffversuchen mit Jodacetat und TEM ohne Plasmazusatz. Auch hier (Tab. 24—29) ist der Einfluß des Plasma in der Kontrollgruppe viel auffälliger als bei Schizophrenen.

Die Vorstellungen über einen toxischen Faktor oder auch nur den Einfluß von pathologischen Stoffwechselprodukten im Serum oder Plasma Schizophrener ist auch auf Grund dieser Untersuchungen durchaus abzulehnen. Es wurde ja bei allen diesen Arbeiten, auf Grund derer es zu diesen Theorienbildungen gekommen ist, der Einfluß von Plasma auf den Erythrozytenstoffwechsel, der auch bei Normalpersonen besteht, nicht ins Auge gefaßt.

Die Hemmstoffversuche mit Jodacetat zeigen aber auch, daß zumindest unter diesen Bedingungen die Glycerinaldehydphosphat-Dehydrogenase bei Schizophrenen und Normalpersonen in gleicher Weise hemmbar ist. Ein Unterschied in der Aktivität dieses Fermentes ist also wenig wahrscheinlich.

Es wären allerdings zur Vervollständigung noch Hemmstoffversuche nach Succinatbelastung notwendig.

Auch die früher erwähnte Vermutung, daß in der Kontrollgruppe die Myokinase Aktivität gegenüber Schizophrenen erhöht ist, findet in der prozentuell geringeren Hemmung der Absolutaufnahme in ATP und der spezifischen Aktivität von ATP und ADP eine weitere Stütze.

Die „Kreuzversuche“ (Tab. 31, 32) konnten zeigen, daß der Zusatz von Plasma der Gegengruppe nicht imstande war, die Veränderungen der ADP-Konzentration nach Belastung aufzuheben. Wir halten dies für einen wichtigen Hinweis darauf, daß zwar ein bei Schizophrenen veränderter Einstrom in den HMP-Shunt, die Veränderung dieser Stoffwechselregulation nach Belastung und der Einfluß des Plasma darauf sicherlich vorhanden sind. Wir glauben aber, daß die höchst signifikante Veränderung der ADP-Konzentration nach Belastung, die in der Gruppe der Schizophrenen und in der Kontrollgruppe auch in der Richtung verschieden ist, damit noch immer nicht zu erklären ist.

Biochemische Untersuchungen haben es klar gemacht, daß das Ausmaß des

Einstroms in den Shunt in verschiedenen Geweben different ist, und daß die Regulation an dieser Verzweigungsstelle von der Glukose-6-Phosphatdehydrogenase, von der Hemmung dieses Fermentes durch Komplexbildung mit TPNH (514), nicht aber mit DPNH, und damit nur indirekt von der Triosephosphatdehydrogenase (899), von der jonalen Zusammensetzung des Milieus (553) abhängig ist. (67, 127, 295, 345, 389, 447, 496, 512, 549, 746, 899, 952)

Nach *Kirkmann* (515) befindet sich das Ferment (Glukose-6-phosphatdehydrogenase) im Erythrozyten normalerweise in einem subaktiven Zustand. Es wird durch Albumin in seinem subaktiven Zustand geschützt und durch TPN reaktiviert. Damit wäre der Plasmaeinfluß in der Kontrollgruppe bei weiterer Bestätigung dieser Befunde zum Teil zu erklären.

Wir mußten nun jedenfalls einen Einblick in die Verhältnisse und Reaktionen der Pyridinnucleotid-Systeme zueinander zu gewinnen versuchen.

Direkte Bestimmungen der Konzentration von DPN, DPNH, TPN und TPNH scheiterten für die reduzierten Formen dieser Co-Fermente im Erythrozyten an der nicht zu entfernenden Hämoglobinbeimengung, die die Durchführung enzymatischer Bestimmungsmethoden im optischen Test unmöglich machte. Wir haben aber auch aus einem zweiten Grund auf diese Bestimmungsmethoden verzichtet. Bei Extraktion und nachfolgender Bestimmung der Co-Fermente wird natürlich der Totalgehalt in einem Gewebe, also unter Einschluß der gebundenen Co-Fermente, bestimmt. Wir waren aber zunächst eher daran interessiert, etwas über die Relation DPN ox./DPN red. und TPN ox./TPN red. zu erfahren. Wir haben dies deshalb entsprechend der Vorstellung von *Bücher* (449) über die Bestimmung der Metabolitgehalte (Milchsäure und Brenztraubensäure) zumindest für die DPN-Systeme versucht.

Im Vollblut stieg der Milchsäure-Quotient bei Schizophrenen schon ohne Belastung nach Inkubation gegenüber den Werten in vivo (also bei direkter Blutabnahme) um das Doppelte an (Tab. 33).

Aber erst die Bestimmung der intrazellulären Metabolitgehalte im Erythrozyten zeigte die wahren Verhältnisse.

Nach diesen Ergebnissen müßte im Erythrozyten Schizophrener in vivo vor Belastung eine starke Erhöhung von DPN ox. (in Relation zu DPN red.) vorliegen. Im Verlauf der Inkubation erhöht sich die Relation sehr zugunsten von DPN red. und liegt dann viel höher als in der Kontrollgruppe.

Im Gegensatz dazu ist die Relation DPN ox./DPN red. im Plasma bei Schizophrenen in vivo mehr zugunsten DPN red., stärker wie bei Normalpersonen, verschoben. In der Kontrollgruppe ist mit und ohne Inkubation die Relation DPN ox./DPN red. gleichmäßiger, im Plasma niedriger wie in den Erythrozyten.

Es zeigt sich damit erstens ganz allgemein, daß schon die Inkubation trotz des möglichst physiologisch gewählten Milieus (wie die Verhältnisse in der Kontrollgruppe bestätigen) für die Erythrozyten Schizophrener eine Belastung per se darstellt. Auch darauf muß man einmal hinweisen.

Bei Schizophrenen dürfte zweitens im Verlaufe der Inkubation der Stoffwechsel des Erythrozyten weitreichenden Veränderungen ausgesetzt sein. Zumindest das untersuchte System DPN zeigt an, daß das in der Glykolyse gebildete DPNH nicht suffizient verwertet werden kann.

Die mitgeteilten Ergebnisse ließen bis jetzt erkennen, daß der Plasmaeinfluß nicht allein ausschlaggebend für den differenten Ausfall der Belastungsreaktion mit Succinat, besonders im Hinblick auf die von uns als zentral angesehene ADP-Konzentrationsänderung sein kann.

Diese ADP-Konzentrationsänderung ist von einer Reihe von Stoffwechselreaktionen, die wir zum Teil als Gegenregulationen gegen eine noch unbekannte Stoffwechselstörung auffassen wollen, meist in kompensatorischem Sinne beeinflußt. Das würde aber bedeuten, daß die zugrundeliegende Stoffwechselstörung an und für sich zu einer noch größeren Differenz in der Konzentrationsänderung von ADP nach Belastung bei Schizophrenen und Normalpersonen Anlaß gegeben hätte.

Für eine direkte Störung eines der an der Glykolyse und ihren Nebenschlüssen beteiligten Fermenten konnten wir in unseren Untersuchungen keinerlei Anhaltspunkt finden.

Das Problem der Redoxsysteme in ihrem Einfluß auf die Glykolyse und auf die Verzweigungsstellen der Glykolyse wurde jedoch immer aktueller.

Wenn man bedenkt, daß primär vor der Inkubation (entsprechend den Werten in vivo) eine völlig andere Relation von DPN ox./DPN red. als am Ende der Inkubation, bei erhöhtem Einstrom in den HMP-Shunt auch eine veränderte Relation von TPN ox./TPN red. im Verlaufe der Inkubation sich einstellen wird, ist man an die Frage der Wasserstoff-Ionen-Bilanz im Stoffwechsel der Erythrozyten bei Schizophrenen gestoßen. Bei Schizophrenen könnte man vorläufig nur sagen, daß wohl eine Störung in der Wasserstoff-Ionen-Bilanz vorliegen muß, die zumindest für DPN in der Kontrollgruppe nicht nachzuweisen ist.

Damit bekämen aber die Vorstellungen über eine gestörte Homöostase bei Schizophrenen auch im biochemischen Sinne einen neuen Bedeutungsgehalt.

Trotzdem könnte man auf Grund der Annahme, daß nach Succinat in der Kontrollgruppe der Meyerhof-Weg vermehrt, bei Schizophrenen nach Succinat der Warburg-Christian-Horrecker-Weg vermehrt beschritten wird, die Differenzen im ADP in beiden Gruppen nicht ganz erklären. Vor allem wäre die vor der Inkubation, also auch am Beginn der Inkubation vorhandene Erhöhung des DPN ox. /DPN red.-Quotienten bei Schizophrenen damit in keiner Weise verständlich.

Wir haben uns deshalb bemüht, den gesamten Ablauf der 15-minütigen Inkubation hinsichtlich der Stoffwechselregulationen zu verfolgen.

Da die Verhältnisse dabei (bei kleiner Zahl der Untersuchungen von je vier in jeder Gruppe) eine gute Zusammenfassung aller Befunde darstellen, seien sie im einzelnen, insbesondere im Hinblick auf eine mögliche Erklärung der ADP-Konzentrationsdifferenzen und im Zusammenhang aller bisherigen Befunde besprochen.

Die Beurteilung der Stoffwechselabläufe und -regulationen erfolgte nach folgenden Gesichtspunkten:

In den graphischen Darstellungen (Abb. 6—9) sind vor allem die Gradienten der einzelnen Kurven für den Stoffwechselablauf bestimmend.

Als Maß für die Glykolyse wurden die Gradienten der spezifischen Aktivität von HDP in erster Linie herangezogen.

Als Kriterium für einen vermehrten Einstrom in den HMP-Shunt wird eine „Dissoziation“ der Kurven von DPGS (tiefer) und der Triosen (höher) aus den auf Seite 113 genannten Gründen gewählt.

Als Maßstab für die in der Richtung veränderte Myokinase-Reaktion wird die Dissoziation der Kurven von ATP und ADP genommen.

Eine Diskrepanz im Kurvenverlauf der Triosen und von HDP (besonders hinsichtlich der spezifischen Aktivität) wird als Ausdruck des für die Succinatverabreichung spezifischen Stoffwechseleffektes bei Normalpersonen und Schizophrenen angesehen. Die gegenüber HDP geringere spezifische Aktivität der Triosen kommt durch Verdünnung mit nicht markierten Substanzen zustande.

Bei Normalpersonen erfolgt nun die Glykolyse, ersichtlich aus der gleichmäßig ansteigenden spezifischen Aktivität und Absolutaufnahme im gesamten Verlauf der Inkubation kontinuierlich. Alle untersuchten Fraktionen weisen eine gleichmäßige P-32-Inkorporation auf. Die Dissoziation der Kurven von ATP und ADP haben wir als Ausdruck der Myokinase-Reaktion in Richtung ADP-Bereitstellung angesehen. Eine meßbare Beteiligung des HMP-Shunts ist hieraus nicht ersichtlich. (Im Gegensatz zu *Frohmann* et al., die für die Relation HMP-Shunt zu Meyerhofweg sehr hohe Werte, bis zu 20, angeben, was unwahrscheinlich war). (304)

Die ATP-ase übt nach Tab. 40, keinen wesentlichen Einfluß aus.

Alle bisher aufgezeigten Teilfaktoren sind mit Ausnahme der Myokinase eher auf eine ADP-Konzentrationsverminderung vor Belastung gerichtet.

Bei gleichbleibender Glykolyse müßte das gebildete DPNH in anderen Stoffwechselsystemen reoxydiert werden, sonst käme es zur Hemmung der Glykolyse. Da Zitronensäurezyklus und Atmungskettenphosphorylierung im Erythrozyten fehlen, könnte dies nur entweder in Verbindung mit dem Fettsäurestoffwechsel, mit Umaminierungsvorgängen geschehen, was zur Regenerierung von DPN führen könnte.

Eine andere Möglichkeit der Reoxydation von DPNH wäre auch noch die DPN-TPN-Transhydrogenase, deren Existenz im Erythrozyten aber noch nicht erwiesen ist. Damit wäre eventuell auch die Hemmung der Glukose-6-phosphat-dehydrogenase erklärlich. Freilich finden sich nach *Hoffmann-Ostenhof* (447) organspezifische Unterschiede, wobei z. B. das isolierte Enzym aus Gehirn (vom Rind) nur die Reaktion DPNH + Desamino DPN $\rightleftarrows$ Desamino DPNH + DPN katalysiert und keine Transhydrogenase-Reaktion zwischen DPN und TPN.

Da in der Kontrollgruppe vor der Belastung intrazelluläres Pi erhöht ist, und dafür die ATP-ase nicht in Frage kommt, glauben wir, daß eher der eingeschlagene Weg der Resynthese dafür verantwortlich zu machen wäre, wobei ja Pi frei und ADP erhöht wird.

Nach Belastung kommt es nun in der Kontrollgruppe erstens zu einer deutlichen Steigerung der Glykolyse bei gehemmtem Einstrom in den HMP-Shunt (was sich in dem zunächst erhöhten ATP/ADP-Quotienten widerspiegelt). Die ATP-ase ist allerdings nach Succinatbelastung, wahrscheinlich auf Grund einer veränderten Relation DPN ox./DPN red. weniger gehemmt als vor Belastung. So wirken die kombinierte Myokinase-ATP-ase-Reaktion synergistisch dem Konzentrationsabfall von ADP bei gesteigerter Glykolyse entgegen.

Es müßte auch die Fraktion der Triosen durch nicht markierte Stoffwechselprodukte verdünnt sein, da diese Fraktion der „Glykolysekurve" nicht folgt. Differenzen im Fettabbau, in der Fettsäuresynthese oder im Stoffwechsel der Plasmaphosphatide wurden von (103, 518, 656, 703) beschrieben. Bei Normalpersonen wird eine erhöhte Triglyceridsynthese nach Belastung von *Mueller* (656) angegeben.

Als Gesamteffekt der Belastung in der Kontrollgruppe wäre somit die gesteigerte Glykolyse für den Abfall der ADP-Konzentration in erster Linie verantwortlich, obwohl nach Belastung die kombinierte ATP-ase-Myokinase diesem Konzentrationsabfall entgegenwirkt.

Da aber die ATP-ase nach Belastung eher aktiver als vor Belastung mit Succinat ist, also anscheinend weniger durch DPNH gehemmt ist, müßte das in der Glykolyse gebildete DPNH vermehrt zu anderen Stoffwechselreaktionen herangezogen werden. Dazu bietet sich als Erklärung die Beziehung zum Diglycerid-Stoffwechsel (186) oder anderen phosphorylierten Substanzen (Phosphor-aethanolamin?), die mit den „Triosen" chromatographisch gleiche Wanderungsgeschwindigkeit besitzen, an.

Wieweit diese Verhältnisse auch in eine Beziehung zur gegenüber Schizophrenen beschleunigten Aufnahme von Succinat in das Gewebe und damit sicherlich erhöhten Zitronensäurezyklus gestellt werden können, wäre eine Aufgabe der Zukunft. Es wäre nur daran zu erinnern, daß von *Takahashi* (892) bei Schizophrenen eine gestörte Glykolyse angenommen wird.

Bei Schizophrenen ist die Stoffwechselregulation im Verlauf der Inkubation bereits vor Belastung deutlich von Normalpersonen verschieden.

Die Glykolyse verläuft im Anfang der Inkubation offensichtlich enorm rasch ab. Da auch die ATP-ase im Anfang der Inkubation noch aktiver sein müßte, als es die Hemmarbeit mit Ouabain in der Gesamtzeit der Inkubation nahelegt, steht dies in guter Übereinstimmung mit dem aus den Metabolitgehalten berechneten Quotienten DPN ox./DPN red., der dreifach höher liegt als in der Kontrollgruppe.

Sehr bald hemmt nun das im Verlauf der Glykolyse gebildete DPNH sowohl ATP-ase als auch Glycerinaldehydphosphat-Dehydrogenase. Die spezifische Aktivität von HDP und die Absolutaufnahme fällt steil ab. Daher muß man wohl annehmen, daß der HMP-Shunt vermehrt beschritten wird. Dafür spricht auch die Dissoziation der Kurven von DPGS und der Triosen.

Die unterhalb der Glycerinaldehydphosphat-Dehydrogenase gelegenen Stufen sind infolge der Hemmung dieses Ferments durch DPNH vermindert beschritten, eine Markierung von DPGS erfolgt nicht mehr. Das im ersten Teil der Inkubation markierte Glycerinaldehydphosphat bleibt liegen und wird langsamer über den HMP-Shunt umgesetzt. Gleichzeitig ist ATP-Verbrauch durch die Hexokinase vorherrschend, so daß sich die Depression der Kurve der Absolutaufnahme in ATP zwischen der 2. und 5. Minute der Inkubation erklärt.

Erst im weiteren Verlauf der Inkubation wird der HMP-Shunt gehemmt und die Glykolyse angekurbelt. Der ADP-Verbrauch in diesem Teil der Inkubation scheint für die vor Succinat gegenüber der Kontrollgruppe erniedrigte ADP-Konzentration verantwortlich zu sein. In diesem Teil der Inkubation (5. bis 10. Minute) steigt auch bei neuerlich anlaufender oder verstärkter Glykolyse und nun weitgehend gehemmter ATP-ase der ATP/ADP-Quotient an, um dann wieder abzufallen. (101)

Die vor Succinat gegenüber der Kontrollgruppe erniedrigte Pi-Konzentration bei zunächst hoch aktiver ATP-ase könnte darauf hindeuten, daß der Resynthese-Weg in Erythrozyten Schizophrener wenig beschritten ist. Oder es spiegelt sich auch nur die Hemmung der Pi-Aufnahme durch Phosphoglycerinaldehyd-Delydrogenase wider.

Nach Belastung mit Succinat sehen die Kurven der einzelnen Fraktionen bei Schizophrenen, besonders für die Absolutaufnahmen, den Kurvenverläufen der Kontrollgruppe ähnlicher. Die Glykolysekurve verläuft auch im Anfangsteil weniger steil und im weiteren Verlauf gleichmäßig. Der Gradient der „Glykolysekurve" im zweiten Teil der Inkubation ist steiler als vor Succinatbelastung.

Die Dissoziation der Kurven für die spezifischen Aktivitäten von DPGS und die Triosen machen einen Einstrom in den HMP-Shunt wahrscheinlich.

Es ergibt sich allerdings nun die Frage, warum bei Schizophrenen nach Belastung die Glykolyse und der HMP-Shunt im wesentlichen gleichmäßig beschritten werden, und auch der ATP/ADP-Quotient nun geringere Veränderungen im Verlauf der Glykolyse aufweist. Dies kann nur bedeuten, daß das in der Glykolyse gebildete DPNH nach Belastung ebenfalls wie in der Kontrollgruppe in anderen Stoffwechselzyklen Verwendung findet.

Auch die ATP-ase erscheint, soweit es der ATP/ADP-Quotient mit anzeigt, im Verlauf der Inkubation in etwa gleicher Aktivität wirksam zu sein. Damit halten sich nun bei Schizophrenen nach Succinat die ATP-verbrauchenden und die ATP-bildenden Schritte im Stoffwechsel des Erythrozyten besser die Waage.

Die bei Schizophrenen vor Belastung erniedrigte ADP-Konzentration und der erhöhte ATP/ADP-Quotient nähern sich den „Normalwerten", wie sie die Kontrollgruppe vor Succinat aufweist.

Der nach Belastung eröffnete Weg der Reoxydation von DPNH durch den Fettsäurestoffwechsel oder auf irgendeinem anderen Weg ist somit eine Wirkung des zugeführten Succinats bei Normalpersonen u n d Schizophrenen.

Die Stoffwechselregulation vor Belastung erscheint zur Beurteilung einer enzymatischen Störung bei Schizophrenen wesentlicher zu sein.

Während in der Kontrollgruppe vor und nach Belastung die DPNH-hemmbare Glycerinaldehydphosphat-Dehydrogenase und die TPNH-hemmbare Glucose-6-Phosphatdehydrogenase im gesamten Verlauf der Inkubation (be-(sonders nach Belastung) aktiv bleiben, scheint im Erythrozytenstoffwechsel von Schizophrenen jeweils nur einer der beiden Stoffwechselwege (Meyerhof- oder Warburg-Horrecker-Weg) aktiv bzw. gehemmt zu sein.

Es läge damit bei Schizophrenen ein Hinweis auf eine distinkte Störung der Wasserstoff-Jonenbilanz vor.

Die ADP-Konzentration, an der so viele Reaktionen angreifen, und die ihrerseits einen bestimmenden Einfluß auf die Stoffwechselregulation ausübt, ist aber dennoch in der von uns ausgewählten Versuchsanordnung ein ausgezeichneter Indikator, vor allem in der Veränderung dieses Wertes unter Belastung, um näher an die Umgrenzung eines Stoffwechseldefektes bei Schizophrenen heranzukommen.

Die zuletzt genannten Anschauungen über eine Stoffwechselentgleisung bei Schizophrenen dienen uns vor allem dazu, Klarheit über den weiter einzuschlagenden Weg einer Stoffwechselforschung bei Schizophrenen zur Definierung des vermuteten Stoffwechseldefektes und zur Isolierung eines Enzymdefektes auf hereditärer Basis zu geben.

Ein Rückschluß auf die Stoffwechselverhältnisse im Gewebe, die Veränderungen unter Succinatbelastung bei Normalpersonen und Schizophrenen, die Bedeutung und der Mechanismus der verminderten Succinataufnahme in das Gewebe bei Schizophrenen kann aus diesen Untersuchungen jedoch nicht erfolgen.

Daß jedoch die beschriebenen Stoffwechselabweichungen in der Glykolyse und ihren Nebenschlüssen auch eine Bedeutung für die oxydative Phosphorylierung haben könnten, zeigt schon allein die Tatsache, daß der ATP/ADP-Quotient besonders für die Atmungskettenphosphorylierung eine Rolle spielt. Auch ist aus den Untersuchungen von *Klingenberg* (520) und *Bücher* (449) die Bedeutung der DPN ox./DPN red.- und der TPN ox./TPN red.-Relation für den „aktiven und kontrollierten" Zustand der Atmung bekannt.

Am Schluß sei nun darauf hingewiesen, daß vor allem die TPNH-Konzentration eine ausschlaggebende Rolle für die Hydroxylierung von Pharmaka, körpereigenen Steroiden und für manche Detoxikationsreaktionen hat. Dies kann eine Brücke zur Psychopharmakologie, aber auch zur experimentellen Psychiatrie schlagen.

ZUSAMMENFASSUNG

1.) Bei Schizophrenen intravenös zugeführtes Succinat wird gegenüber Normalpersonen vermindert in die Gewebe aufgenommen. Es kommt bei Schizophrenen in der gleichen Zeiteinheit und bei gleicher zugeführter Menge von Succinat zu einer gegenüber Normalpersonen mehrfach erhöhten Serum-Konzentration von Succinat.

Diese Beobachtung war der Ausgangspunkt aller folgenden Untersuchungen.

2.) Bei Schizophrenen erhöht sich nach Succinatbelastung die Fraktion der „leicht hydrolysierbaren Phosphate" im Blut nicht oder zeigt eine leicht sinkende Tendenz.

Bei Normalpersonen erhöht sich diese Fraktion nach Succinatbelastung beträchtlich.

3.) Auch bei Verwendung einer besseren Methodik (zwei-dimensionale Papierchromatographie, die eine gute Trennung von ATP, ADP und einer Reihe weiterer phosphorylierter Intermediärprodukte des Erythrozyten gestattet), ließ sich die Erhöhung von ATP in einer Kontrollgruppe gegenüber einer leicht sinkenden Tendenz bei Schizophrenen nachweisen.

Gleichzeitig konnten wir sehen, daß der ATP/ADP-Quotient in der Kontrollgruppe nach Succinat anstieg, bei Schizophrenen abfiel.

4.) Zum besseren Verständnis der anscheinend differenten Stoffwechselregulation bei Schizophrenen und Normalpersonen haben wir nun Studien über die P-32-Orthophosphat-Inkorporation an einem Erythrozyten-Plasmagemisch unter standardisierten Bedingungen begonnen.

Blutproben, die vor und nach Succinatverabreichung unter den erwähnten Bedingungen inkubiert wurden, zeigen nach 15-minütiger Inkubation mit P-32 bei Normalpersonen eine Erhöhung der Bildung energiereicher Phosphate. Diese Erhöhung bleibt bei Schizophrenen aus.

5.) Der ATP/ADP-Quotient ist auch unter Inkubationsbedingungen nach Succinat bei Schizophrenen erniedrigt, in der Kontrollgruppe erhöht. Diese Veränderung ist damit den Verhältnissen in vivo nach Succcinatbelastung gleich.

6.) Die Veränderung des ATP/ADP-Quotienten nach Succinat ist jedoch allein durch eine Erhöhung von ADP bei Schizophrenen, durch eine Erniedrigung der ADP-Konzentration in der Kontrollgruppe bedingt. Die ATP-Konzentrationen nach Succinat bleiben in beiden Gruppen unverändert.

Die Veränderung der ADP-Konzentration nach Succinat war nun nicht nur zwischen der Gruppe der Schizophrenen und der Normalpersonen statistisch hoch signifikant, es kam bei keinem einzigen der 30 untersuchten Schizophrenen (unausgewählte Standardserie) zu einer Erniedrigung der ADP-Konzentration.

7.) Der weitere eingeschlagene Weg unserer Untersuchungen war nun nach zwei Richtungen hin interessant.

Wir haben insgesamt 10 Familien schizophrener Patienten unserer Serie in die Untersuchung einbezogen. In diesen Familien waren zumindestens die Eltern des schizophrenen Patienten, zum Teil auch Geschwister und weitere Verwandtschaft enthalten.

In diesen Familienuntersuchungen konnten wir nun in der unmittelbaren Aszendenz zumindestens einen Probanden finden, der bezüglich der ADP-Konzentrationsänderung (und einiger weiterer Faktoren) ein den Schizophrenen gleiches Verhalten nach Succinatbelastung zeigte.

Die statistische Auswertung der Ergebnisse bei den Familienangehörigen erwies eindeutig, daß auch bei gesunden (phenotypisch gesunden) Angehörigen sich die gleiche Stoffwechselentgleisung wie bei schizophrenen Deszendenten nachweisen ließ.

8.) Aus wohlbekannten theoretischen und klinisch-psychiatrischen Erwägungen haben wir uns aber bemüht, wenigstens einen ersten Ansatz in der Abgrenzung dieser Stoffwechselentgleisung bei Schizophrenen gegen andere Psychosen (MDK) und gegen eine kleine Zahl von neurologischen Erkrankungen vorzunehmen.

Auch gegen die genannten Erkrankungen läßt sich jene Stoffwechselentgleisung bei Schizophrenen gut abgrenzen. Bei diesen Erkrankungen kommt es nach Succinat zu einer den Normalpersonen praktisch identischen Veränderung der ADP-Konzentration.

9.) Unser Interesse war in zweiter Linie darauf gerichtet, den Mechanismus dieser bei Schizophrenen und Normalpersonen unterschiedlichen Veränderung in der ADP-Konzentration nach Succinatbelastung näher zu umgrenzen.

10.) Schon aus den Ergebnissen der Standardserie war es ersichtlich, daß bei Normalpersonen nach Succinat die erhöhte Glykolyse offensichtlich zu einem erhöhten Umsatz von ATP führt. Der Einstrom in den HMP-Shunt bei Normalpersonen dürfte nach Succinat vermindert sein.

Bei Schizophrenen ist im Gegensatz dazu der Einstrom in den Shunt nach Succinat eher erhöht und die Bildung energiereicher Phosphate vermindert.

11.) Bei dieser Gelegenheit konnten wir auch einen schon zum Teil bekannten Stoffwechseleffekt der Phenothiazin-Therapie bestätigen und näher erläutern.

Bei Schizophrenen unter Chlorprothixen wird nach Succinat gegenüber unbehandelten Schizophrenen der HMP-Shunt in geringerem Ausmaß benützt. Es ergibt sich damit unter Phenothiazinen eine unspezifische Beeinflussung des Kohlehydrat-Stoffwechsels an der Verzweigungsstelle zum HMP-Shunt. Der Effekt der Phenothiazin-Therapie besteht dann in einer Abdrängung des Stoffwechsels (des Erythrozyten) zu einer verbesserten Energiebildung und Energieausnutzung.

12.) Hemmstoffversuche mit Monojodacetat hatten wenigstens indirekt zeigen können, daß die von anderer Seite behauptete Störung auf der Stufe der Glycerinaldehydphosphat-Dehydrogenase bei Schizophrenen wenig wahrscheinlich ist.

13.) Bei diesen Hemmstoffversuchen ergaben sich auch Hinweise für einen Einfluß von Plasmazusatz auf den Erythrozytenstoffwechsel. Dieser Einfluß war ja von amerikanischen Autoren im Zusammenhang mit den neuesten Intoxikationstheorien intensiv untersucht worden.

Wir konnten einen solchen Einfluß des Plasmas auf den Erythrozytenstoffwechsel bestätigen. Ein Hemmeffekt von Plasma auf die Glykolyse im Erythrozyten, der zu einem vermehrten Einstrom in den Shunt bei Plasmazusatz führt, ist jedoch besonders hinsichtlich des Umsatzes von ATP bei Normalpersonen auffällig. Es läßt sich damit wahrscheinlich nur eine bekannte Tatsache auch in dieser Hinsicht experimentell nachweisen. Das Plasma-System mit seinen Fermenten, Co-Fermenten, Redoxsystemen usw. steht sicherlich in einem Gleichgewicht mit dem Stoffwechsel des Erythrozyten.

Die Existenz eines wie immer gearteten toxischen Faktors im Blut oder Serum läßt sich mit unseren Untersuchungen zwar nicht wiederlegen, die nähere Kenntnis dieser Wechselbeziehung zwischen Serum und Erythrozyt sollte jedoch mehr als bisher in den Vordergrund des Interesses gerückt werden, mehr als der Versuch einer Isolierung eines toxischen Faktors bei Schizophrenen.

14.) Die Bestimmung der Milchsäure- und Brenztraubensäuregehalte des Blutes zeigte bei Schizophrenen mit einer um das Doppelte erhöhten Milchsäurekonzentration nach Inkubation und einem doppelt so hohen Milchsäure-Quotienten einen Anstau und eine schlechtere Verwertung von DPNH an.

15.) Jedoch erst der Versuch, die intrazellulären Konzentrationen von Milchsäure und Brenztraubensäure im Erythrozyten zu erfassen, gab die Möglichkeit, die für den Stoffwechsel wichtige Relation DPN ox./DPN red. zu bestimmen.

Bei Schizophrenen ist dieser Quotient in vivo dreimal höher als in der Kontrollgruppe. Im Verlauf der Inkubation wird jedoch der Quotient niedriger als in der Kontrollgruppe, Milchsäure häuft sich im Erythrozyten während der Inkubation bei Schizophrenen anscheinend bis zu einem Grenzwert an.

16. Wir konnten auch auf Grund der Ouabain-Hemmung in den Inkubationsansätzen eine Aussage über die Ca-aktivierbare ATP-ase machen. Die ATP-ase (gemessen an den Pi-Veränderungen im gesamten Ablauf der Inkubation) ist bei Schizophrenen höher aktiv als in der Kontrollgruppe. Nach Succinatbelastung bleibt der Wert für die ATP-ase-Aktivität bei Schizophrenen unverändert, in der Kontrollgruppe erhöht er sich von 8 % Hemmbarkeit vor Succinat auf 25 % Hemmbarkeit nach Succinatbelastung.

Die Höhe der ATP-ase-Aktivität steht damit in einer guten Relation zu den berechneten DPN ox./DPN red.-Quotienten. Damit würden wir der Annahme folgen, daß die ATP-ase kompetitiv durch DPNH hemmbar ist.

17.) Der für Schizophrene berechnete Wert für DPN ox./DPN red. mit einer gegenüber der Kontrollgruppe dreifachen Erhöhung stand jedoch mit den P-32-Inkorporationsversuchen und der Vorstellung eines bei Schizophrenen höheren und nach Belastung noch gegenüber der Kontrollgruppe erhöhten Einstroms in den HMP-Shunt nicht in Einklang.

18.) Wir haben deshalb versucht, einen Einblick in den gesamten Ablauf der Inkubation zu gewinnen.

19.) Bei Normalpersonen verlief die Glykolyse, wie nicht anders zu erwarten war, innerhalb der 15 Minuten (+ 10 Minuten Temperaturausgleich) der Inkubation völlig gleichmäßig.

20.) Im Erythrozyten schizophrener Patienten kommt es auch ohne Succinatbelastung zu einer mehrfachen Stoffwechselumschaltung. Der erste Teil der Inkubation wies eine gegenüber Normalpersonen deutlich gesteigerte Glykolyse auf. Dieses Verhalten ist durch den primär erhöhten DPN ox./DPN red.-Quotienten bedingt.

Im weiteren Verlauf kommt es jedoch zu einer anscheinend kompletten Hemmung der Glykolyse, während der HMP-Shunt noch weiter und vermehrt aktiv ist, bis er seinerseits gehemmt wird und die Glykolyse wieder in Gang zu kommen scheint.

Diese Stoffwechselvorgänge bedingen im Gesamteffekt ein Ergebnis in der P-32-Inkorporation, das gegenüber der Kontrollgruppe mit einer langsamen, aber gleichmäßig ablaufenden Glykolyse nicht wesentlich verschieden ist.

21. Diese Untersuchungen zeigen aber auch deutlich, daß je nach dem Zeitpunkt der Untersuchung der P-32-Inkorporation im Verlauf der Inkubation in Erythrozyten Schizophrener völlig andere „Ergebnisse“ zu erhalten wären.

22.) Die Bedingungen der Inkubation, die für den Erythrozyten von Normalpersonen offensichtlich physiologisch sind, stellen für den Erythrozyten von Schizophrenen schon an und für sich eine „Belastung“ dar.

23.) Der Verlauf der Inkubation wurde auch nach Succinatbelastung untersucht.

Dabei ergibt sich ein bei Schizophrenen und Normalpersonen identischer

Effekt von Succinat auf den Stoffwechsel des Erythrozyten. Dieser Effekt ist allerdings nur indirekt als Einfluß einer durch Succinat in anderen Geweben bedingten Veränderung vorstellbar. Direkter Zusatz von Succinat zu einem Erythrozyten-Plasma-Gemisch unter Standardbedingungen hatte keinen Effekt.

Dieser indirekte Effekt von Succinat kann vorläufig nur so beschrieben werden, daß Stoffwechselprodukte, die chromatographisch mit der Fraktion der Triosen wandern, wahrscheinlich eine Phosphorgruppe enthalten müssen, und nur gering oder gar nicht durch ATP radioaktiv markiert sind, vermehrt auftreten. Sie scheinen weiters in einer DPNH (oder auch TPNH?) abhängigen Reaktion gebildet zu werden, da gleichzeitig mit dem Absinken der spezifischen Aktivität der Triosen (Verdünnung durch nicht radioaktiv markierte Körper) eine Steigerung der vorher durch DPNH gehemmten Stoffwechselreaktionen zu verzeichnen ist.

24.) Im Erythrozyten Schizophrener nach Belastung läuft die Glykolyse, wie vor Belastung anfänglich äußerst intensiv, im weiteren Verlauf der Inkubation aber nur wenig gehemmt ab. Dies ist aber bei sonst gleichen Bedingungen wie vor Succinat nur durch eine jetzt erfolgende Re-Oxydation von DPNH vorstellbar. Außerdem dürfte auch der HMP-Shunt gleichmäßiger über den gesamten Bereich der Inkubation ablaufen, was einen Hinweis für eine Beteiligung der genannten Stoffwechselprodukte auch an TPNH fordernden Reaktionen geben würde.

In Erythrozyten von Normalpersonen führt Succinatbelastung ebenfalls zu einer zunächst starken Erhöhung in der Rate der Glykolyse.

25.) Damit nähern sich aber die Stoffwechselverhältnisse im Erythrozyten bei Schizophrenen und Normalpersonen einander. Die „Belastung“ mit Succinat bei Schizophrenen stellt damit eigentlich durch die Einschaltung eines früher nicht gangbaren Nebenweges eine Normalisierung der Stoffwechselbedingungen des Erythrozyten her.

26.) Bei Schizophrenen ist zwar das Endresultat der Stoffwechselvorgänge der Inkubation vor Belastung trotz mehrfacher Stoffwechsel-Umschaltung in vieler Hinsicht den Verhältnissen bei Normalpersonen gleich.

Die Differenz der ADP-Konzentrationsänderung nach Belastung zwischen Schizophrenen und Normalpersonen ist jedoch fast ausschließlich durch die bei Schizophrenen vor Belastung gegenüber der Kontrollgruppe erniedrigte ADP-Konzentration bedingt.

27.) Damit stellt die bei Schizophrenen vor Belastung auftretende, allerdings nur in einer speziellen Methodik und im Einzelfall eben nur als Belastungsuntersuchung kenntlich zu machende Stoffwechselumschaltung die eigentliche Störung dar.

28.) Es ist dies eine Störung in der Re-oxydation von DPNH.

29.) Die differente Veränderung der ADP-Konzentration bei Schizophrenen- und Normalpersonen wird nun im Zusammenhang aller mitgeteilten Ergebnisse erklärlich.

An der ADP-Konzentration greifen alle genannten Stoffwechselvorgänge an und sie sind zum Teil auch wieder durch die ADP-Konzentration und den damit im Zusammenhang stehenden ATP/ADP-Quotienten in ihrem Ablauf und ihrer Aktivität mitbestimmt.

30.) Bei Normalpersonen ist der Abfall der ADP-Konzentration trotz einsetzender Gegenregulation der Myokinase durch die erhöhte Glykolyse nach Belastung bedingt.

31.) Damit läßt sich der bei Schizophrenen am Erythrozytenstoffwechsel untersuchbare Defekt zunächst als eine Störung in der Wasserstoff-Ionen-Bilanz charakterisieren.

Da die DPNH-hemmbare Phosphoglycerinaldehyd-Dehydrogenase (und damit ein Teil der Glykolyse) abwechselnd mit der TPNH-hemmbaren Glukose-6-Phosphat-Dehydrogenase in Erythrozyten Schizophrener aktiv oder gehemmt ist, muß zumindest ein Teil dieser Störung in der Wasserstoff-Ionen-Bilanz davon abhängig sein.

32.) Auf jeden Fall konnten wir auf Grund der vorliegenden Untersuchungen weitere Hinweise für eine Stoffwechselstörung bei Schizophrenen gewinnen, die am Erythrozyten untersuchbar ist.

Auch der weitere Weg zur näheren Charakterisierung dieses Stoffwechseldefektes ist klarer geworden.

33.) Es müßten sich die Untersuchungen vor allem um die Aufklärung der gestörten Wasserstoff-Ionen-Bilanz, besonders in der Interrelation der DPN- und TPN-Systeme bemühen.

V. Schlußwort

Der Begriff der multifaktoriellen Genese der Schizophrenie beinhaltet die Annahme, daß eine Reihe von Faktoren an der Auslösung der schizophrenen Erkrankung, an der Ausprägung der schizophrenen Symptomatik und am weiteren Schicksal des erkrankten Menschen nach abgelaufener Erkrankung beteiligt sind.

Für alle diese Faktoren besteht, erkenntnistheoretisch gesehen, „equifinality". Dies bedeutet aber, daß die direkte Frage nach einer Kausalitätsbeziehung zwischen einem Stoffwechselvorgang und einem psychischen Phänomen wegen der kategorialen Verschiedenheit der Seinsebene unzulässig ist.

Es bedeutet aber auch, daß unter dieser erkenntnistheoretischen Voraussetzung Stoffwechselvorgänge bei der Krankheit Schizophrenie und ihre Störungen mit ebensolchem Recht untersuchbar sind wie psychische Phänomene und die Seinsverwandlung des erkrankten Menschen.

Um aber nicht bei einer resignierten Feststellung eines untrennbaren Nebeneinander und Miteinander aller beteiligten Faktoren — der erblichen Basis, des mit der hereditären Grundlage angenommenen Enzym-Defektes und aller „Milieu-faktoren" im weitesten Sinne — stehen zu bleiben, müssen neue methodische Ansätze gesucht werden, die ein Licht auf die Verflechtung solcher Faktoren im psychotischen Prozeß zu werfen imstande sind.

Da damit aber letzten Endes die Frage nach der Valenz der Einzelfaktoren, nach dem „biologischen Stellenwert" aufgeworfen wurde, muß man sich nach möglichst meßbaren Tatbeständen umsehen, die eine objektive Beantwortung dieser Fragestellung gestatten.

Gerade die Humangenetik, und insbesondere die Zwillingsforschung hat eine Reihe von Fakten zur Hand. Und auch die psychogenetisch orientierte Richtung in der Psychiatrie hat eine Fülle von grundlegenden Erkenntnissen erbracht.

Daß es letzten Endes zu einer fortschreitenden Konvergenz dieser beiden Extremrichtungen gekommen ist, erweist aufs neue den in jeder Wissenschaft inhärenten Zwang zur Korrektur an der Realität. Die Wirklichkeit ist in der Medizin nun einmal der kranke Mensch und die therapeutische Beschäftigung mit ihm.

Die Stoffwechselforschung in der Psychiatrie ist vom Stadium einer therapeutischen Möglichkeit noch weit entfernt. Sie muß zunächst konsequent auf die Isolierung eines Enzymdefektes bei der Krankheit Schizophrener gerichtet sein. Sie muß auf Stoffwechselebene den Versuch einer Spezifizierung der genetischen Basis der Schizophrenie unternehmen.

Sie darf aber auch nicht übersehen, daß ebenso wie in der klinischen Psychiatrie eine Reihe von Gegenregulationen gegen die primäre Störung in das Endresultat der Untersuchung eingehen werden.

Somit besteht die erste Aufgabe darin, jene Gegenregulationen zu erkennen, sie von der primären Störung abzugrenzen. Ein solcher primärer pathogenetischer Mechanismus, den wir auf Grund eigener Untersuchungen als eine

Störung in der Wasserstoff-Ionenbilanz ansehen, ist dann erst ein Indikator für jenen noch unbekannten, genetisch bedingten Defekt in einem Enzym oder Enzymsystem.

Unter diesen Voraussetzungen darf es jener Richtung in der Psychiatrie, die Stoffwechselforschung betreibt, aber nicht verargt werden, wenn sie sich nach genetischen Methoden zu orientieren versucht. Denn nur ein solcher fruchtbarer Umweg über Familienuntersuchungen wird den Wert von nachzuweisenden Stoffwechselstörungen für die hereditär begründete Krankheit Schizophrenie erweisen können.

Die Stoffwechselforschung in der Psychiatrie muß aber auch an der Einheit der Krankheit Schizophrenie und der Abgrenzbarkeit zu anderen Psychosen — auf Grund einer formalen Störung — festhalten. Nur so wird die Stoffwechselforschung in der Psychiatrie nicht in Epiphänomenen stecken bleiben und nicht nur Begleiterscheinungen von Krankheitszuständen und emotionelle Einflüsse untersuchen.

Dann könnte die Stoffwechselforschung aber einen ebenso wichtigen Beitrag zur Klärung mancher Fragen der klinischen Psychiatrie, der Nosologie und Genetik liefern, wie die verschiedenen anderen Forschungsrichtungen in der Psychiatrie.

Denn gerade durch die Stoffwechselforschung könnte sich einmal ein objektiv meßbarer Tatbestand ergeben, der für die Beurteilung der Valenz der Einzelfaktoren im multifaktoriellen Geschehen der Schizophrenie eine wichtige Aussage zu machen hätte.

VI. Literaturverzeichnis

1. Für die Kapitel I. und II.

1. *Aldrich, C. K.* und *M. Coffin:* Clinical studies of psychoses in the Navy. J. nerv. ment. Dis. 108, 142, (1948)
2. *Arieti, S.:* Interpretation of divergent outcome of schizophrenia in identical twins. Psychiat. Quart. 18, 587, (1944)
3. *Arnold, O. H.:* Untersuchungen zur Frage der akuten tödlichen Katatonie. Wien. Ztschr. Nervenhk. 2, 386, (1949)
4. — Untersuchungen zur Frage des Zusammenhanges zwischen Erlebnisvollzug und Kohlehydratstoffwechsel. Wien. Ztschr. Nervenhk. 10, 85, (1954)
5. — Die Bedeutung der anthropologischen Tiefenpsychologie für die Psychiatrie. Wien. Arch. Psychol. Psychiatr. Neurol. 5, 2, (1955)
6. — Zur Biogenese des existentiellen Faktors. Mitt. öst. Sanit. Verwalt. 56, 4, (1955)
7. Schizophrener Prozeß und schizophrene Symptomgesetze. *Maudrich,* Wien, Bonn 1955
8. Zur Frage der multifaktoriellen Kausalität in der Psychiatrie. Wien. Arch. Psychol. Psychiatr. Neurol. 6, 3, (1956)
9. — Der derzeitige Stand der Theorie der Schizophrenie. Wien. Klin. Wschr. 69, 38, (1957)
10. — Wieweit ist eine Untergruppierung der Schizophrenie noch aktuell? Folia psych. neurol. 61, 2, (1958)
11. — An attempt to form a bridge from the schizoprenic manifestation to heredogenetics in: The chemical concepts of the psychosis (Mc Dowell-Obolensky), New York 1958
12. — Die körperlichen Behandlungsmethoden der Schizophrenie in: Therapeutische Fortschritte in der Neurologie u. Psychiatrie, Wien 1960
13. *Arnold, O. H.* und *H. Hoff:* Psychiatry in Germany and Austria in: L. Bellak, Contemporary Europ. Psychiatry, New York 1961
14. — The role of biological treatment in comprehensive psychiatric management, in: Recent advances in biological psychiatry, New York 1961
15. — Die Therapie der Schizophrenie. Hippokrates, Stuttgart 1963
16. *Arnold, O. H., H. Gastager* und *G. Hofmann:* Pharmakologische Behandlungen in der Psychiatrie. In: Therapeutische Fortschritte in der Neurologie und Psychiatrie (Hoff, H. Ed.), Urban & Schwarzenberg, Wien 1960

16a. *Arnold, O. H., H. Gastager* und *G. Hofmann:* Untersuchungen zur Frage der Legierungspsychose. (In Vorbereitung)

17. *Arnold, O. H.* und *H. Hoff:* Die Bedeutung der experimentellen Pharmakologie für die Neurologie u. Psychiatrie. Mt. Sinai Hospital Rep. N. Y. 19, 1, (1952)
18. — Die Therapie der Schizophrenie. Wien. Klin. Wschr. 66, 20, (1954)
19. — Die Krise in der Psychiatrie. Wien. Z. Nervenhk. 12, 1, (1955)
20. — Synthese in der Schizophreniefrage. Med. Klin. 53, 1, (1958)
21. — Fortschritte in der Behandlung der endogenen Psychosen. Wien. Klin. Wschr. 73, 29, (1961)
22. *Arnold, O. H., H. Hoff* und *G. Hofmann:* Zur multifaktoriellen Genese der Schizophrenie. Schweiz. Arch. Neurol. Neurochirurg. u. Psychiat. 91, 226 (1963)
23. *Arnold, O. H.* und *G. Hofmann:* Untersuchungen über Bernsteinsäureeffekte bei LSD-25-Vergiftungen und Schizophrenie. Wien. Ztschr. Nervenhk. 11, 92, (1955)
24. *Arnold, O. H., G. Hofmann* und *H. Leupold-Löwenthal:* Untersuchungen zum Schizophrenieproblem. III: Das Verhalten der C-14-radioaktiven Bernsteinsäure im Stoffwechsel der Gehirn-Nervenzellen. Wien. Ztschr. Nervenhk. **13,** 370, (1957)

25. *Arnold, O. H.* und *G. Hofmann:* Zur Psychopathologie des Dimethyl-Tryptamin. Wien. Ztschr. Nervenhk. 13, 438, (1957)
26. *Arnold, O. H., G. Hofmann* und *H. Leupold-Löwenthal:* Untersuchungen zum Schizophrenieproblem. IV: Die Verteilung des C-14-radioaktiven Lysergsäurediäthylamids (C-14-LSD-25) im tierischen Organismus. Wien. Ztschr. Nervenhk. 15, 15, (1958)
27. — Untersuchungen zum Schizophrenieproblem mit C-14-markiertem d-Lysergsäurediäthylamid und C-14-markierter Bernsteinsäure. In: Radioaktive Isotope in Klinik und Forschung. Urban & Schwarzenberg, München u. Berlin, (1959)
28. *Arnold, O. H.* und *G. Hofmann:* Der intermediäre Phosphatstoffwechsel des Erythrozyten bei Normalpersonen, Schizophrenen und deren Familienangehörigen unter Bernsteinsäurebelastung. Wien. Ztschr. Nervenhk. 19, 15, (1962)
29. — Untersuchungen zum intermediären Phosphatstoffwechsel im Blut Schizophrener und deren Familienangehörigen. Wien. Ztschr. Nervenhk. 19, 1, (1962)
30. *Arnold, O. H.* und *R. Schindler:* Bifokale Gruppentherapie bei Schizophrenen. Wien. Z. Nervenhk. 5, 2, (1952)
31. *Arnold, O. H.* und *H. Stepan:* Untersuchungen zur Frage der akuten tödlichen Katatonien. Wien. Z. Nervenhk. 4, 2, (1951)
32. *Ackermann, N.:* Family psychiatry. Vortrag: 3. Weltkongreß f. Psychiatrie
33. *Adler, A.* and *W. Magruder:* Folie à deux in identical twins treated with electroshock therapy. J. Nerv. & Ment. Dis. 103, 181, (1946)
34. *Alanen, Y. D.:* On the personality of the mother and early mother-child relationship of 100 schizophrenic patients. Acta Psychiat. K'hvn. Suppl. 106, 227, (1956)
35. *Alanen, Y. O.:* The mothers of schizophrenic patients. Acta psych. scand. (suppl. 124), (1958)
36. *Alexander, L.* und *H. Moore:* Multiple approaches to treatment of schizophrenia and discussion of indications. Am. J. Psychiat. 114, (1958)
37. *Allen, C.* und *L. R. Broster:* A further case of paranoid psychosis with adrenogenital virilism successfully treated by adrenalectomy. Brit. Med. J. p. 696, (1945)
38. *Allen, C.* and *Diverse:* Paranoid psychosis with adrenogenital virilism successfully treated by adrenolectomy. Brit. Med. J., p. 1120, (1939)
39. *Allen, G.:* Comments on the analyses of twin samples. A. Ge. Me. Ge. 4, 143, (1955). Zit. nach *Slater (Kallmann)*
40. *Allen, G.* and *F. J. Kallmann:* Frequency and types of mental retardation in twins. Amer. J. hum. gen. 7, 15, (1955)
41. *Altschuler, K. Z.* and *Bruce Sarlin:* Deafness and schizophrenie. Interrelation of communication stress, maturation lag and schizophrenic risk. In: Expanding Goals of Genetics in Psychiatry. (Kallmann)
42. *Alström, C. H., C. H. Gentz* und *K. Lindblom:* Über die Lungentuberkulose der Geisteskranken, insbesondere der Schizophrenen, ihre Entstehung, Häufigkeit und Bekämpfung. Acta tbc. scand. Suppl. 9, (1943)
43. — Schizophrénie et tuberculose. Contribution à la connaissance de leurs rapports et essai de solution du problème de la tuberculose dans les asiles d'aliénés. Le Poumon, Paris 5, 97, (1949)
44. *Altström, C. H.:* A study of inheritance of human intelligence. Acta psychiat. scandinav. 36, 175, (1961)
45. *Arieti, S.:* Interpretation of schizophrenia. New York, *R. Brunner,* 1955. Zit. nach Bellack.
46. *Asher, R.:* Myxoedematous madness. Brit. Med. J. J. p. 555, (1949)
47. *Bachmann, W.:* Bestehen Zusammenhänge zwischen Schizophrenie und Tuberkulose? Schw. Med. Wschr. 78, 62, (1948)
48. *Barahal, H. S.:* Is dementia praecox hereditary? Psychiat. Quart. 19, 478, (1945)
49. *Barry H. jr.:* Significance of maternal bereavement before age of eight in psychiatric patients. Arch. Neurol. & Psychiat. 62, 613, (1949)
50. *Baeyer, W. v.:* Über die Prinzipien der körperlichen Behandlung seelischer Störungen Nervenarzt 30, 1, (1959)

51. *Becker, P. E.* und *F. Lenz:* Die Arbeitskurve Kraepelins und ein psychomotorischer Versuch in der Zwillingsforschung; (zugleich ein methodologischer Beitrag zur Zwillingsforschung). Z. ges. Neurol. Psychiat. 164, 50, (1938)
52. *Becker, P. E.:* Die Neurose im Lichte der Genetik. Dtsch. Med. Wschr. 83, 612, (1958)
53. *Bellak, L., E. Willson:* On the etiology of dementia praecox. A partial review of the literature 1935—1945 and an attempt to conceptualization. J. Nerv. & Ment. Dis. 105, 1, (1947)
54. *Bellak, L., R. R. Holt:* Somatotypes in relation to dementia praecox. Am. J. Psychiat. 104, 713, (1947/48)
55. *Bellak, L.:* Dementia praecox. *Grune & Stratton,* New York, 1948
56. — A multiple-factor psychosomatic theory of schizophrenie. Psychat. Quart. 23, 738, (1949)
57. — (Ed.): Schizophrenia. A review of the syndrome. Logos Press, New York, 1958
58. *Bellak, L.* and *A. B. Blaustein:* Psychoanalytic aspects of schizophrenia. In: *Bellak* (Ed.) Schizophrenia, New York, Logos Press, 1958
59. *Bellak, L.* and *R. R. Holt:* Somatotypes in relation to dementia praecox. Amer. J. Psychiat. 104, 713, (1948)
60. *Bellak L.* and *B. Parcell:* The prepsychotic personality in Dementia praecox. Psychiat. Quart. 20, 627, (1946)
60a. *Benedetti, G., M. Bleuler, H. Kind* und *F. Mielke:* Entwicklung der Schizophrenielehre seit 1941. Benno Schwabe, Basel, 1960
61. *Benjamin, H.:* Arch. of Neurol. 78, 187, (1957)
62. — An interim report on a twin research. Abstract J. Am. Psychoanal. Ass. 9, 564, (1961)
63. — Some comments on twin research in psychiatry. In: Research Approaches to Psychiatric Problems. *Th. T. Tourlentes, S. L. Pollak, H. E. Himwich* (Ed.), Grune & Stratton, New York, 1962
64. *Bergeron, M. et J. C. Benoit:* Recherches biotypologiques sur une groupe de schizophrènes. Evolution psychiatrique, Paris, 559—570, (1954)
65. *Bertalanffy, L. v.:* The theory of open systems in physics and biology. Science (Lancaster) 23, 111, (1950)
66. *Berze, J.:* Die primäre Insuffizienz der psychischen Aktivität. Deuticke, Leipzig, Wien, 1914
67. *Bini, L.* and *T. Bassi:* Classification of schizophrenia in relation to present-day therapy. Cervello 25, 61, (1949)
68. *Binswanger, H.* und *L. Meier:* Psychiatrisch-klinische Untersuchungen zur Selye'schen Adaptationslehre. Schweiz. Med. Wschr. 83, 5—12, (1953)
69. *Binswanger, L.:* Der Fall Ellen West. Schw. Arch. Neurol. 53, 255, (1944); 54, 69, (1944); 55, 16, (1945)
70. — Studien zum Schizophrenieproblem. Schweiz. Arch. Neurol. 56, 191, (1946); 58, 1, (1947); 59, 21, (1947); 63, 29, (1952); 69, 36, (1952), 71, 57, (1953)
71. — Daseinsanalytik und Psychiatrie. Nervenarzt 22, (1951)
72. *Birren, J. E.:* Psychological examination of children who later became psychotic. J. Abnorm. & Social Psychol. 39, 94, (1944)
73. *Bleuler, E.:* Dementia praecox oder Gruppe der Schizophrenie. Aschaffenburg Handb. d. Psychiat. Leipzig, 1911
74. *Bleuler, M.:* Vererbungsprobleme bei Schizophrenen. Ztschr. Neurol. & Psychiat. 127, 321, (1930)
75. — Erblichkeit und Erbprognose: Schizophrenie, manisch-depressives Irresein, Epilepsie, Durchschnittsbevölkerung 1939—1940. Fortschr. Neurol. 13, 49, (1941)
76. — Krankheitsverlauf, Persönlichkeit und Verwandtschaft Schizophrener und ihre gegenseitigen Beziehungen. Georg Thieme, Leipzig 1941
77. — Die erbpathologische Forschungsrichtung in der Psychiatrie. Schweiz. Arch. Neuro. & Psychiat. 62, 59, (1948)
78. *Bleuler, M.* und *B. A. Zurgilgen:* Tuberkulose und Schizophrenie. Wien. Med. Wschr. 99, 357, (1949)

79. *Bleuler, M.:* Génétique et eugénique. Intervention au Congrès Int. de Psychiatrie, Paris 1950
80. — Forschungen und Begriffswandlungen in der Schizophrenie (1941—1950). Fortschr. Neurol. Psychiat. 19, 9, (1951)
81. — Gedanken zur heutigen Schizophrenielehre am Beispiel der Konstitutionspathologie erläutert. Wien. Ztschr. Nervenhk. 7, 255—270, (1953)
82. — Endokrinologische Psychiatrie. Georg Thieme, Stuttgart 1954
83. *Blewett, D. B.:* An experimental study of the inheritance of intelligence. J. Ment. Sci. 100, 922, (1954)
84. *Blickensdorfer, E.:* Psychiatrie und Genealogie der Akromegalie. Arch. Psychiat. 186, 88, (1951)
85. — Zum ätiologischen Problem der Psychosen vom akuten exogenen Reaktionstyp. Arch. Psychiat. Nervenkr. 118, (1952)
86. *Bockoven, J. S., M. Greenblatt* and *H. Solomon:* Social behaviour and autonomic physiology in long-standing mental disease. J. Nerv. Ment. Dis. 117, 55—58 (1953)
87. *Böök, J. A.:* Schizophrenie as a gene mutation. Acta genet. statist. med., Basel 4, 133—139, (1953)
88. — A genetic and neuropsychiatric investigation of a North-Swedish population with special regard to schizophrenia and mental deficiency. Acta gen. 4, 1 und 345, (1953)
89. — Genetical aspects of schizophrenic psychoses. In: The Etiology of Schizophrenia. *D. Jackson* (Ed.), Basic Books Inc. New York 1960
90. *Borgström, C. A.:* Eine Serie von kriminellen Zwillingen. Arch. Rassenbiol. 33, 334, (1939)
91. *Bosia, G.:* Zur Frage der Beziehungen zwischen dyskrinem und schizophrenem Krankheitsgeschehen und ihre Verwandtschaft. Arch. Klaus-Stiftung, 25, 269, (1950)
92. *Boszormenyi-Nagy, J.* und *J. Franio:* Hospital organisation and family oriented psychotherapy of schizophrenia. Vortrag: 3. Weltkongreß f. Psychiatrie.
93. *Brugger, C.:* Die Erbbiologische Stellung der Pfropfschizophrenie. Ztschr. ges. Neurol. Psychiat. 113, 348, (1928)
94. *Von Brunn, W. L.* und *R.:* Infantil stigmatisierte Schizophrene. Arch. Psychiatr. 189, 324—340, (1952)
95. *Bürger-Prinz, H.:* Nervenarzt 8, 617, (1935)
96. *Burlinghan, D.:* A study of three pairs of identical twins. Imago Publ. Co., London, N. Y. Intern. Univ. Press (1952)
97. *Campbell, C. M.:* Amer. J. Psychiat. 99, 475, (1942)
98. *Chodoff, P.:* The problem of psychiatric diagnosis; can biochemistry and neurophysiology help? Psychiatry 23, 185, (1960)
99. *Cmyral, A.* und *G. Hofmann:* Kombination einer Schizophrenie mit einer endokrinen Störung (Sheehan-Syndrom) (im Erscheinen)
100. *Cohen, F.:* Psychiat. Quart. 28, 264, (1954)
101. *McColl, M. G.:* Influence of heredity on mental disease. Med. Press 224, 529, (1950)
102. *9. Colloquium d. Ges. f. physiolog. Chemie:* Chemie der Genetik. Springer, Berlin 1959
103. *Conrad, K.:* Der Konstitutionstyp als genetisches Problem. Berlin 1941
104. — Gestaltanalyse in der Psychiatrie. Stud. gen. 5, (1953)
105. — Die beginnende Schizophrenie. Georg Thieme, Stuttgart 1958
106. *Craike, W. H.* und *E. Slater:* Folie à deux in uniovular twins reared apart. Brain 68, 213, (1945)
107. *McCulloch, W.* und *L. Meduna:* The modern concept of schizophrenia. Sympos. of Neur. Psychiat. Diss. S. 147, (1947)
108. *Dahl, N. L.* und *J. Odegard:* On hereditary factors in functional psychosis. Acta Psychiat. K'hvn. Suppl. 106, 320—335, (1956)
109. *Davidson, G. M.:* Schizophrenia: A survey of theory and practice. J. Nerv. ment. Dis. 123, 149, (1956)
110. *De Boor, W.:* Pharmakopsychologie und Psychopathologie. Berlin 1956

111. *Delay, J.:* Psychopharmacological frontiers. In: Neuro-Psychopharmacology, Amsterdam 1959
112. *Doerris, H.:* Epilepsie und Schizophrenie. Nervenarzt 22, 290—298, (1958)
113. *Driesch, H.:* Das Ganze und die Summe. Leipzig, Reinicke 1921. (Zit. nach Arnold (7)
114. *Edinger, L.:* Eine neue Theorie. Zit. nach Arnold (7)
115. *Edinger, E. F.:* Archetypal patterns in schizophrenia. Amer. J. Psychiat. 112, 354, (1955)
116. *Edwards, J. H.:* The simulation of Mendelism. Acta genet. 10, 63, (1960)
117. *Egger, H.:* Zum Problem der Gattenwahl Schizophrener. Z. Neurol. 174, 353, (1942)
118. *Eicke, W. J.:* Multiple Sklerose und Schizophrenie. Nervenarzt 22, 225—228, (1951)
119. *Eisler, K. R.:* Notes upon defects of Ego-structure in schizophrenia. Intern. J. Psychoanal. 35, 141 (1954)
120. *Elkes, J.:* In: Neuropharmacology, Transactions os the Third Conference, New York
121. *Elsaesser, G.:* Die Nachkommen geisteskranker Elternpaare. Georg Thieme, Stuttgart 1952
122. *Elsaesser, G.* und *K. Siebke:* Ovarialfunktion und Körperbau bei Anstaltspatientinnen unter besonderer Berücksichtigung der Schizophrenie. Arch. Psychiat. 188, 218—225, (1952)
123. *Elsaesser, G.:* Psycho- und Endogenese bei schizophrenen Psychosen. Congress Report II. Int. Kongr. f. Psychiat., Zürich 1957, Vol. II. 32
124. *Ende, T.:* A pathobiological study of schizoprenia. Acta med. et biol. Niigata 1, 109—125 (1953). Ref. Zbl. ges. Neurol. 130, 169—170, (1954)
125. *Ernst, K.:* „Geordnete Familienverhältnisse" späterer Schizophrener im Lichte einer Nachuntersuchung. Arch. Psychiat. 194, 355—367, (1956)
126. *Essen-Möller, E.:* Untersuchungen über die Fruchtbarkeit gewisser Gruppen von Geisteskranken. Acta Psychiat. Neurol. Scand. suppl. 8, (1935)
127. — Psychiatrische Untersuchungen an einer Serie von Zwillingen. Acta psychiat. et. neurol. scand. suppl. 23, 1, (1941)
128. — The calculation of morbid risk in parents of index cases, as applied to a family sample of schizophrenics. Acta genet. 5, 334, (1955)
129. — Individual traits and morbidity in a Swedish rural population. Acta Psychiat., K'vn, Suppl. 100, 1—160, (1956)
130. — Mating and fertility patterns in families with schizophrenia. Eugenics Quart. 6, 142, (1959)
131. *Ewald, D.:* Zur Theorie der Schizophrenie. Dtsch. Med. Wschr. 49, 1813, (1954)
132. — Zur Theorie der Schizophrenie und der Insulinschockbehandlung. Allg. Z. Psychiat. 110, (1939)
133. *Ewalt, J. R. & E. I. Bruce:* Newer concepts of schizophrenia. Texas Reports on Biology and Medicine 6, 97, (1948), zit. nach Bleuler
134. *Ey, H.:* Les théories psychiatriques. Vortrag III. Weltkongreß f. Psychiat., Montreal 1961, Vol. I. 33
135. *Falek, A., E. V. Glanville:* Investigation of genetic carriers. In: Expanding Goals of genetics in psychiatry. *F. J. Kalmann* (Ed.): New York, Grune & Stratton 1962
136. *Faris, R. E. L. & H. W. Dunham:* Maternal attitudes in schizophrenia. J. Abnorm. soc. psychol. 50, 45, (1955)
137. *Faust, E.:* Zur Frage der latenten Schizophrenien in den Sippen manifest Schizophrener. Mschr. Psychiat. 125/2, 65—84, (1953)
138. *Federn, P.:* Ego psychology and the psychoses. New York, Basic Books, 1952
139. *Fenichel, O.:* La prognosi nella schizofrenia con le moderne therapie. Acta neurol. (Napoli) 2, (1947)
140. *Filippini, C. A.:* A hypothesis on schizophrenia. Rass. studi psichiat. 36, 296, (1947)
141. *Fischer, R.:* Schizophrenie, ein regressiver Adaptationsprozeß. Mschr. Psychiat. 126, 315—333, (1953)

142. *Formanek, R.:* Zur Frage der differenzierten Erbforschung im schizophrenen Erbkreis: M. Bleulers Untersuchung über Krankheitsverlauf, Persönlichkeit und Verwandtschaft Schizophrener und ihre gegenseitigen Beziehungen. Ztschr. Psych. Hyg. 15, 1, (1942)
143. *Frazee, H. E.:* Children who later became schizophrenic. Smith College Studies in Soyial Work 23, 125, (1953). Zit. nach Jackson
144. *Freud, S.: Schriften.* Wien. Intern. Psychoanalyt. Verlag 1922
145. *Freyhan, F. A.:* Study of a schizophrenic family. Delaware Md. J. 23/8, 213—217 (1951)
146. — Course and outcome of schizophrenia. Amer. J. Psychiat. 112, 161, (1955)
147. — The impact of somatic therapies on course and clinical profile of the schizophrenias. J. clin. Psychopath. 19, (1958)
148. *Frischeisen-Köhler, I.:* Das persönliche Tempo. Eine erbbiologische Untersuchung. Thieme, Leipzig 1933
149. *Frueh, L.:* Über die Belastung von Ehegatten Schizophrener. Z. Neurol. 176 und 695, (1943)
150. *Fuller, J. L. & W. R. Thompson:* Behaviour genetics. New York, John Wiley & Sons, 1960. Zit. nach Vogel
151. *Funding, Th.:* Acta psychiat. scandinav. 37, 267, (1962). Zit. nach Strömgren (aus Kallmann)
152. *Fukuoka, G.:* Anthropometric and psychometric studies on Japanese twins. In: Contributions to the genetics of the Japanese race. Kyoto, Japan: Ed. *T. Komai*, 1937. Zit. nach Vogel
153. *Gardner, I. C. & H. H. Newman:* Studies of quadruplets. J. Hered. 31, 119, (1940)
154. *Gardner, E. J. & F. E. Stephens:* Schizophrenia in monozygotic twins. J. Hered. 40, 165, (1949)
155. *Garrison, M. Jr.:* The genetics of schizophrenia. J. abnorm. soc. Psychol. 42, 122, (1947)
156. *Gastager, H.:* Die Gruppenpsychotherapie im Rahmen eines Gesamtbehandlungsplanes von schizophrenen Psychosen. Acta psychother. suppl. ad. Vol. 7, 134, Basel (1959). Wien. Z. Nervenhk. 16, 321, (1959)
157. *Gastager, H. & G. Hofmann:* Psychiatrische Verlaufsuntersuchungen an konkordanten eineiigen schizophrenen Zwillingspaaren. Wien. Ztschr. Nervenhk. 19, 466, (1962)
158. *Gastager, H., G. Hofmann & H. Tschabitscher:* Klinische Erfahrungen mit Chlordiazepoxide (Librium), einem neuen Tranquillizer. Wien. Med. Wschr. 11, 545, (1961)
159. *Gastager, H. & R. Schindler:* Rehabilitationstherapie bei Schizophrenen. Nervenarzt 32, 368, (1961)
160. *Gates, N. ad H. Brasch:* An investigation on the physical and mental characteristic of a pair of like twins reared apart from infancy. Amer. Eugen. 11, 89, (1941)
161. *Gebsattel, V.:* Die Person und die Grenzen des tiefenpsychologischen Verfahrens. Verfahrens Stud. gen. 3, (1950)
162. *Georgi, F.:* Konstitutionspathologische Probleme bei endogenen Psychosen. Arch. Psychiat. Nervenkr. 185, (1950)
163. *Gerard, D. L. & J. Siegel:* The family background of schizophrenia. Psychiat. Quart. 24, 47, (1950)
164. *Deyer, H.:* Zitiert nach Vogel
164a. *Gjessing, R.:* Biological investigation in endogenous psychoses. Acta psychiat. Suppl 47, (1957)
164b. *Gjessing, R., A. Bernhardsen & H. Freshaug:* J. Ment. Sci. 104, 188, (1958)
165. *Goldfarb, W.:* Rorschach test differences between family reared, institution-reared and schizophrenic children. Amer. J. Orthopsychiat. 19, 624, (1949)
166. *Goldfarb, Ch.* and *L. Erlenmeyer-Kimling:* Mating and fertility trends in schizophrenia. In: Exp. Goals of Gen. in Psychiat. (Kallmann)
167. *Gottschaldt, K.:* Erbpsychologie der Elementarfunktion der Begabung. Handbuch der Erbbiologie des Menschen, Bd. V. 1, (1940)

168. *Gralnick, A.:* Carrington familiy: psychiatric and social study illustrating psychosis of association or folie à deux. Psychiat. Quart. 17, 294, (1943)
169. *Grant, J. I.:* Zur Frage psycho-physischer Korrelation bei endogenen Psychosen. Diss. Karlsruhe 1948
170. *Gruhle, H.:* Funktion und Inhalt in der Psychiatrie. Nervenarzt 20, 1949
171. — Verstehende Psychologie. Thieme, Stuttgart 1948
172. *Gruhle, H. & J. Berze:* Die Psychopathologie der Schizophrenie. Springer, Berlin 1929
173. *Hallgren, B. & T. Sjögren:* A clinical and genetico-statistical study of schizophrenia and low-grade mental deficiency in a large Swedish rural population. Acta psychiat, scandinav. suppl. 140, (1959)
174. *Handbuch d. Geisteskrankheiten,* Teil 5: Die Schizophrenie
175. *Hardy, L. G. H., G. Rand & M. C. Ritter:* Incidence of color-blindness among psychotic subjects. J. gen. Psychol. 39, 229, (1948)
176. *Hartmann, H.:* Contribution to the metapsychology of schizophrenia. New York, Intern. Univ. Press, 1953. Zit. nach Bellak
177. *Heath, G.:* Studies in schizophrenia. A multi-disciplinary approach to mind-brain relationship. Harvard Univ. Press, Cambridge/Mass. 1954
178. *Held, F.:* Statistischer Beitrag zur Meteorotropie der Epilepsie und Schizophrenie. Nervenarzt 27, 28—30, (1956)
179. *Hess, W. R.:* Psychologie in biologischer Sicht. Georg Thieme, Stuttgart 1962
180. *Hochheimer, W. & R. Mitscherlich (ed.):* Zur Familienumwelt der Schizophrenen (Lidz.), Stuttgart 1959
181. *Hoff, H.:* Lehrbuch d. Psychiatrie, Basel-Stuttgart 1956
182. — Trial of a synthesis of psychiatric diagnosis and therapy. Vortrag: 3. Weltkongreß f. Psychiatrie
183. *Hoff, H. & P. Berner:* Der gegenwärtige Stand der Wiener psychiatrischen und neurologischen Forschung. Wien. Klin. Wschr. 69, 678, (1957)
184. *Hoff, H. & St. Hift:* Die organische Therapie der Psychosen. Wien. Med. Wschr. 108, (1958)
185. *Hoff, H., G. Hofmann & F. Seitelberger:* Zum gegenwärtigen Stand der Morphologie des Zentralnervensystems. Wien. Med. Wschr. 107, 1, (1957)
186. *Hoff, H., G. Hofmann & H. Tschabitscher:* Biochemische Faktoren im Rahmen der multifaktoriellen Genese psychiatrischer und neurologischer Erkrankungen. In: Memorial Research Monographs, *Naka, Osaka,* 1960
187. *Hoffmann, H. F.:* München Med. Wschr. 73, (1926)
188. *Hofmann, G.:* Demonstration eines Falles von Schizophrenie bei einem Akromegaloiden. Wien. Ztschr. Nervenhk. 7, 244—251, (1953)
189. — Stoffwechseluntersuchungen bei rezidivierenden Psychosen in ihrer Beziehung zum Menstruationszyklus. Wien. Klin. Wschr. 74, 715, (1962)
189a. *Hofmann, G. & O. H. Arnold:* Weitere Untersuchungen zum intermediären Phosphat-Stoffwechsel des Erythrocyten bei Schizophrenen. (Im Erscheinen)
190. *Hofmann, G. & K. Kryspin-Exner:* Klinische Erfahrungen mit einem neuen Neuroleptikum (TP 21, Melleril). Wien. Med. Wschr. 110, 897, (1960)
191. *Hofmann, G.:* Der Stellenwert der Psychopharmaka in der Psychotherapie schizophrener Patienten. (Im Erscheinen)
192. *Hollingshead, A. B. & F. C. Redlich:* Schizophrenia and social structure. Amer. J. Psychiat. 110, 695, (1954)
193. *Hoskins, R. G. (Ed):* The biology of schizophrenia. W. W. Norton Inc., New York 1946
194. *Huber, G.:* Zur nosologischen Differenzierung lebensbedrohlicher katatoner Psychosen. Schweiz. Arch. Neurol. 74/1, 216—244, (1954)
195. *Huber, H. U.:* Statistische Untersuchungen über Lebensverhältnisse späterer Schizophrener in der Kindheit. Diss. Zürich 1954. Zit. nach Bleuler
196. *Hurst, L. A.:* Genetics of schizophrenia. Reply to Pastore. Psychol. Bull. 48, 402 (1951)
197. — Electroencephalographie support for a genetically oriented organic concept of schizophrenia. J. Nerv. Ment. Dis. 115, 95—120, (1952)

198. *Hutter, D. A.:* Phänomenologisch-anthropologische Studie van de schizophrenie in haar begin-stadium, Folia Psych.-Neurol. u. Neurochirurg. 51, 319, (1948). Ref. Excerpta Med. Neur. u. Psychiat. 2, 1940, (1949)
199. *Inouye, E.:* Similarity and dissimilarity of schizophrenia in twins. Vortrag: 3. Weltkongreß f. Psychiatrie, Montreal 1961, Vol. I. 524
200. *Jackson, D. D. (Ed.):* The etiologie of schizophrenia. New York, Basic Books, 1960
201. — A critique of the literature on the genetics of schizophrenia. In: Jackson, D. D. (Ed.), New York, Basic Books 1960
202. *Jancarik, M.:* Dynamische Grundkonstellationen in endogenen Psychosen. Berlin 1959
203. *Jancke, H.:* Das moderne Schizophrenieproblem. Med. Klin. 617, (1947)
204. *Jarvik, L. F.:* Genetic variations in disease resistance and survival potential. In: Expanding Goals of Genetics in Psychiatry. *F. J. Kallmann* (Ed.). Grune & Stratton, New York 1962
205. *Jaspers, K.:* Allgemeine Psychopathologie. 5. Aufl. Berlin-Göttingen-Heidelberg 1950
206. *Jatzkewitz, H.:* Zur Biochemie neurologischer und psychiatrischer Krankheitsbilder, Dtsch. med. Wschr. 86, 474, (1961)
207. *Johansen, E.:* A study of schizophrenia in the male. Acta psychiat. et. neurol. Scand. suppl. 125, 33, (1958)
208. *Jones E.:* Mental heredity. In: *Jones, E.:* Ed. Essays in Applied Psychoanalysis, London, Hogarth Press 1951. Zit. nach *Rainer*
209. *Jordans, J.:* Erkrankungs-Heirats-Unfruchtbarmachungsalter und Kinderschaften der Schizophrenen in Wiesloch. Allg. Z. Psychiat. 117, 25, (1941)
210. *Juda, A.:* Höchstbegabung, ihre Erbverhältnisse sowie ihre Beziehungen zu psychischen Anomalien. München-Berlin, Urban & Schwarzenberg 1953
211. *Juel-Nielsen, N. & E. Linnemann:* Nord. psychiat. Medlemsbl. 12, Suppl. 1, 139, (1958)
212. *Jung, C. G.:* Die Psychologie der Dementia praecox. Halle, Marhold, 1907
213. *Jung, R.:* Neuropharmakologie. Klin. Wschr. 36, (1958)
214. *Kahn, E.:* What is S in a schizophrenic. Monatschr. Psychiat. Neurol. 124, 328, (1952)
215. *Kahn, E. & L. H. Cohen:* Amer. J. Psychiat. 88, 1025, (1932)
216. *Kallmann, F. J.:* Genetics of schizophrenia. Locust Valley, Augustin, 1938
217. — The role of mental deficiency in the incidence of schizophrenia. Amer. J. Ment. Deficiency 45, 514, (1941)
218. *Kallmann, F. J. & D. Reisner:* Twin studies on significance of genetic factors in tuberculosis. Amer. Rev. Tuberc. 47, 549, (1943)
219. *Kallmann, F. J.:* The genetic theory of schizophrenia (an analysis of 691 schizophrenic twin index families). Amer. J. Psychiat. 103, 309, (1946/47)
220. — Modern concepts of genetics in relation to mental health and abnormal personality development. Psychiat. Quart. 21, 535, (1947)
221. — Genetic in relation to mental disorders. J. Ment. Sci. 94, 250, (1948)
222. — Applicability of modern genetic concepts in the management of schizophrenia. J. Hered. 39, 339, (1948)
223. — The genetics of psychoses. An analysis of 1232 twin index families. Génétique et Eugénique. Congrès Int. Psychiat., Paris, Hermann & Cie. 1950
224. — The genetics of psychoses. Amer. J. human Genet. 2, 385, (1950)
225. — Comparative twin studies on the genetic aspects of male homosexuality. J. Neur. & Ment. Dis. 115, 283, (1952)
226. — Heredity in health and mental disorder. W. W. Norton & Co., New York 1953
227. — The genetics of psychotic behaviour patterns. In: Genetics and the inheritance of integrated neurological and psychiatric patterns. Williams & Wilkins, Baltimore 1954
228. — The genetics of human behaviour. Amer. J. Psychiat. 113, 496, (1956)
229. — The use of genetics in psychiatry. J. Ment. Sci. 104, 542, (1958)

230. — Recent cytogenetic advances in psychiatry. Vortrag: 3. Weltkongreß für Psychiatrie, Montreal 1961, Vol. I., 83
231. — (Ed.): Expanding Goals of Genetics in Psychiatry. Grune & Stratton, New York 1962
232. *Kallmann, F. J., E. S. Barrera:* The heredoconstitutional mechanism of predispositions and resistance to schizophrenia. Amer. J. Psychiat. 98, 544, (1941/42)
233. *Kallmann, F. J. & E. V. Glanville:* Heredity and Eugenics. Amer. J. Psychiat. 119, 601, (1963)
234. *Kallmann, F. J., J. S. Mickley:* The concept of individual insanity in family units. J. Nerv. & Ment. Dis. 104, 303, (1946)
235. — Genetic concepts and Folie à Deux: a reexamination of „induced insanity" in family units. J. Hered. 37, 298, (1946)
236. *Kallmann, F. J. & B. Roth:* Genetic aspects and preadolescent schizophrenia. Amer. J. Psychiat. 112, 599—606, (1955/56)
237. *Kanner, L.:* Child Psychiatry. Springfield, Ill. 1957
238. *Kant, O.:* A comparative study of recovered and deteriorated schizophrenic patients. J. Nerv. & Ment. Dis. 93, 616, (1941)
239. — The evaluation of prognostic criteria in schizophrenia. J. Nerv. Ment. Dis. 100, (1954)
240. *Kasanin, J.:* Case of schizophrenia in only one of identical twins. Amer. J. Psychiat. 91, 751, (1934)
241. *Kasinen, E. & S. Parker:* Schizophrenia in diabetes. Amer. J. Psychiat. 99, 793, (1943)
242. *Kaufmann, J.:* Zur Frage der Beziehungen zwischen dyskrinem und schizophrenem Krankheitsgeschehen: maskulin stigmatisierte Frauen und ihre nächste Verwandtschaft. Arch. Klaus-Stiftung 18, 439, (1943)
243. *Kay, D. W. K. & M. Roth:* Environmental and hereditary factors in the schizophrenias of old age („late paraphrenia") and their bearing on the general problem of causation in schizophrenia. J. Ment. Sci. 107, 649, (1961)
244. *Keup, W.:* „Die Biochemie der Schizophrenie", eine kritische Stellungnahme. Monatschr. f. Psychiat. & Neurol. 128, 56, (1954)
245. *Kihn, B.:* „Schizophrenie" im Handbuch der Erbkrankheiten. Leipzig, Thieme 1940
246. *Kisker, G. M., N. Michael:* A Rorschach study of psychotic personality in uniovular twins. J. Nerv. & Ment. Dis. 94, 641, (1941)
247. *Klein, M.:* Schizoid mechanism. Int. J. Psycho-anal. 27, 99, (1946)
248. *Kleist, K.:* Fortschritte der Psychiatrie. Frankfurt 1947
249. — Die paranoide Schizophrenie. Nervenarzt 18 (1947)
250. *Kline, M. S. & A. M. Tenney:* Constitutional factors in the prognosis of schizophrenia. Amer. J. Psychiat. 107, 434, (1950)
251. *Kline, N. S., N. Wertheimer, C. G. A. Schenker, B. Rubin & R. Sniffen:* Patterns of biochemical organization related to morphology. Amer. J. Psychiat. 109, 603, (1953)
252. *Klingmann, Th.:* Physical signs in schizophrenia. Amer. J. Psychiat. 103, 69, (1946/47)
253. *Kline, N. S. & A. N. Oppenheim:* Constitutional factors in the prognosis of schizophrenia. Further observations. Amer. J. Psychiat. 108, 909—911, (1952)
253a. *Knaus, H.:* Zur hormonalen Genese und Therapie der Schizophrenie, menstrueller Zyklus und Psychosen. Wien. Klin. Wschr. 152, (1948)
254. *Knoepfel, H. K.:* Fünf Akromegaloide Schizophrene und Psychopathen mit ihren Familien. Arch. Psychiat. 180, 332, (1948)
255. — Statistische Verarbeitung von 23 Fällen bereits beschriebener akromegaloider Schizophrener und Psychopathen und ihren Familien. Arch. Psychiat. 180, 361, (1948)
256. *Knoll, H.:* Wahnbildende Psychosen der Zeit des Klimakteriums und der Involution in klinischer und genealogischer Betrachtung. Arch. Psychiat. Nervenhk. 189, 59, (1952)
257. *Knox, W. E.:* Phenylketonuria. In: metabolic basis of inherited disease. *I. B. Stanbury* (Ed.), New York, McGraw-Hill, 1960

258. — Biochemical genetics and human metabolism. In: Expanding Goals of Genetics in Psychiatry (Ed.: F. J. Kallmann, Grune & Stratton, New York 1962)
259. *Knoll, H.:* Klinisch-genealogischer Beitrag zur Frage der perniziösen Katatonien. Arch. Psychiat. 192/1, 1—33, (1954)
260. — Wahnbildende Psychosen der Zeit des Klimakteriums und der Involution in klinischer und genealogischer Betrachtung. Arch. Psychiat. 189, 59—92, (1952)
261. *Kolb, L. C., J. D. Rainer, A. Mesnikoff & A. Carr:* Divergent sexual development in identical twins. Vortrag III. Weltkongreß f. Psychiat. Montreal 1961, Vol. I. 530
262. *Kraepelin, E.:* Lehrbuch der Psychiatrie. 5. u. 9. Auflage, Leipzig 1909 u. 1917
263. *Kretschmer, E.:* Körperbau und Charakter. 20. Auflage, Berlin-Göttingen-Heidelberg 1951
264. *Kroner, R.:* Schizophrenie und Morbus Basedow. Diss. Basel 1951. Zit. nach Bleuler
265. *Lang, T.:* Studies an the genetic determination of homosexuality. J. Nerv. Ment. Dis. 92, 55, (1940)
266. *Langfeldt, G.:* The prognosis in schizophrenia. London 1937
267. — The schizophreniform states. Copenhagen 1939
268. — The diagnosis of schizophrenia. Amer. J. Psychiat. 1951. Zit. nach Arnold
269. — Aktuelle Gesichtspunkte zur Symptomatologie und Diagnostik der Schizophrenie. Nord. psykiat. Medlembl. 6, (1952)
270. *Larsson, T. & T. Sjoegren:* A methodological psychiatric and statistical study of a large Swedish rural population. Acta psychiat. K'hvn, Suppl. 89, 1—250, (1954)
271. *Lehmann, H. & J. A. M. Ager:* The hemoglobinopathies and thalassemia. In: The metabolic basis of inherited disease. *J. B. Stanbury* (Ed.), McGraw-Hill, New York 1960
272. *Lehrmann, S. R. & E. J. Weiss:* Schizophrenia in cryptogenic narcolepsy. Psychiat. Quart. 17, 135, (1943)
273. *Lemke:* Über schizophrene Psychosen nach Encephalitis. 23. Sept. 1949, Sitzung Gesell. dtsch. Neurol. & Psychiat. Göttingen, Ref. ZBl. 108, 315, (1950)
274. *Leonhard, K.:* Zur Unterteilung und Erbbiologie der Schizophrenien. 1. Mitt.: Die „typischen" Unterformen der Katatonie. Allg. Z. Psychiat. 120, 1, (1942)
275. — Zur Unterteilung und Erbbiologie der Schizophrenen. 3. Mitt.: Erbbiologie der Katatonien. Allg. Z. Psychiat. 122, 39, (1943)
276. — Zur Unterteilung und Erbbiologie der Schizophrenen. 5. Mitt.: Die periodischen und phantastisch-fortschreitenden paranoiden Schizophrenien mit ihrem Sippenbild. Allg. Z. Psychiat. 123, 9, (1944)
277. — Zur Unterteilung und Erbbiologie der Schizophrenen. 6. Mitt.: Erbbiologie der paranoiden und verworrenen Formen von Schizophrenie. Allg. Z. Psychiat. 123, 177, (1944)
278. — Grundlagen der Psychiatrie. Stuttgart 1948
279. — Formen und Verläufe der Schizophrenie. Mschr. Psychiat. Neurol. 124, (1952)
280. — Aufteilung der endogenen Psychosen. Akademieverlag, Berlin 1957
281. *Lewis, N. D. C.:* Prognostic factors in schizophrenia. Acta Psychiat. Neurol. Scand. 19, 56 (1951)
282. *Lidz, Th.:* Schizophrenie und Familie. Psyche (Heidelberg) 13, (1959)
283. — *& Th. Lidz:* Eine Interpretation der Grundideen der amerikanischen Psychiatrie. Nervenarzt 21, (1950)
284. — — The family environment of schizophrenic patients. Amer. J. Psychiat. 106, 332, (1949)
285. *Lidz, Th., M. Singer, St. Fleck, A. Cornelison & S. Schafer:* Thought disorders in parents of schizophrenic patients. Vortrag: 3. Weltkongreß für Psychiatrie, Montreal 1961
286. *Ligterink, J. A. Th., Ch. H. Simons:* Schizophrenie und Diabetes Mellitus bei Juden. Acta Psych. & Neur. 11, (1936)
287. *Lingjaerde, O.:* Dementia praecox as adaptation syndrome: Pathology of desintegration; significance of refusal of food. Nord. Med. 44, 1683, (1950)

288. *Lorenz, K.:* Die angeborenen Formen möglicher Erfahrung. Z. Tierpsychol. 5, (1943)
289. — Die angeborenen Formen möglicher Erfahrung. Z. Tierpsychol. 5, (1943)
290. — Ganzheit und Teil in der menschlichen und tierischen Gemeinschaft. Stud. gen. 3, (1950)
291. *Lucchesi, M. & G. Rivolta:* Schizophrenia e tuberculosi. Neopsichiatria 18, 257—282, (1952). Ref. Zbl. ges. Neurol. 131, 330, (1955)
292. *Luxenburger, H.:* Untersuchungen an schizophrenen Zwillingen und ihren Geschwistern zur Prüfung der Realität von Manifestationsschwankungen. Ztschr. Neurol. & Psychiat. 154, 351, (1936)
293. — Die Vererbung psychiatrischer Störungen. Erg. Bd. z. Handbuch d. Geisteskrankheiten, Berlin 1938
294. — Die Schizophrenie und ihr Erbkreis. In: Handbuch d. Erbbiologie d. Menschen. V. Hg. v. G. Just, Berlin 1939
295. *Mall, G.:* Psychologie und Pathophysiologie der Kretscher'schen Konstitutionstypen. Ber. Kongr. Neurol. Tübingen 1947
296. *Malzberg, B.:* Psych. Quart. 22, 495, (1948)
297. *Malzberg, B. & E. S. Lee:* Migration and mental disease. New York 1956
298. *Marinow, A.:* Über den Verlauf und Endzustand bei Schizophrenien. Psychiat. Neurol. med. Psychol. (Lpz.) 11, (1959)
299. *Mark, J. C.:* The attitude of the mothers of male schizophrenic towards child behaviour. J. abnorm. soc. psychol. 48, 185, (1953)
300. *Massermann, J. H.:* The contribution of experimental psychiatry to the art of healing. Vortrag: III. Weltkongr. f. Psychiat., Montreal 1961, Vol. I. 25
301. *Mauz, F.:* Die Prognostik der endogenen Psychosen. Leipzig 1930
302. *Mead, M.:* Cultural patterns and technical change. UNESCO IJSEL Press, Dventr, Holland, 1953
303. *Meduna, L. J.:* Oneirophrenia: The confused state. Urbana, Univ. of Illinois Press, 1950
304. *Menninger, K.:* The diagnosis and treatment of schizophrenia. Bull. Menninger Cl. 12, 96, (1948)
305. *Meyer, A.:* Constructive formulation of schizophrenia. Amer. J. Psychiat. 1, (1922)
306. *Meyer, B. C.:* Report of a family exhibiting hereditary mirror movements and schizophrenia. J. Ment. Nerv. Dis. 96, 138, (1942)
307. *Meyer, H. H.:* Statistisches zur Frage der Auslösung endogener Psychosen durch akute körperliche Erkrankungen oder Generationsvorgänge. Nervenarzt 24, 498—500, (1953)
308. *Meyrat, G., E. Wildi:* Psychoses thyroidiennes et antihydroidiennes. Therapeutische Umschau, Bern 4, 91, (1947)
309. *Mollweide, H.:* Kombination von genuiner Epilepsie und Schizophrenie. Darstellung eines erbbiologisch überzeugenden Falles. Nervenarzt 23, 68—70, (1952) (1952)
310. *Morris, D. P., E. Sorroker & G. Buruss:* Follow-up studies of shy withdrawn children. Evolution of later adjustment. Amer. J. Orthopsychiat. 24, 143, (1954)
311. *Muller, H. J.:* Mental traits of heredity. J. Hered. 16, 433, (1925)
312. *Müller-Suur, H.:* Überblick über die psychiatrischen Theorienbildungen in kritischer Hinsicht auf ihren Ganzheitscharakter. Fortschr. Neurol. 17, 31 (1949)
313. *Nannarello, J. J.:* Schizoid. J. Nerv. Ment. Dis. 118, 237, (1953)
314. *McNemar & M. A. Merrill (ed.):* Studies in personality. New York, McGraw-Hill, 1942
315. *Newmann, H. H., F. N. Freman & K. J. Holzinger: Twins:* A study of heredity and environment. Chicago: Univ. of Chicago Press 1937
316. *Nielsen, C. K.:* The childhood of schizophrenics. Acta Psychiat. K'vn 29, 281—289 (1954)
317. *Nyiroe, J. & B. Rohny:* Arbeitshypothese und orientierende Untersuchungen über die Ätiologie der Schizophrenie. Psychiatr.-neurol. Wschr. 43, 135, (1941)
318. *Oatman, J. G.:* Folie à deux: report of a case of identical twins. Amer. J. Psychiat. 98, 842, (1942)

319. *Ödegaard, Ö.:* Marriage and mental diesease. A study in social psychopathology. J. Ment. Sci. 92, 35, (1946)
320. *Osborn, L. A.:* Five psychotic sisters. J. Nerv. & Ment. Dis. 101, 158, (1945)
321. *Pastore, N.:* The Nature-Nurture Controversy. New York, King's Crown Press 1949
322. — The genetics of schizophrenia. Psychol. Bull. 46, 285, (1949)
323. *Patterson, R. M., T. W. Zeigler:* Ordinal position and schizophrenia. Amer. J. Psychiat. 98, 455, (1941/42)
324. *Patzig, B.:* Klinische, genetische und morphologische Ergebnisse in ihrer Bedeutung für die Psychophysiologie der Schizophrenie. 2. Int. Kongr. f. Psychiatrie, Zürich 1957
325. *Penrose, L. S.:* Survey of cases of familial mental illness. Digest Neurol. & Psychiat. 13, 644, (1945)
326. *Perry, J. W.:* A Jungian Formulation of Schizophrenia. Amer. J. Psychother. 10, 54, (1956)
327. *Peterson, J. H.:* Hysteria in one of a pair of identical twins. J. Neurol. 12, 160, (1949)
327a. *Pfahler, G.:* Der Mensch und sein Lebenswerkzeug. Ernst-Klett-Verlag, Stuttgart 1954
328. *Piaget, J.:* Le développement de l'enfant. Vortrag III. Weltkongreß für Psychiat. Montreal 1961, Vol. I. 3
329. *Pilot, M. L.:* Psychosomatic disorders in monozygous twin pairs. Vortrag: III. Weltkongreß f. Psychiat., Montreal 1961, Vol. I. 534
330. *Polonio, P. & E. Slater:* A prognostic study of insulin treatment in schizophrenia. J. ment. Sci. 100, 442, (1954)
331. *Price, B.:* Primary biases of twin studies: A review of prenatal and natal difference-producing factors in monozygotic pairs Amer. J. Human Genet. 2, 293, (1952)
332. *Prout, C. T. & M. A. White:* A controlled study of personality relationships in mothers of schizophrenic male patients. Amer. J. Psychiat. 107, 251, (1950)
333. *Rado, S.:* Schizotypal Organization. In: Changing concepts of psychoanalytic medicine. New York, Grune & Stratton, 1956
334. *Rainer, J. D.:* Studies in the genetics of disordered behaviour. Methods and Objectives. In: Exp. Goals of Gen. in Psychiat. *Kallmann, F. J.* (Ed.), New York, Grune & Stratton, 1962
335. *Rainey, H. G. & W. R. Carson:* Paranoid reactions in three generations. Psychiat. Quart. 15, 23, (1941)
336. *Raithel, W.:* Kombination einer Schizophrenie mit amyotrophischer Lateralsklerose. Allg. Z. Psychiat. 118, 48 (1941)
337. *Ramer, P.:* Die präpsychotische Persönlichkeit schockresistenter Schizophrener. Schw. Arch. Neurol. & Psych. 50, 93, (1942)
338. *Redlich, F. & E. G. Brody:* Psychotherapy with schizophrenics. Int. Univ. Press, New York 1952
339. *Reichard, S. & C. Tillmann:* Patterns of parent-child relationships in schizophrenia. Psychiat. 13, 247, (1950)
340. *Reiss, M.* Untersuchungen über das endocrine Equilibrium von Geisteskrankheiten. Arch. Psychiat. 187, 488—520, (1952)
341. — Untersuchungen über Psycho-Endokrinologie. Schweiz. Arch. Neurol. 71, 336—360, (1953)
342. — Psychoendocrinology. J. Ment. Sci. 101, 683—695, (1955)
343. *Rennie, T. A. C.:* Analysis of 100 cases of schizophrenia with recovery. Arch. Neurol. Psychiat. 46, 197, (1941)
344. *Richter, D.:* (Ed.) Schizophrenia, somatic aspects. London, New York, Paris, Pergamon Press, (1957)
345. *Robert, J.:* Tuberculose et démence précoce. Progr. méd. Paris 79/3, 52—63, (1951)
346. *Rosanoff, A. J.:* Study of mental disorders in twins. Eugenical News 17, 37 (1932)

347. — Etiology of socalled schizophrenic psychoses, with special reference to their occurence in twins. Amer. J. Psychiat. 91, 247 (1934)
348. *Rosanoff, A. J., L. M. Handy & I. A. Rosanoff:* Criminality and delinquency in twins. J. crim. Law Criminol. 24, 923, (1934)
349. *Rosen, J.:* Direct analysis. New York, Grune & Stratton, 1953
350. *Rosenthal, D.:* Confusion of identity and the frequency of schizophrenia in twins. Arch. Gen. Psychiat. 3, 297, (1960)
351. — J. Psychiat. Res. 1, 25, (1961). Zit. nach Kallmann (1963)
352. *Rosenzweig, S. & D. Bray:* Siblings deaths in the anamnesis of schizophrenic patients. Arch. Neurol. and Psychiat. 49, 71, (1943)
353. *Ross, W. D., J. Hay & M. F. McDowall:* The association of certain vegetative disturbances with various psychoses. Psychosomat. Med. 12, 170, (1950)
354. — The incidence of certain vegetative disturbances in relation to psychoses. Psychosomat. Med. 12, 179, (1950)
355. *Roth, M.:* Indroduction of genetic and environmental factors in the causation of schizophrenia. In: *Richter, D.* (Ed.) Schizophrenia, Pergamon Press, London 1957
356. *Rothacker, G.:* Die Schichten der Persönlichkeit. Bonn, Bouvier, 1948
357. *Rubin, H. E.:* Identical twins with psychosis. Kentucky Med. J. 42, 115, (1944). Zit. nach Jackson
358. *Rümke, H.:* Die Relativität der psychiatrischen Diagnose. Nederl. T. Geneesk. No. 2661, (1952)
359. — Phenomenological and descriptive aspects of psychiatry. Vortrag: III. Weltkongreß f. Psychiat., Montreal 1961, Vol. I. 17
360. *Schindler, R.:* Der soziodynamische Aspekt in der bifokalen Gruppentherapie. Acta psychother. (Basel) 7, 2, (1959). Sonderheft v. 2. Int. Kongr. f. Gruppenpsychotherapie, Zürich 1957
361. — Über die grundsätzliche Stellung der Psychotherapie bei Psychosen. Acta psychother. (Basel) 5, 2, (1957)
362. *Schneider, C.:* Die schizophrenen Symptomverbände. Berlin, 1942
363. *Schneider, K.:* Klinische Psychopathologie. 3. Aufl. Stuttgart 1950
364. — Psychiatrie heute. Stuttgart 1952
365. *Schultz-Henke, H.:* Das Problem der Schizophrenie. Stuttgart 1952
366. *Schulz, B.:* Über die hereditären Beziehungen paranoid gefärbter Alterspsychosen. Ztschr. ges. Neurol. Psychiat. 129, 147, (1930)
367. — Zur Erbpathologie der Schizophrenie. Ztschr. f. d. ges. Neurol. & Psychiat. 143, 175, (1932)
368. — Versuch einer geneologisch-statistischen Überprüfung eines Schizophreniematerials auf biologische Einheitlichkeit. Ztschr. f. d. ges. Neurol. & Psychiat. 151, 145, (1934)
369. — Kinder aus Ehen zwischen einem endogen oder reaktiv Geisteskranken und einem Querulanten. Z. Neurol. 171, 57, (1941)
370. — Die Schizophreniegefährdung der Verwandten Schizophrener. Ärztl. Mh. 5, 299, (1949/50)
371. *Schwab, H.:* Die Schizophrenien. Arch. Psychiat. Nervenkr. 182, (1949)
372. *Schweizer, E. M.:* Entwicklungsgeschichte eines frühverstorbenen schizophrenen Mädchens. Diss. Zürich (1954). Zit. nach Bleuler
373. *Sechehaye, M. A.:* The transference in symbolic realization. Int. J. Psychoanal. 37, 270, (1956)
374. *Seiler, E.:* Ein akromegaloider Schizophrener und seine Verwandtschaft. Diss. Zürich (1953)
375. *Selye, H.:* The general adaptation syndrome and the diseases of adaptation. J. clin. endocrinology 6, 117, (1946)
376. — Stress. Montreal, Acta Inc. 1950
377. *Selye, H.* and *C. Fortier:* Adaptive reaction to stress. Psychosomat. Med. 12, 149, (1950)
378. *Smerari, A.:* Recent views on the inheritance of schizophrenia. Rass. Neuropsychiat. 4, 513, (1950)

379. *Semon, R.:* Die Mneme als erhaltendes Prinzip im Wechsel des organischen Geschehens. Leipzig 1911. Zit. nach Arnold
380. *Shields, J.:* Twins brought up apart. Eugenics Rev. 50, 115, (1958)
381. — Monozygotic twins brought up apart and brought up together. Oxford Univ. Press, Oxford (Zit. nach *Kallmann,* 1962)
382. *Shields, J. & E. Slater:* Heredity and psychological abnormality. In: *Eysenck A. J.* (Ed.) Handbook of abnormal psychology. New York. Basic Books, 1961 (Zit. nach Kallmann, Exp. Goals)
383. *Shulman, A.:* The etiology of schizophrenia. Psychiat. Quart. 24, 515, (1950)
384. *Siegfried, S.:* Untersuchungen über Krankheitsverlauf und Familienbild bei schockresistenten Schizophrenen. Schw. Arch. Neurol. & Psych. 50, 108, (1942)
384a. *Sjoegren, T.:* The genetics of schizophrenia, Vortrag II. Intern. Kongr. für Psychiat. Zürich, 1957, Vol. I. 312
385. *Slater, E.:* Genetics in psychiatry. J. Ment. Sci. 90, 17, (1944)
386. — Heredity, Genetic causes of symptomes. Monatschr. Psychiat. Neurol. 113, 50, (1947)
386a. — Psychiatry. In: Clinical Genetics, *A. Sorsby* (Ed.), London 1953
386b. — Psychotic and neurotic illnesses in twins. London, 1953 (Zit. nach *Sjoegren)*
387. — The monogenic theory of schizophrenia. Acta genet. (Basel) 8, 50, (1958)
388. — Psychiatric genetics. Recent progress in psychiatry. Vol. II. print in *Churchill Ltd.,* London
389. — The Thirty-Fifth *Maudsley* Lecture: „Hysteria 311". J. Ment. Sci. 107, 359, (1961)
390. — Trends in psychiatric genetics in England. In: Expanding Goals of Genetics in Psychiatry. *F. J. Kallmann* (Ed.), New York, Grune & Stratton 1962
391. *Smith, J. Chr.:* Om intersexual behaaring af schizofrene kvinder. Särtryck ur Festskrift till Henrik Sjöbring, p. 217, (1944). Zit. nach Bleuler
392. *Snezhnevsky, A. V.:* Über die klinischen Gesetzmäßigkeiten des Verlaufes psychischer Erkrankungen. Vortrag III. Weltkongr. f. Psychiat., Montreal, 1961, Vol I. 173
393. *Solomon, R. & E. L. Bliss:* Simultaneous occurence of schizophrenia in identical twins. Amer. J. Psychiat. 112, 912—915, (1956)
394. *Sorg, E.:* Zur Frage der Beziehungen zwischen dyskrinem und schizophrenem Krankheitsgeschehen. Psychische Störungen in den Familien von nicht schizophrenen Akromegaloiden. Diss. Zürich. 1954
395. *Spiel, W.:* Die endogenen Psychosen im Kindes- und Jugendalter. Biblioteca psychiatrica fasc. 113, Basel, New York 1961, *S. Karger*
396. *Staehelin, J. E.:* Über präschizophrene Somatose. Schw. med. Wschr. 73, 215, (1943)
397. *Stancu, A. C., P. C. Clark & L. H. Snyder:* Studies in human inheritance. XXXIX. A statistical analysis of Rh-Hr incompatibility, with illustrative data from cases of dementia praecox. Ohio-State Med. J. 43, 628, (1947)
398. *Stanbury, J. B., Wyngaarden, J. B. & D. S. Frederickson (Ed.):* The metabolic basis of inherited disease. New York, Mc-Graw-Hill, 1960
399. *Stemmer, W.:* Die Elemente des Psychischen. Hippokrates, Stuttgart, 1953
400. *Stenstedt, A:* Involutional melancholia. Acta psychiat. Scand., Suppl. 127, (1959)
401. *Stockert, F. G.:* Einführung in die Psychopathologie des Kindesalters. Psychosen im Kindesalter. Jb. Jugendpsychiatrie 1, 223, (1956)
402. *Stockmann, M.:* Zur Frage der Beziehung zwischen dyskrinem und schizophrenem Krankheitsgeschehen. Weitere maskulin stigmatisierte schizophrene Frauen und ihre Verwandten. Arch. Klaus-Stift. 21, 171, (1946)
403. *Stoll, W. A.:* Zwei weitere Fälle psychischer Störungen bei Morbus-Cushing-artiger Konstitution. Auch. Psychiat. 180, 380, (1948)
404. — Psychopathologische Untersuchungen bei Morbus Cushing. Wien. Z. Nervenhk. 3, 315, (1950)
405. *Stolze, H.:* Schizophrenie bei eineiigen Zwilligen. Ein kasuistischer Beitrag. Z. Neur. 174, 753, (1942)
406. *Storch, A.:* Die Daseinsfrage der Schizophrenen. Schweiz. Arch. Neur. 53, (1947)

407. — Tod und Erneuerung in der schizophrenen Daseinsumwandlung. Arch. Psychiat. Nervenkr. 181, (1949)
408. *Storch, A.* und *C. Kulenkampff:* Zum Verständnis des Weltunterganges bei der Schizophrenie. Nervenarzt 21, (1950)
409. *Straker, M.:* Clinical volution of the theory of birth trauma. Vortrag III. Weltkongr. f. Psychiat., Montreal 1961, Vol. I. 734
410. *Stransky, E.:* Zur Lehre von der Dementia praecox. Zbl. ges. Neurol. Psychiat. 27, (1904)
411. — Von der Dementia praecox zur Schizophrenie. Schweiz. Arch. Neurol. Psychiat. 72, 1, (1953)
412. *Strauss, E.:* Die Entwicklung der amerikanischen Psychiatrie zwischen den Weltkriegen. Arch. Psychiat. Nervenkr. 184, (1950)
413. *Strömgren, E.:* Beiträge zur psychiatrischen Erblehre. Acta psychiat. K'vn, Suppl. 19, (1938)
414. — Psychiatric researches in heredity during recent years in the Northern Countries. Schweiz. Arch. Neurol. Psychiat. 62, 378, (1948)
415. — Die Differentialdiagnose zwischen Prozeß-Schizophrenie und schizophrenieformen Psychosen in klinischer und erbbiologischer Beleuchtung. Congress Report. II. Int. Kongr. f. Psychiat. Zürich (1957), Vol. I. 323
416. — Trends in psychiatric genetics in Scandinavia. In: Expanding Goals of Genetics in Psychiatry. F. J. Kallmann (Ed.) New York, Grune & Stratton 1962
417. *Stutte, H.:* Die Prognose der Schizophrenie des Kindes- und Jugendalters. Congress Rep. II. Intern. Kongr. f. Psychiatrie, Zürich (1957), Vol. I. 328
418. — Klinische Psychiatrie. Berlin, Springer 1960
419. *Sullivan, H. S.:* Therapeutic investigations in schizophrenia. Psychiatry 10, 121, (1947)
420. *Sulzer, H.:* Zur Frage der Beziehungen zwischen dyskrinem und schizophrenem Krankheitsgeschehen: ein akromegaloider Schizophrener und seine Familie. Arch. Klaus-Stift. 18, 461, (1943)
421. *Symposium über Schizophrenie.* Madrid 1957, Zbl. ges. Neurol. Psychiat. 151, (1958)
422. *Szalita-Pemow, A. B.:* Further remarks on the pathogenesis and treatment of schizophrenia. Psychiatry 15, 143, (1952)
423. *Thiele, R.:* Die klassische Hirnlokalisationslehre und der schichtentheoretische Aspekt vom Aufbau der Person in empirischer Behandlung des Leib-Seele-Problems. Berlin 1951
424. *Thomas, G. C. G.* und *D. C. Wilson:* The recognition of preschizophrenic states. Virginia Med. Monthly 8, 405, (1949)
425. *Titze, T.:* A study of mothers of schizophrenic patients. Psychiatry 12, 55, (1949)
426. *Vaughan, W. T. jr.* und *J. C. Sullivan* und *F. Elmadjian:* Immunity and schizophrenia. Psychosom. Med. 11, 327, (1949)
427. *Verschuer, O.:* Wirksame Faktoren im Leben des Menschen. Beobachtungen an ein- und zweieiigen Zwillingen durch 25 Jahre. F. Stein, Wiesbaden 1954
428. — Genetik des Menschen. München, Berlin, Urban & Schwarzenberg 1959
429. *Villinger, W.:* Zum Problem der Kinderschizophrenie nebst Differentialdiagnose und Prognose. Wien med. Wschr. 109, 295, (1959)
430. *Vogel, F.:* Lehrbuch der allgemeinen Humangenetik. Springer, Berlin 1961
431. *Wahl, C. W.:* Some antecedent factors in the family histories of 392 schizophrenics. Amer. J. Psychiat. 110/9, 668—676, (1954)
432. *Wander-Voegelin, M.:* Schizophrenes und endokrines Krankheitsgeschehen. Akromegaloide Schizophrene und ihre Familien. Arch. Klaus-Stift. 20, 257, (1945)
433. *Watson, J.:* Der Behaviorismus. Stuttgart 1930
434. *Weatherley, J.* und *H. L. Deabler:* Schizophrenia in identical twins one of whom was lobotomized. J. Nerv. Ment. Dis. 120, 262—267, (1954)

435. *Weber, H. J.:* Beispiel einer konstitutionsanalytischen Untersuchung an einem Fall von schizophrenen und manisch-depressiven Mischsymptomen, Struma, Addison'schem Syndrom und orthostatischem Kollaps. Arch. Klaus-Stift. 25, 243, (1950)
436. *Weinberg, J.* und *J. Lobstein:* Inheritance in schizophrenia. Acta psychiat. und neur. 18, 93, (1943)
437. *Wespi, H.:* Schizophrenie bei eineiigen Zwillingen. Kasuistischer Bericht zum Problem „endogen-exogen" in der Schizophrenieforschung. Schw. Arch. Psychiat. und Neur. 48, 110, (1941)
438. *Wieser, C.:* Erbbiologische Bestandesaufnahme einer Unterengadiner Gemeinde mit tirolischem Einschlag. Diss. Zürich, (1952)
439. *Wigers, F.:* Ein eineiiges, bezüglich Schizophrenie diskordantes Zwillingspaar. Acta psychiat. et Neurol. 9, 541, (1934)
440. *Wilson, P. T.:* Study of like-sexed twin's health and disease records. Human Biol. 3, 270, (1931)
441. *Wittermans, A. W.* und *B. Schulz:* Genealogischer Beitrag zur Frage der geheilten Schizophrenien. Arch. Psych. 185, 211, (1950)
442. *Wittmann, P.:* Diagnostic and prognostic significance of the shut-in personality type as a prodromal factor in schizophrenie. J. clin. Psychol. 4, 211, (1948)
443. *Wittmann, P., W. H. Sheldon* und *Ch. J. Katz:* A study of the relationship between constitutional variations and fundamental psychotic behavior reactions. J. Nerv. & Ment. Dis. 108, 470, (1948)
444. *Wolf, D.:* Endokrines und psychisches Krankheitsgeschehen: Zwei Fälle einer Morbus-Cushing ähnlichen Störung mit psychopathologischen Erscheinungen. Schw. Arch. Neur. & Psych. 56, 144, (1945)
445. — Zur Frage der Beziehungen zwischen dyskrinem und schizophrenem Krankheitsgeschehen: Überprüfung der bisherigen Untersuchungen an größerem Untersuchungsgut. Arch. Klaus-Stift. 21, 149, (1946)
446. — Statistische Verarbeitung von 32 Fällen bereits beschriebener maskulin stigmatisierter schizophrener Frauen und ihrer Familien. Arch. Psych. 180, 397, (1948)
447. *Wynne, L. C., J. Day & M. T. Singer:* Characteristics of families of schizophrenic and non-schizoprenic psychiatric patients. Vortrag III. Weltkongr. f. Psychiat. Montreal 1961, Vol. I. 480
447a. *Wynne, L. C., A. J. Day, St. Hirsch & I. Ryckoff:* The family relations of a set of monozygotic quadruplet schizophrenics. Vortrag II. Int. Kongr. f. Psychiatrie, Zürich 1957, Vol. II, 43
448. *Wyrsch, J.:* Die Person des Schizophrenen. Bern 1949
449. *Zehnder, M.:* Über Krankheitsbild und Krankheitsverlauf bei schizophrenen Geschwistern. Mtschr. Psychiat. & Neur. 103, 231, (1941)
450. *Zerbin-Rüdin, Ed.:* Über die Bedeutung der Familien- u. Zwillingsbefunde für die Schizophrenieentstehung. II. Intern. Kongr. f. Psychiat. Zürich, (1957), Vol. II, 35
451. *Zolliker, A.:* Über familiäre Narkolepsie mit Schizophrenie. Arch. J. Klaus-Stift., Zürich 28, 256—260, (1953)
452. *Zucker, K.:* Funktionsanalyse in der Schizophrenie. Arch. Psychiat. Nervenkr. 110, (1939)
453. *Zurgilgen, B. A.:* Untersuchungen über die konstitutionelle Verwandtschaft von Tuberkulose und Schizophrenie. Schw. Med. Wschr. 79, 75, (1949)
454. *Zutt, J.:* Der ästhetische Erlebnisbereich und seine krankhaften Abwandlungen. Nervenarzt 23, (1952)
455. — Über Daseinsordnungen. Nervenarzt 24, (1953)
456. — Der Lebensweg als Bild der Geschichtlichkeit. Nervenarzt 25, (1954)
457. — Das Schizophrenieproblem. Nosologische Hypothesen. Klin. Wschr. 34, 679, (1956)

2. *für die Kapitel III. und IV.*

1. *Abood, L. G.:* A possible role of brain mitochondria in psychopharmacology. J. Neuropsychiatr. 1, 92, (1959)
2. *Abood, L. G., F. A. Gibbs & E. Gibbs:* Comparative study of blood ceruloplasmin in schizophrenia and other disorders. Arch. Neurol. & Psychiatr. 17, 643, (1957)
3. *Abramson, H. A.:* Neuropharmacology; Transactions of the Third Conference, New York 1957
4. *Abramson, D. T., N. Schkloven, K. H. Katzenstein:* Peripheral blood flow in schizophrenia and other abnormal mental states. Arch. Neurol. & Psychiatr. 45, 973, (1941)
5. *Acheson, R. M., R. M. Paul & R. V. Tomlinson:* Some constituents of the urine of normal and schizophrenic individuals. Canad. J. Biochem. Physiol. 36, 295, (1958)
6. *Adams, J. E.:* Cerebral metabolic studies on the human during total cerebral arterial occlusion and hypothermia. The effect on cerebral respiratory quotient. J. Neurosurg. 18, 168, (1961)
7. *Akabane, Y.:* Blood glutathione levels in schizophrenic patients. Psychiatr. Neurol. jap. 63, 527, Abstr. 25, (1961)
8. *Akerfeldt, S.:* Oxidation of n, n-dimethyl-p-phenylenediamine by serum from patients with mental disease. Science, 125, 117, (1957)
9. *Albert, E.:* In: Die Chemie und der Stoffwechsel des Nervengewebes. Springer, Berlin 1952, s. 129
10. *Aldrich, C. K.:* Glucose tolerance in disturbed schizophrenic patients. Arch. Neurol. Psychiatr. (Chicago) 60, 498, (1948)
11. *Alexander, F., S. A. Portis:* A psychosomatic study of hypoglycemic fatigue. Psychosomat. Med. (N. Y.) 6, 191, (1944)
12. *Alexander, L.:* An anti-epinephrine factor in treatment-resistent schizophrenia and in intractable psychalgia. J. Nerv. Ment. Dis. 120, 401—403, (1954)
13. *Allers, R.:* Z. ges. Neurol. Psychiat. 18, 1, (1913)
14. *Altschule, M. D.:* Effects of factors that modify cerebral blood flow on hallucinations in schizophrenia. J. clin. exper. psychopath. (N. Y.) 12, 123—129, (1951)
15. — Metabolic and physiologic disturbances in the psychoses. Discussion p. 449—453. In: Chapt. 26 of The Biology of Mental Health and Disease, P. B. Hoeber, New York 1952
16. — Adrenal functions in some psychiatric disorders. Int. Rec. Med. 166, 190—195, (1953)
17. — Bodily physiology in mental and emotional disorders. Grune & Stratton, New York 1953
18. *Altschule, M. D., St. H. Eldred, L. J. Sherman & J. N. Giancola:* Blood glutathione and eosinophil levels and hospital adjustment scale in chronic schizophrenics. Arch. gen. Psychiatr. 1, 358, (1959)
19. *Altschule, M. D., R. M. Goncz & Ph. D. Holliday:* Carbohydrate metabolism in brain disease. X. Lack of chloropromazine and reserpine on abnormal carbohydrate metablosim in chronic schizophrenic. Arch. Int. Med. 99, 892, (1957)
20. *Altschule, M. D., H. U. Grunebaum & B. H. Parkhurst:* Mobilization of glucose by phlorrhizin in patients with mental disorders. Arch. Neurol. Psychiat. (Chicago) 70, 235—239, (1953)
21. *Altschule, M. D., D. H. Henneman, P. D. Holliday & R. M. Goncz:* Carbohydrate metabolism in brain disease. VI. Lactate metabolism after infusion of sodium d-lactate in manic depressive and schizophrenic psychoses. Arch. Int. Med. 98, 35, (1956)
22. — Carbohydrate metabolism in brain disease. VII. Effect of Glutathion on carbohydrate intermediary metabolism in schizophrenic and manic-depressive psychoses. Arch. Int. Med. 99, 22, (1957)

23. *Altschule, M. D. & B. H. Parkhurst:* Changes in phosphatase activity of serum and urine after shock therapy. Arch. Neurol. Psychiatr. (Chicago) 67, 59—63, (1962)
24. *Altschule, M. D., B. H. Parkhurst & E. P. Siegel:* Arch. Neurol. Psychiatr. (Chicago) 67, 754, (1952)
25. *Altschule, M. D., E. Promisel, B. H. Parkhurst, H. Grunebaum:* Effects of ACTH in patients with mental disease. Arch. Neurol. Psychiatr. (Chicago) 64, 641—649, (1950)
26. *Altschule, M. D., R. M. Restaino & E. P. Siegel:* Blood clotting in patients with mental diseases before and after treatment. Arch. Neurol. Psychiatr. (Chicago) 68, 561—565, (1952)
27. *Altschule, M. D. & E. P. Siegel:* Inadequacy of the glycemic reaction to epinephrine as a measure of hepatic glycogen. Amer. J. Med. Sc. 222, 50, (1951)
28. *Altschule, M. D., E. P. Siegel & D. H. Hennemann:* Blood glutathion level in mental disease before and after treatment. Arch. Neurol. Psychiatr. 67, 64, (1952)
29. *Altschule, M. D., E. P. Siegel & F. Mora-Castaneda:* Significance of rise in blood sugar level after injection of epinephrine in mental disease. Arch. Neurol. Psychiatr. (Chicago) 65, 589—592, (1951)
30. *Altschule, M. D., E. P. Siegel, R. M. Restaino & B. H. Parkhurst:* Blood eosinophilic leucocytes in mental disease. Arch. Neurol. Psychiatr. (Chicago) 67, 228—236, (1952)
31. *Altschule, M. D. & W. M. Sulzbach:* Effect of carbondioxide on acrocyanosis in schizophrenia. Arch. Neurol. Psychiatr. 61, 44, (1949)
32. *Andreani, G. & V. Castelletti:* Ricerche sulla reattività vasomotoria nelle malattie nervose e mentali. G. Psichiatr. Neuropat. 79/3, (1951)
33. *Angel, C., B. E. Leach, S. Martens, M. Cohen & R. G. Heath:* Serum oxidation tests in schizophrenic and normal subjects. Arch. Neurol. & Psychiatr. 78, 500, (1957)
34. *Angyal, A., N. Blackman:* Paradoxal vestibular reactions in schizophrenia under the influence of alcohol, hyperpnea and CO_2 inhalation. Amer. J. Psychiatr. 97, 894, (1941)
35. *Angyal, A., H. Freeman & R. G. Hoskins:* Physiologic aspects of schizophrenic withdrawal. Arch. Neurol. & Psychiat. 44, 621, (1940)
36. *Angyal, A., M. A. Sherman:* Postural reactions to vestibular stimulation in schizophrenic and normal subjects. Amer. J. Psychiat. 98, 857, (1941/42)
37. *Aprison, M. H. & A. L. Drew:* n, n-dimethyl-p-phenylenediamine oxidation by serum from schizophrenic children. Science, 127, 758, (1958)
38. *Aprison, M. H. & H. J. Grosz:* Ascorbic acid level and lagtime in oxidation of n, n-dimethyl-p-phenylenediamine. Arch. Neurol. & Psychiat. 79, 575, (1958)
39. *Armstrong, M. D. & K. N. F. Shaw:* The occurrence of (-) - -m-hydroxyphenyl-hydracrylic acid in human urine. J. Biol. Chem. 225, 269, (1956)
40. *Armstrong, M. D., K. N. F. Shaw, M. J. Gortatowski & H. Singer:* The indole acid of human urine. J. Biol. Chem. 232, 17, (1958)
41. *Armstrong, M. D., P. E. Wall & V. J. Parker:* The excretion of m-hydroxyhippuric acid by humans. J. Biol. Chem. 218, 921, (1956).
42. *Arnold, O. H.:* Zur Theorie der Insulinschocktherapie der Schizophrenie. Wien. Med. Wschr. 102, 49, (1952)
43. — Untersuchungen zur Frage des Zusammenhanges zwischen Erlebnisvollzug und Kohlehydratstoffwechsel. Wien. Ztschr. Nervenhk. 10, 85, (1954)
44. — Zur Frage der multifaktoriellen Causalität in der Psychiatrie. Wien. Arch. Psychol. & Neurol. 6, 3, (1956)
45. *Arnold, O. H., H. Gastager & G. Hofmann:* Untersuchungen zur Frage der Legierungspsychosen. (In Vorbereitung)
46. *Arnold, O. H., H. Hoff & G. Hofmann:* Zur multifaktoriellen Genese der Schizophrenie. Schweiz. Arch. Neurol. Neurochirurg. & Psychiat. 91, 226, (1963)
47. *Arnold, O. H. & G. Hofmann:* Untersuchungen über Bernsteinsäureeffekte bei LSD-25-Vergiftungen und Schizophrenen. Wien. Ztschr. Nervenhk. 11, 92—104, (1955)

48. — Zur Psychopathologie des Dimethyltryptamin. Wien. Ztschr. Nervenhk. 13, 438, (1957)
49. — Untersuchungen zum intermediären Phosphatstoffwechsel im Blut Schizophrener und deren Familienangehörigen. Wien. Ztschr. Nervenhk. 19, 1, (1962)
50. — Der intermediäre Phosphatstoffwechsel des Erythrozyten bei Normalpersonen, Schizophrenen und deren Familienangehörigen unter Bernsteinsäurebelastung. Wien. Ztschr. Nervenhk. 19, 15, (1962)
51. — Ergebnisse einer biochemischen Untersuchungsmethode der Schizophrenie und ihres Erbhintergrundes. Wien. Kl. Wschr. (Im Erscheinen)
52. *Arnold, O. H., G. Hofmann & H. Leopold-Löwenthal:* Untersuchungen zum Schizophrenieproblem. III. Verhalten der C-14-radioaktiven Bernsteinsäure im Stoffwechsel der Gehirnnervenzellen. Wien. Ztschr. Nervenhk. 13, 370, (1957)
53. — Untersuchungen zum Schizophrenieproblem. IV. Die Verteilung des C-14-radioaktiven Lysergsäurediäthylamids (C-14-LSD-25) im tierischen Organismus. Wien. Ztschr. Nervenhk. 15, 15, (1958)
54. — Untersuchungen zum Schizophrenieproblem mit C-14-markiertem d-Lysergsäurediäthylamid und C-14-markierter Bernsteinsäure. In: Radioaktive Isotope in Klinik und Forschung. *Urban & Schwarzenberg,* München, Berlin u. Wien, 1959
55. *Arruda, E.:* Neurobiologia 13, 76 (1950) (Zit. nach Zbl. ges. Neurol. Psychiat. 115, 60, 1952)
56. *Ashby, W. R.:* J. Nerv. Ment. Dis. 105, 107, (1947)
57. — A report on the current status of an attempt to correlate abnormality of distribution of one brain enzyme with mental dysfunction. J. Nerv. Ment. Dis. 112, 425—436, (1950)
58. — A report on the current status of an attempt to correlate abnormality of distribution of one brain enzyme with mental dysfunction. J. Nerv. Ment. Dis. 112, 425, (1950)
59. — Approach to solution of mental dysfunction through brain enzyme studies. Amer. J. Psychiat. 106, 491, (1950)
60. — Carbonic anhydrase as a factor in the organization of the central nervous system. J. Nerv. Ment. Dis. 114, 391, (1951)
61. — Adrenal cortical function and response to convulsive therapy in a case of periodic catatonia. J. Ment. Sc. (London) 98, 81, (1952)
62. — Discussion an enzymatic changes in mental disease. In: The Biology of Mental Health and Disease. P. B. Hoeber, New York 1952
63. — Discussion on histopathology of schizophrenia and other psychoses of unknown origin. In: The Biology of Mental Health and Disase. P. B. Hoeber, New York 1952
64. — Contribution of carbonic anhydrase to sensitivity of the central nervous system and to carbondioxide tharapy. Dis. Nerv. Sys. 15, 257, (1954)
65. *Ashby, W., R. F. Garzoli & E. M. Schuster:* Relative distribution patterns of three brain enzymes: Carbonic anhydrase, cholinesterase, acetylphosphatase. Amer. J. Physiol. 170, 1, (1952)
66. *Astrup, P., H. Gotzsche, B. Ibsena & I. B Munkvad:* Investigations into glutamic acid metabolism in schizophrenics. J. Ment. Sci. 101, 366—369, (1955)
67. *Avi-Dor, Y., J. M. Olson, M. D. Doherty & N. O. Kaplan:* Fluorescence of Pyridine Nucleotides in Mitochondria. J. Biol-Chem. 237, 2377, (1962)
68. *Bäumer, H.:* Veränderungen des Thalamus bei Schizophrenie. J. Hirnforschung 1, 156—172, (1954)
69. — Untersuchungen am Nucleus medialis und lateralis thalami bei Schizophrenie. Atti. 1. Congr. internaz. Istop. Sist. nerv. 3, 636, (1956), Zbl. 143, 296
70. *Bagalei, E. M., E. Kelova & D. G. Smelkin:* Über die Korrelation der klinischen und elektro-encephalographischen Symptomatik bei Schizophrenie, (russisch). Nevropath. i. t. d. 20/4, (1951), 48—51, Ref. Zbl. ges. Neuro. 121, 38, (1953)

71. *Baganz, C. N. & J. M. Norris:* A study of malnutrition in chronic schizophrenia. Amer. J. Psychiat. 99, 534, (1942/43)
72. *Baker, W. W.:* Pharmacology of the central nervous system. Progr. Neurol. Psychiat. 14, 103, (1959), Zbl. 159, 122
73. *Banerjee, S. & P. S. Agarwa:* Tryptophan-nicotinic acid metabolism in schizophrenia. Proc. Soc. Exper. Biol. & Med. 97, 657, (1958)
74. *Barahona, F.:* Thérapeutique occupationelle en psychiatrie. Paris, Hermann & Co. 1949
75. *Barak, A. J., F. L. Humoller & J. D. Stevens:* Blood glutathione levels in the male schizophrenic patient. Arch. Neurol. & Psychiatr. 80, 237, (1958)
76. *Barbato, L. & V. Terrana:* La colinesterasi delle emazie nella schizophrenia. Riv. Pat. Nerv. Ment. 71, 235—243, (1950)
77. *Barkulis, S. S., A. Geiger, Y. Kawakita & V. Aguilar:* A study on the incorporation of 14-C-derived from glucose into the free animo-acids of the brain cortex. J. Neurochem. 5, 339, (1960)
78. *Baruk, H.:* Experimental catatonia and the problem of will and personality. J. Nerv. & Ment. Dis. 110, 218, (1949)
79. — Schweiz. Med. Wschr. 83, 1517, (1953)
80. *Baruk, H., J. Ame, J. Launey, R. Melzer, C. D. Veziris:* L'épreuve d'hyper-et d'hypoglycémie provoquée chez une série de schizophrènes de sexe féminin-Confrontation des résultats avex ceux de la cytologie vaginale et du métabolisme basal. Ann. med.-psychol. Paris, 108/II, 627—631, (1950)
81. *Baruk, H., R. Melzer, Vezous & Farjeat:* L'effondrement oestrogénique dans la démence précoce. Etude par la méthode des frottis vaginaux de Papanicolaou. Ann. med. psychol. 108, 181, (1950)
82. — L'effondrement oestrogénique et vasculaire dans la schizophrénie. Sem. Hôp. Paris 27, 2551—2555, (1951)
83. *Baud, C. A. & H. C. B. Deuber:* Altérations nucléaires microscopiques et inframicroscopiques des neurones du cortex cérébral dans les maladies mentales. Bull. Acad. Med. Paris, 136, 400—420, (1952)
84. *Baudiš, J. Vana, M. Cerhová & A. Šidlová:* Serotonin blood level in the course of schizophrenia. Csl. Psychiatr. 57, 164, (1961). Ref. Zentrbl. ges. Neurol. Psychiat. 166, 28
85. *Behrmann, J.:* A biochemical theory of mental illness. Dis. nerv. Syst. 22, 101, (1961)
86. *Bellak, L. (Ed.):* Schizophrenia. A review of the syndrome. New York, Logos Press 1958
87. *Benassi, C. A., P. Benassi & P. Ballarin:* Tryptophan metabolism in schizophrenic patients. J. Neurochem. 7, 264, (1961)
88. *Benda, P. H.:* Perspectives humorales dans certaines types de psychoses. Presse méd. 67, 1818 und 1887, (1959)
89. *Benedetti, G., M. Bleuler, H. Kind & F. Mielke:* Entwicklung der Schizophrenielehre seit 1941. Basel, Benno Schwabe 1960
90. *Benincasa-Stagni, E.:* Il potere fago-neutralizzante del siero di sangue e del liquor di malate schizofreniche. Lav. neurol. psichiat. 26, 513, (1960)
91. *Bernblum, I. & E. Chain:* Biochem. J. (Brit.) 32, 295, (1938)
92. *Bernsohn, J., J. T. Custod, A. P. Remenchik & P. J. Talso:* High energy phosphate compounds in erythrozytes from schizophrenic and non-schizophrenic subjects. J. Neuropsychiat. 4, 22, (1962)
93. *Bischoff, A.:* Über die Frage des erhöhten Kupferspiegels im Serum Schizophrener. Mtschr. Psychiatr. 124, 211—222, (1952)
94. *Blair, J. H., R. C. Sniffer, E. H. Cranswick, W. Jaffe & S. Kline:* The question of histopathological changes in the testes of schizophrenics. J. Ment. Sci. 98/412, 464—465, (1952)
95. *Bleuler, M.:* Forschungen und Begriffswandlungen in der Schizophrenielehre, 1941—1950. Fortschr. Neurol. Psychiat. 19, 9, (1951)
96. — Endokrinologische Psychiatrie. Stuttgart, Georg Thieme 1954
97. — Die psychiatrische Bedeutung der Steroidhormone. Med. Klinik 1013, (1956)

98. — Psychiatrische Irrtümer in der Serotoninforschung. Dtsch. Med. Wschr. 81, 1078—1081, (1956)
99. *Bliss, E. L., C. J. Minegon, H. C. Branch & L. T. Samuels:* Andrenocortical function in schizophrenia. Amer. J. Psychiat. 112, 358—365 (1955)
100. *Bloch, K., R. Schoenheimer & D. Rittenberg:* J. Biol. Chem. 138, 155, 167, (1941); 165, 469, 477, (1946)
101. *Blume, E., H. Börnig, H. Frunder, H. Thieler & K. Thielmann:* Veränderungen des ATP-Gehaltes, der ATP-Spaltung der Mitochondrienfraktion und des Sedimentationsverhaltens der Leberzellfraktion nach CCl_4-Schädigung. Ztschr. Physiol. Chem. 328, 145, (1962)
102. *Bogdanski, D. F., H. Weissbach & S. Udenfriend:* The distribution of serotonin, 5-hydroxytryptophan decarboxylase and monoamineoxydase in brain. J. Neurochem. 1, 272, (1957)
103. *Bogdanoff, M. P., E. H. Estes, W. R. Harlan, D. L. Trout & N. Kirshner:* Metabolic and cardiovascular changes during a state of acute central nervous system arousal. J. clin. Endocrin. 20, 1333, (1960)
104. *Bogoch, S.:* Studies on the neurochemistry of schizophrenic and affective disorders. Amer. J. Psychiat. 116, 743, (1960)
105. *Bogosch, S., K. T, Dussik, Ch. Fender & P. Conran:* Longitudinal clinical and neurochemical studies on schizophrenia and manic-depressive psychoses. Amer. J. Psychiat. 117, 409, (1960)
106. *Bolsi, D.:* Patologia extra-cerebrale macro-e microscopica della schizofrenia (glandole endocrine, apparato cardiovasculare e emopoietico, sistemo nervoso vegetativa). Atti I. Congr. Internaz. di Istopat. del sistema nervosa, Roma 1952
107. *Bona Vita, V.:* Purification and properties of glutamic oxaloacetic-transaminase from human brain. J. Neurochem. 4, 275, (1959)
108. *Bonkalo, A., L. Doust & A. B. Stokes:* Physiologic concomitants of the phasic disturbances seen in periodic catatonia. Amer. J. Psychiatr. 122, 114—122, (1955)
109. *Booth, A. N., O. H. Emerson, F. T. Jones & F. Deeds:* Urinary metabolites of caffeic and chlorogenic acids. J. Biol. Chem. 229, 51, (1957)
110. *Borenz, H. F., D. B. Schuster & G. J. Dorvney:* The effect of the insulin shock therapy on glucose metabolism in schizophrenia. J. Nerv. Ment. Dis. (N. Y.) 110, 507, (1949)
111. *Borghaus, H. & R. Gaupp jr.:* Über den Liquor bei Schizophrenen. Allg. Z. Psychiat. 117, 234, (1941)
112. *Borst, P.:* Mitochondriale-Extramitochondriale Wechselwirkungen. Kongr. Berichte Gemeinsame Tagung d. Dtsch. Ges. Physiol. Chemie u. d. Österr. Biochem. Ges., Wien 1962
113. *Boeszoermenyi, Z.:* Blut-Glutathion-Untersuchungen bei Schizophrenie. Psychiatr. Neurol. Wschr. 43, 224, (1941)
114. — Beiträge zur Biochemie der Schizophrenie. Psychiat. Neurol. Wschr. 44, 73, (1942)
115. *Boszormenyi-Nagy, I. & F. J. Gerty:* Diagnostic aspects of study of intracellular phosporylation in schizophrenia. Amer. J. Psychiat. 112, 11, (1955)
116. — Difference between the phosphorus metabolism of erythrocytes of normals and of patients suffering from schizophrenia. J. Nerv. Ment. Dis. 121, 53, (1955)
117. *Boszormenyi-Nagy, I., F. J. Gerty & J. Kueber:* Correlation between an anomaly of the intracellular metabolism of adenosine nucleotides and schizophrenia. J. Nerv. Dis. 24, 413, (1956)
118. *Bowman, K. M., E. R. Miller, M. E. Dailey, A. Simon, B. Frankel & G. W. Lowe:* Thyroid function in mental disease measured with radioactive iodine. Amer. J. Psychiat. 104, 573, (1947/48)
119. — Amer. J. Psychiat. 106, 51, (1950)
120. *Braceland, F. J., L. J. Meduna & J. A. Vaichulis:* Delayed action of insulin in schizophrenia. Amer. J. Psychiat. 102, 108, (1945)

121. *Bradley, C. A., T. S. Miya and G. K. W. Yim:* The effect of certain psychopharmacologic agents on liver and brain sulfhydryl levels. J. Neuropsychiat. 2, 175, (1961)
122. *Brady, R. O. & D. B. Tower (Ed):* The neurochemistry of nucleotides and aminoacids. New York, John Wiley & Sons, 1960
123. *Braitenberg, K.:* Zur Frage der anatomischen Veränderungen des Gehirns bei Schizophrenie. Münchn. Med. Wschr. 96, 365—367, (1954)
124. *Breckenridge & E. J. Crawford:* The quantitative histochemistry of the brain. Enzymes of glycogen metabolism. J. Neurochem. 7, 234, (1961)
125. *Brenner, W. & A. Breier:* Z. Kinderheilk. 66, 620, (1949)
126. *Brice, A. T.:* J. Nerv. Ment. Dis. 81, 613, (1935)
127. *Brin, M. & R. H. Yonemoto:* J. Biol. Chem. 230, 307, (1958). Zit. nach *Harper*
128. *Brodie, B.:* Interaction of psychotropic drugs with physiological and biochemical mechanisms in brain. Mod. Med. (Minneapolis) 4, (1959)
129. *Brodny, M. L.:* Semen dycrasia in schizophrenia. Arch. Neurol. Psychiat. (Chicago) 73, 410—415, (1955)
130. *Brody, E. B. & E. B. Man:* Thyroid function measured by serum precipitable iodine determinations in schizophrenic patients. Amer. J. Psychiat. 107, 357—359, (1950)
131. *Broglie, M. & C. Ruehling:* Studien zur Stickstoffbilanz und morphologischen Blutzusammensetzung dreier schockbehandelter weiblicher Schizophrener in siebenmonatiger Längsschnittuntersuchung. Nervenarzt 23, 86—89 (1952)
132. *Brosse, La, E. H., J. D. Mann & S. S. Kety:* The physiological and psychological effects of intravenously administered epinephrine and its metabolism, in normal and schizophrenic men. III. Metabolism of -7-H^3 epinephrine as determined in studies on blood and urine. J. Psychiat. Res. 1, 68, (1961)
133. *Brücke, F.:* The actions of chlorpromazine on the central nervous system. Belgium, St. Catherine Press, 1956
134. *Bruetsch, W. L.:* Specific structural neuropathology of the central nervous system (rheumatic, demyelinating, vasofunctional etc.) in schizophrenia. Atti. Congr. internaz. istopat. sistema nerv. Roma 1, 487—499, (1954, Ref. ZBl. ges. Neurol. 133, 135, (1955)
135. *Bruetsch, W. L., M. A. Bohr, S.-J. Skobba and W. J. Dieter:* The group of dementia praecox patients with an increase of the protein content of the cerebrospinal fluid. J. Nerv. & Ment. Dis. 95, 669 (1942)
136. *Brune, C. G., G. R. Pscheidt & H. E. Himwich:* Correlations between the behaviour of patients with mental disturbances and effects of psychoactive drugs on some urinary products. III. Weltkongr. f. Psychiatr. Montreal, Vol. I, 111, (1961)
137. *Bruns, F.:* Über die Aldolase der Erythrozyten. Biochem. Ztschr. 325, 429, (1954)
138. *Bryant, C. & M. J. H. Smith:* Effects of salicylate on the metabolism of (1-4-14 C_2) Succinate by rat-liver mitochondria. Biochem. J. 84, 67 P, (1962)
139. *Buck, C. W., G. E. Carscallen & Hobbs:* Temperature regulation in schizophrenia. Arch. Neurol. & Psychiat. 64, 828, (1950)
140. *Bullock, V. N., W. Clancey & H. H. Fleischhacker:* Studies in schizophrenia. J. Ment. Sci. 97, 197—208, (1951)
141. *Bumke, H.:* Mschr. Psychiat. Neurol. 40, 344, (1916)
142. *Bunge & Schmiedeberg:* Arch. exp. Path. Pharmak. 6, 1877. Zit. nach Keup
143. *Bürger, M.:* Die chemische Biomorphose des menschlichen Gehirnes. Berlin, Akademie Verlag, 1957
144. *Buscaino, G. A.:* Attività mono-e-diamino-ossidasica nel sangue di schizofrenici e di confusi. Acta Neurol. (Napoli) 7, 359—370, (1952)
145. — Curve glicemiche, colesterinemiche e aminoacidemiche da carico in schizofrenici e confusi. Acta neurol. (Napoli) 628—632, (1952)
146. — Esistano difference biologico-umorali fra le diverse varietà cliniche della schizophrenia? Acta Neurol. (Napoli) 8/4, 475—512 (1953)
147. — Serotonina e psichiatria. Acta Neurol. (Napoli) 16, 93, (161)

148. *Buscaino, V. M. & L. Stefanachi:* Urinary excretion of 5-hydroxindoleacetic acid in psychotic and normal subjects. A. M. A. Arch. Neurol & Psych. 80, 78, (1958)
149. *Buscaino, V. M.:* Wien. Klin. Wschr. 208, (1934)
150. — Iperpirototerapia della schizofrenia. Progressi di Terapia 1951
151. — Proc. lst Int. Congr. Neuropath. Rome, 1952, Rosenberg & Sellier, Torino, p. 545
152. — Patologia extraneurale della schizofrenia. Fegato, tubo digerente, sistema reticulo-endoteliale. Acta Neurol. (Napoli) 8/1, 1—60, (1953)
153. — Pathogenèse et étiologie biologiques de la schizophrenie. Acta Neurol. 13, 1, (1958)
154. *Buscaino, V. M. & A. Rapisarda:* Il dosaggio dell'acido-chetoglutarica nell sangue dei dementi prococi. Sue modificazioni dopo iniezone endovenosa di acido e amide nicotinici. Acta Neurol. 3, 251, (1948). Ref. Bl. 106, 179, (1949)
155. *Buscaino, V. M. & F. Villano:* Il tasso ematico dell'acido alphachetoglutarico negli schizofrenici in condizioni varie. Acta Neurol. 2, 61 (1947). Ref. Zbl. 105, 489, (1949)
156. *Buschhaus,* O: Über die Isolierung von Abwehrfermenten bei Schizophrenen während der Insulinbehandlung. Allg. Z. Psych. 119, 143 (1941)
157. *Buttlar-Brentano, von K.:* Pathologische Feststellungen am Basalkern Schizophrener. J. Nerv. Ment. Dis. 116/6, 646—653, (1952)
158. *Buy, H. G. du & M. L. Hasselbach:* Carbohydrate and carbohydrate-metabolites utilization by enzyme systems of mouse brain and liver mitochondria. J. Cytochem. Histochem. 4, 363 (1956)
159. *Cacopardo, A.:* Influenza della vitamine E sul tempo di protrombina negli schizofrenici. Acta Neurol. (Napoli) 6/5, 669—675, (1951). Ref. Excerpta Med. Neurol. Psychiat. 5, 589, (1952)
160. — Il test di Thorn negli schizofrenici. Acta Neurol. (Napoli) 8, 292—298, (1953). Ref. Zbl. ges. Neurol. 126, 432, (1954)
161. — I 17 — chetosteroidi urinari negli schizofenici. Acta Neurol. (Napoli) 8, 904—906, (1953). Ref. Zbl. ges. Neurol. 128, 306, (1954)
162. *Cafruny, E. J. & E. F. Domino:* Urinary excretion of some products of tryptophan metabolism in schizophrenic patients. A. M. A. Arch. Neurol. & Psychiat. 79, 336, (1958)
163. *Cantagalli, G.:* Prove di funzionalità cortico-surrenale in neurastenici, depressi e schizofrenici. Riv. Neurol. (Bologna) 17, 328 (1947). Ref. Excerpta Med. Neurol. & Psych. 1, 2834, (1948)
164. *Cavé M. & Bini:* L'elettroshock. Arch. Psicol. Neur. Psychiat. 91, 266 (1938)
165. *Caver M. & N. Roesky:* Phenothiazine derivates as inhibitors of the glucose oxydation pathway in human erythrozytes. Experientia (Basel) 15, (1959)
166. *Cazzato & M. Paterno:* Modificationi sieroenzimatiche in seguito ad elettroshock. I. Comportamento delle transaminasi GOT e GPT. Acta Neurol. (Napoli) 15, 295, (1960), Z. Bl. 160, 123
167. — Modificazione sieroenzimatiche in seguito ad elettroshock. Acta Neurol. (Napoli) 15, 443, (1960). Zbl. 161, 55
168. *Cepulic, P., V. Domac & I. Ruzdic:* Änderungen im Verhältnis der Serumeiweiße bei Schizophrenie (ermittelt durch Elektrophorese und Filterpapier). Neuropsihijatrija (Zagreb) 2, 221—239 (1954). Ref. Zbl. ges. Neurol. 133, 407—408 (1955)
169. *Cepulic, P. & V. Rogina:* The automatic regulation in psychotics (serbisch m. engl. Zusammenfassung). Neuropsihijatrija (Zagreb) 2, 213—220 (1954)
170. *Chamberlain, G. H. A. & G. Lyketsos:* Relationship between insulin coma threshold of schizophrenic patients and their resting EEG's. J. Ment. Sci. 98/410, 122—129 (1952)
171. *Chamberlain, G. A. H. & J. G. Russell:* The EEG's of the relatives of schizophrenics. J. Ment. Sci. 98/413, 654—659, (1952)
172. — The myoclonic threshold in schizophrenia. Electroencephalogr. 5/2, 169 bis 175, (1953). Ref. Excerpta Med. Neurol. Psychiat. 7, 810, (1954)

173. *Chance, B. & T. Ito:* Control of endogenous adenosine triphosphatase activity by energy-linked pyridine nucleotide reduction in mitochondria. Nature 195, 150, (1962)
174. *Chapell, J. B.:* Rate-limiting reactions in mitochondrial respiration. Biochem. J. 84, 62 P, (1962)
175. *Chemnitz, H.-J.:* Ein Beitrag zur Frage der Leberfunktionsstörungen bei den endogenen Psychosen. Nervenarzt 23, 31—32, (1951)
176. *Chodoff, P.:* The problem of psychiatric diagnosis: can biochemistry and neurophysiology help? Psychiatry 23, 185, (1960)
177. *Cholden, L. S., A. Kurland & C. Savage:* Clinical reaction and tolerance to LSD and chronic schizophrenia. J. Nerv. Ment. Dis. 122, 211—221, (1956)
178. *Christensen, N. R., Ch. Plimpton & E. G. Ball:* The hexokinase of the rat erythrozyte and the influence of hormonal and other factors on its activity. J. Biol. Chem. 180, 791, (1949)
179. *Cistovic, A. S.:* Schizophrenie und Infektionspsychosen. (Russisch) Z. Nevropath. i. d. t. 53, 248—258, (1953). Ref. Zbl. ges. Neurol. 126, 426, (1954)
180. *Cocola, M.:* Contributo alla dottrina della tossicosi enterepatica nella schizofrenia ed iperpiretoterapia vaccinica. Annali, Bisceglie 1, 116, (1948). Ref. Excerpta Med. Neur. & Psych. 3, 865, (1950)
181. *Cohen, M.:* A preliminary report on the ocular findings in 323 schizophrenic patients. Psychiatr. Quart. 23, 667 (1949)
182. — Ocular findings in 323 patients with schizophrenia. Arch. Ophth. 41, 697, (1949)
183. *Colloquium,* 8. d. Ges. f. Physiol. Chemie: Neuere Ergebnisse aus Chemie und Stoffwechsel der Kohlenhydrate. Springer, Berlin 1958
184. — 9. — Chemie der Genetik. Springer, Berlin 1959
185. — 11. — Zur Bedeutung der freien Nucleotide. Springer, Berlin 1961.
186. — 12. — Biochemie des aktiven Transportes. Springer, Berlin 1961
187. *Conrad, K., K. Domansky & B. Ott:* Prothrombinbestimmung bei der akuten Katatonie. Med. Klin. 49/17, 673—677, (1954)
188. *Contini, M., E. Cicognani & L. Zaccherini:* Contributo allo studio della attività aminasiche seriche negli schizofrenici. Rass. Studi psychiat. 49, 975, (1960)
189. *Copalla, C. F. & E. Ferraro:* Sull'importanza della reazioni di Akerfeldt nella schizofrenia. Osp. psychiat. 27, 317, (1960). Ref. Zentrbl. ges. Neurol. 161, 54
190. *Corriol, J. & J. Bert:* Electrocéphalographie et schizophrenie; études des seuils convulsivants. Ann. Méd. Psych. 108, 588, (1950)
191. *Corwin, W. & H. Barry:* Respiratory plateux in „day dreaming" and in schizophrenia. Amer. J. Psychiat. 97, 908, (1940/41)
192. *Cotti, E.:* Ricerchi con le reazioni di Wunderli-Wuhrmann, Gros-Stolte, Ucko sul siero di sangue di schizofrenici. G. Psychiat. 81, 547—558, (1953). Zbl. ges. Neurol. 127, 158 (1954)
193. *Cranswick, E. H.:* Tracer iodine studies on thyroid activity and thyroid responsiveness in schizophrenia. Amer. J. Psychiat. 112, 170—178, (1955)
194. *Cranswick, E. H. & T. C. Hall:* Deoxycortone with ascorbic acid in mental disorder. Lancet 258, 540, (1950)
195. *Cruz-Ferreira, A.:* Los esteroides de la corteza suprarenal en psichiatria. J. Brasil. de Psich. I., 157—185, (1952). Zit. nach Bleuler
196. *Curtis, D. R. & J. C. Watkins:* The excitation and depression of spinal neurones by structurally related amino acids. J. Neurochem. (Oxford) 6, 117, (1960)
197. *Dalla Torre, L., V. Bocardelli & G. Bonfiglio:* Ricerche sul tasso dell'acido piruvico nel sangue degli schizofrenici. Lav. Neuropsychiat. 9/3, (1951). Excerp. Med. Neurol. Psychiat. 981, 5/2, (1952)
198. — Lattacidemia e purivicemia negli schizofrenici. Lav. nevropsichiat. Roma 10, 3—10, (1952). Ref. Zbl. ges. Neurol. 122, 153, (1953)
199. *D'Andrea, F. & L. Sechi:* Il tempo di protrombina negli schizofrenici. Acta Neurol. (Napoli) 6/1, 59—72. Ref. Excerpta Med. Neurol. Psychiat. 5, 589, (1952)
200. *Danziger, L. & J. A. Kindwall:* Thyroid therapy in some mental disorders. Dis. Nerv. Syst. 9, 231, (1948)

201. *David, G. B.:* The pathological anatomy of the schizophrenias. In: *Richter D.* (ed.) Schizophrenia, London, Pergamon Press, 1957
201a. *Davidson, G. M.:* Insulin therapy in schizophrenia and the reticulo-endothelial system. J. Nerv. & Ment. Dis. 92, 193, (1940)
201b. — Schizophrenia. A survey of theory and practice. J. Nerv. Ment. Dis. 123, 149, (1956)
202. *Davies, P. A.:* Comparative study of the EGG's of schizophrenic and manic-depressive patients. Amer. J. Psychiat. 99, 210, (1942/43)
203. *Dax, E. C., S. E. J. Radley, F. Reitman:* Adrenalectomy in mental disorder. Brit. Med. J., p. 215, (1947)
204. *Decsi, L.:* Further studies on the metabolic background of tranquillizing drug action. Psychopharmacology 2, (1961)
205. *Decsi, L. & K. Nador:* Biochemische Grundlagen der zentralen ganglienlähmenden Wirkung. I., II. & III. Arzneimittelforschung 8, 48, (1958); 8, 52, (1958); 8, 346, (1958)
206. *Delay, J.:* Chocs et réaction d'alarme. Ann. med.-psychol. 2, (1952)
207. *Delay, J., I. Bertrand & J. Guillain:* L'éléctro-encéphalogramme normal et pathologique. Paris, Masson & Cie. 1939
208. *Delay, J., B. Laine, H. Azima & J. Puech:* Contribution à l'étude de l'homéostasie dans la schizophrénie et les autres psychoses. (Etude comparative des courbes de rétablissement de quelques éléments minéraux sanguins, du pH et de la réserve alcaline avant et après stress). Encéphale (Paris) 42, 385—406, (1953)
209. *Delay, J., P. Neveu & P. Desclaux:* Délire paranoide avec schizophasie. Atrophie cérébrale relévé par l'encéphalographie gazeuse et par l'électro-encéphalographie. Ann. Méd.-psychol. 102, 374, (1944)
210. — Paraphrénie d'évolution ancienne. Atrophie cérébrale à prédominance frontale relévé par l'encéphalographie. Ann. Méd.-psychol. 102, 377, (1944)
211. *Della Beffa, A.:* Biol. Lat. 3, 342 (1950). Zit. nach Zbl. ges. Neurol. Psychiat. 115, 171, (1952)
212. *Dervartanian, D. V. & C. Veeger:* Spectral evidence for enzymeinhibitor complexes of succinate dehydrogenase. Biochem. J. 84, 65 P, (1962)
213. *Deul, P. H. & H. Mc Ilwain:* Activation and inhibition of adenosine triphosphatases of subcellular particles from the brain. J. Neurochem. 8, 246 (1961)
214. *Dickes, R., H. G. Flamm, W. Bowman, E. E. Hollander & H. W. Potter:* Studies in responsitivity of the adrenal cortex in schizophrenia. Amer. J. Psychiat. 110/2, 124—129, (1953)
215. *Dixon, K. G.:* Glycolysis and cytochemistry of cerebral cortex. Amer. J. Physiol. 120, 267, (1953)
216. *McDonald, R. K.:* Plasma ceruloplasmin and ascorbic acid levels in schizophrenia. Paper pres. at the annual meeting Amer. Psychiat. Ass. Chicago 1957. Zit. nach Kety
217. — Problems in biologic research in schizophrenia. J. Chron. Dis. 8, 366, (1958)
218. *McDonald, J. K.:* Preliminary studies on peripheral glucose metabolism in schizophrenia. J. Neuropsychiat. 3, 23, (1961)
219. *Doust, J. W. L.:* Spectroscopic and photoelectric oxometry in schizophrenia and other psychiatric states. J. Ment. Sci. 98, 143—160, (1952)
220. *Drury, K. K. & C. Forran-Ridge:* J. Ment. Sci. 71, 8, (1925)
221. *Duesing, F.:* Die Absorption der Liquorultrafiltrate Schizophrener im ultravioletten Licht. Nervenarzt 18, 277, (1947)
222. *Earle, A. & B. V. Earle:* J. Nerv. Ment. Dis. 121, 132, (1955)
223. *Early, D. F., R. E. Hemphill, M. Reiss & E. Brummel:* Investigations into cholinesterase levels in serum and cerebrospinal fluid of psychotic patients. Biochem. J. 45, 552, (1949)
224. *Easterday, O. D., R. M. Featherstone, J. S. Gottlieb, M. L. Nusser & R. Hogg:* Blood glutathione, lactic acid and pyruvic acid relationship in schizophrenia. Arch. Neurol. Psychiat. (Chicago) 68/1, 48—57, (1952)
225. *Eaton, M. Th., H. Hascall, Muntz:* Laboratory findings in affective and schizophrenic psychoses. Amer. J. Psychiat. 104, 315, (1947/48)

226. *Edelmann, I. S.:* Transport through biological membranes. Amer. Rev. Physiol. 23, 37, (1961)
227. *Ederle, W.:* Somatische Störungen bei schizophrenen Erkrankungen. Allg. Z. Psychiat. 118, 239, (1941)
228. *Edison, C. B.:* Studies of the toxicity of schizophrenic blood serum. Dis. Nerv. System 17, 77, (1956)
229. *Edwards, A. S. & A. C. Harris:* Laboraty measurements of deterioration and improvement among schizophrenics. J. Gen. Psychol. (Worcester) 49/1, 153—156 (1953)
230. *Eichhorn, O.:* Über Störungen des Kationengleichgewichtes bei Psychosen. Wien. Ztschr. Nervenhk. 8, 261—293, (1954)
231. *Ellingson, R. J.:* The incidence of EEG-abnormality among patients with mental disorders of apparently non-organic origin. A critical review. Amer. J. Psychiat. 111, 263—275, (1954/55)
231a. *Elsässer, G.* und *K. Siebke:* Ovarialfunktion und Körperbau bei Anstaltspatientinnen unter besonderer Berücksichtigung der Schizophrenie. Arch. Psychiatr. 188/3, 218—255, (1952)
232. *Endoh, A.:* Observations on the course of cerebral carbohydrate metabolism in a case of periodic endogenous psychosus. Psychiat. Neurol. Jap. 63, 236, (1961)
233. *Enste, W. & W. Meyer:* Ergebnisse elektrodermographischer Untersuchungen an Schizophrenen. Nervenarzt 24, 300—302, (1953)
234. *Ermala, P. & L. Antio:* On intradermal histamine tests in schizophrenia. Acta psychiat. K'hvn, Suppl. 60, 136—144, (1951)
235. *Ernsting, M. J. E., W. F. Kafoe, W. Th. Nauta, H. K. Oosterkuis & C. de Waart:* Biochemical studies on psychotropic drugs on p-aminobutyric acid and glutamic acid in brain tissue. J. Neurochem. (London) 5, 121, (1960)
236. *Escamilla, R. F.:* Diagnostic of urinary hormonal assays. Ann. Int. Med. 30, 283, (1949)
236a. *Evarts, E. V.:* Arch. Neurol. Psychiat. 75, 49, (1956)
237. *Ewald, D.:* Zur Theorie der Schizophrenie. Dtsch. med. Wschr. 49, 1813 (1954)
238. *Ewalt, J. R. & E. I. Bruce:* Newer concepts of schizophrenia. Texas Rep. Biol. Med. 6/1, 97, (1948). Zit. nach Bleuler
239. *Falek, A., E. V. Glanville:* Investigation of genetic carriers. In: *Kallmann, F. J.* (ed.). Expanding Goals of Genetics in Psychiatry
240. *Farber, E., G. D. Louvière:* Histochemical localization of specific oxidative enzymes. J. Histochem. Cytochem. 4, 347, (1956)
241. *McFarland, R. A. & H. Goldstein:* Amer. J. Psychiat. 95, 509, (1938)
242. *Faurbye, A., P. Vestergaard, F. Kobernagel & A. Nielsen:* Adrenal cortical function in chronic schizophrenia (stress, adrenalin test, ACTH test). Acta endocr. K'hven 8, 215—246, (1951)
243. *Faust, D. A. & L. Sacchi:* Acta neurol. 6, 59, (1951). Zit. nach Keup
244. *Featherstone, R. M., H. R. Carter & J. S. Gottlieb:* Psychopharmacological study of schizophrenia and depression. III: Lactic and pyruvic acid content of the blood before and after administration of sodium amytal. Arch. Neurol. Psychiat. (Chicago) 58, 180—183, (1947)
245. *Fedoroff, S.:* Toxicity of schizophrenic blood serum in tissue culture. Anat. Rec. 121, 394, (1955) Abstract
246. *Fedoroff, S. & A. Hoffer:* Toxicity of blood serum from schizophrenic and non-schizophrenic subjects. J. Nerv. & Ment. Dis. 124, 396, (1956)
247. *Feer, H., H. Thoelen, M. A. Massini & H. Staub:* Hemodialysis in schizophrenia. Comprehens. Psychiat. 1, 338, (1960)
248. *Feldstein, A.:* On the relationship of adrenaline and its oxidation products to schizophrenia. Amer. J. Psychiat. 116, 454, (1959)
249. *Feldstein, A., A. Hoagland & H. Freeman:* On the relationship of serotonin to schizophrenia. Science 128, 358, (1958)
250. *Ferraro, A.:* Interpretation of histopathologic changes in cases of schizophrenia. J. Neuropath. (Baltimore) 10/1, 104—105, (1951)

251. *Ferroni, A.:* Sull'esistanza di una sindroma perniciosiforme nelle psicosi schizofreniche. Riv. Pat. nerv. 60, 298, (1942). Ref. Zbl. ges. Neurol. Psychiat. 104, 274, (1943)
252. *Ferroni, A. & G. Lipani:* Curve sideremiche de carico in amenti e schizofrenici. Acta Neurol. 3, 568, (1948). Ref. Excerpta Med. Neurol. & Psych. 2, 3811, (1949)
253. *Fiala, S.:* Zum Problem der Schizophrenie. Cas. lek. cesk. 1709, (1941). Ref. Zbl. ges. Neurol. Psychiat. 102, 539, (1942)
254. *Filippini, C. A.:* A hypothesis on schizophrenia. Rass. studi psychiat. 36, 296, (1947)
255. *Finesinger, J. E.: M. E. Cohen & K. J. Thomson:* Arch. Neurol. Psych. 39, 24, (1938). Zit. nach Richter
256. *Finkelman, I. & W. M. Stephens:* J. Neurol. Psychopath. 16, 321, (1936)
257. *Finley, K. H. & M. C. Campell:* Electroencephalography in schizophrenia. Amer. J. Psychiat. 98, 374, (1941/42)
258. *Finley, K. H. & J. M. Lesko:* EEG studies of nine cases with major psychoses receiving metrazol. Amer. J. Psychiat. 98, 185, (1941/42)
259. *Fischer, R.:* Schizophrenie, ein regressiver Adaptationsprozeß. Mschr. Psychiat. 126, 315, (1953)
260. — Science, 118, 409, (1953)
261. — Stress and toxicity of schizoprenic serum. Science (Lancaster) 118, 409—410, (1953)
262. — On the toxicity of schizophrenic serum and urine. Proc. 19th Int. Physiol. Congr. pp 350—351, (1953). Zit. nach Jackson
263. — On the acidity and toxicity of schizophrenic urine. Naturwissenschaften 42, 301, (1955). Zbl. ges. Neurol. 134, 111, (1955)
264. *Fischer, R., F. Georgi, R. Weber & R. M. Piaget:* Psychophysische Korelationen. VII. Leberstütztherapie bei Schizophrenen. Schw. Med. Wschr. 80, 129, (1950)
265. — Psychophysische Korrelationen. VIII. Modellversuche zum Schizophrenieproblem. (Lysergsäurediäthylamid und Meskalin). Schweiz. Med. Wschr. 81, 817—819, 837—840, (1951)
266. *Fischer:* Vortrag Baden-Baden 11. 6. 1938; zit. nach Zbl. ges. Neurol. Psychiat. 91, 182, (1939)
267. *Fitzgerald, G. & E. Stengel:* Vestibular reactivity to caloric stimulation in schizophrenics. (Prel. Report) J. Ment. Sci. 91, 93, (1945)
268. *Fleischhacker, H. H:* J. Ment. Sci. 84, 947, (1938)
269. — Observations on toe-flexor (Schrijver-Bernhard) and the toe-fanning reflexes in catatonic schizophrenics. J. Ment. Sci. 89, 403, (1943)
270. — Some neurological and neurovegetative phenomena occurring during and after electroshock. J. Nerv. & Ment. Dis. 102, 185, (1945)
271. — Reflex difference in hyperglycemic schizophrenics (with a few remarks on the possible role of the right hemisphere in the production of some mental symptoms). J. Nerv. & Ment. Dis. 102, 547, (1945)
272. — Klinisch wichtige Laboratoriumsbefunde bei der idiopathischen Schizoprenie. Arch. Psychiat. Nervenkr. 201, 1, (1960)
273. *Fleischhacker, H. H. & F. N. Bullock:* Studies in schizophrenia. II. Estimation of serum-cholesterol. J. Ment. Sci. 98/412, 466—468, (1952)
274. *Flügel, F.:* Allg. Z. Psychiat. 124, 266, (1949)
275. *Fossey, B. M. de:* La sérotonine. Rev. Praticien 2005, (1957). Ref. Zbl. ges. Neurol. Psychiat. 143, 290
276. *Franks, W. R. & L. D. Proctor:* Amer. J. Psychiat. 97, 1403, (1941)
277. *Freedman, D. X., F. C. Redlich & W. W. Igersheimer:* Psychosis and allergy: experimental approach. Amer. J. Psychiat. 112, 873—877, (1956)
278. *Freedman, D. X., M. Sabshin, H. E. King & B. O. Reardon:* On the glucose tolerance test and the effect on the formed elements of the blood of glucose and epinephrine in schizophrenia. J. Nerv. Ment. Dis. 119/1, 31—42, (1954)
279. *Freeman, H.:* Arch. Neurol. Psychiat. 39, 488, (1938)
280. — Arch. Neurol. Psychiat. 43, 456, (1940)

281. — Vaso-dilatation in normal and schizophrenic subjects during cylopropane anaestesia. Psychosom. Med. 3, 172, (1941)
282. — Arch. Neurol. Psychiat. 56, 74, (1946)
282a. — Psychological studies. In: *Bellak, L.* Schizophrenie. New York, Logos Press 1958
283. *Freeman, H. & F. Elmandjian:* Carbohydrate and lymphoid studies in schizophrenia. Amer. J. Psychiat. 106, 660, (1950)
284. *Freeman, H. & R. G. Hoskins:* Comparative sensitiveness of schizophrenic and normal subjects to glycerin extract of adrenal cortex. Endocrinology 18, 576, (1934)
285. *Freeman, H., F. Linder & R. G. Hoskins:* Further studies on glycerin extract of adrenal cortex potent by mouth. Endocrinology 17, 677, (1933)
286. *Freeman H., J. M. Looney, R. G. Hoskins, C. G. Dyer:* Result of insuline and epinephrine tolerance tests in schizophrenic patients and in normal subjects. Arch. Neurol. Psychiat. (Chicago) 43, 456, (1940)
287. — Result of insuline and epinephrine tolerance tests in schizophrenic patients and in normal subjects. Arch. Neurol. Psychiat. 49, 195, (1943)
288. *Freman, H. & E. H. Rodnick:* Effect of rotation on postural steadiness in normal and in schizophrenic subjects. Arch. Neurol. Psychiat. 48, 47, (1942)
289. *Freudenberg, R. K.:* Observations on the effects of sympathomimetics, sympatholytics and ACTH on some urinary and blood constituents in certain mental disorders. Acta Psychiat. K'hvn. 28, 303—337, (1953)
290. *Freudenberg, R. K. & J. Fine:* Observations on the symptoms of hyperinsulinism in relation to blood sugar and keto-bodies of the blood. J. Ment. Sci. 86, 84, (1940)
291. *Frey, E.:* Über die pathologische Anatomie der Katatonie. Schweiz. Arch. Neurol. 71, 328—329, (1953)
292. *Friede, R.:* Gliaindex und Hirnstoffwechsel. Wien. Ztschr. Nervenhk., 7, 143 bis 152, (1953)
293. — Histochemical investigation on succinic dehydrogenase in the central nervous system. J. Neurochem. (Oxford) 6, 190, (1961)
294. *Frieden, C.:* The effect of PH and other variables on the dissociation of beef liver glutamic dehydrogenases. J. Biol. Chem. 237, 2398, (1962)
295. *Friederici, L.:* Der Erythrozyt. Dr. Alfred Hüthig Verlag, Heidelberg 1958
296. *Friedkin, M. & A. L. Lehninger:* Oxidation-coupled incorporation of inorganic radiophosphate into phospholipids and nucleic acids in a cell-free system. J. Biol. Chem. 177, 775, (1949)
297. *Friedlander, J. H., R. Perrault, W. J. Turner & S. P. Gottfried:* Adrenocortical response to physiologic stress in schizophrenia. Psychosom. Med. 12, 86, (1950)
298. *Friedman, E. and Th. Thomas:* Effect of autonomic drugs on cerebrospinal fluid pressure in schizophrenic and other psychoses. I. Effect of histamine. Arch. Neur. Psychiat. 49, 272, (1943)
299. *Froidevaux, Ch.:* Die Salzsäure-Collargol-Reaktion im Liquor cerebrospinalis bei Schizophrenie und einigen organischen Zustandsbildern. Schw. Arch. Neur. & Psychiat. 47, 130, (1941)
299a. *Frohmann, C. E., P. G. S. Beckett, G. Tournay* and *J. S. Gottlieb:* Energy transfer in schizophrenia. Mitteilung III. Intern. Kongr. f. Psychiatr. Zürich 1957.
300. *Frohman, Ch. E., N. P. Czajkowski, E. D. Luby, J. S. Gottlieb & R. Senf:* Further evidence of a plasma factor in schizophrenia. Arch. gen. Psychiat. 2, 263, (1960)
301. *Frohman, Ch. E., M. Goodman, E. D. Luby, P. G. S. Beckett & R. Senf:* Seroplasmin, transferrin and tryptophan in schizophrenia. Arch. Neurol. & Psychiat. 79, 730, (1958)
302. *Frohman, Ch. E.: L. K. Latham, P. G. S. Beckett & J. S. Gottlieb:* Evidence of a plasma factor in schizophrenia. Arch. gen. Psychiat. 2, 255, (1960)

303. *Frohman, Ch. E., E. D. Luby, G. Tourney, P. G. S. Beckett & J. S. Gottlieb:* Steps toward the isolation of a serum factor in schizophrenia. Amer. J. Psychiat. 117, 401, (1960)
304. *Frohman, Ch. E., G. Tourney, P. G S. Beckett, H. Lees, L. K. Latham & J. S. Gottlieb:* Biochemical identification of schizophrenia. Arch. gen. Psychiat. 4, 404, (1961)
305. *Fry, jr. W. F.:* Pituitary-adrenal cortex reactivity in schizophrenic patients. Arch. Neurol. Psychiat. (Chicago) 70, 598—610, (1953)
306. *Fuenfgeld, E. W.:* Der Nucleus anterior thalami bei Schizophrenie. J. Hirnforschung 1, 146—155, (1954)
307. — Pathologisch-anatomische Untersuchungen im Nucleus anterior thalami bei Schizophrenie. Zit. nach Zbl. ges. Neur. & Psychiat. 143, 297
308. *Funkenstein, D. H.:* Nor-epinephrine-like and epinephrine-like substances in relation to human behaviour. J. Nerv. Dis. 124, 58, (1956)
309. *Funkenstein, D. H., M. Greenblatt & H. C. Solomon:* Autonomic changes paralleling psychologic changes in mentally ill patients. J Nerv. Ment. Dis. 114, 1—18 (1951)
310. — Nor-epinephrine-like and epinephrine-like substances in psychotic and psycho-neurotic patients. Amer. J. Psychiat. 108, 652—662, (1951)
311. *Gaddum, H. J.:* „Drugs antagonistic to 5-hydroxytryptamine". In: CIBA Foundation Symposium on hypertension. Boston, Little 1954
312. *Gaitonde, M. K., D. Richter & R. Vrba:* Utilization of glucose in the rat brain. Biochem. J. 84, 10 PP, (1962)
313. *Gamma, G. & E. Morgando:* Il tasso serico dell'aldolasi in uno gruppo di psicotici. Neuropsychiat. (Genova) 16, 203, (1960)
314. *Gardes, A. & J. P. Schnetzler:* Intérêt du granulo-diagnostic en psychiatrie. Ann. Med. Psychol. 111/II, 637—652, (1953)
315. *Gastager, H. & G. Hofmann:* Psychiatrische Verlaufsuntersuchungen an konkordanten eineiigen schizophrenen Zwillingspaaren. Wien. Ztschr. Nervenhk. 19, 466, (1962)
316. *Gaupp, R. jr.:* Nervenarzt 13, 392, (1940)
317. *Gaupp, R.:* A further contribution to the pathological anatomy of catatonia. Nervenarzt 15, 476, (1942)
318. — Über pathologisch-anatomische Befunde bei akuten Katatonien und ihre Bedeutung für die Pathogenese der Schizophrenie. Z. Neur. 176, 255, (1943)
319. *McGeer, E. G., W. T. Brown & P. L. McGeer:* Aromatic metabolism in schizophrenia. II. Bidimensional urinary chromatograms. J. Nerv. & Ment. Dis. 125. 176, (1957)
320. *McGeer, E. G., F. E. McNair, E. G. McGeer & W. C. Gibson:* Aromatic metabolism in schizophrenia. I. Statistical evidence for aromaturia. J. Nerv. & Ment. Dis. 125, 166, (1957)
321. *Geiger, A.:* A possible biochemical mechanism underlying the lasting effects of insulin coma and shock therapy. J. Neuropsychiat. 1, 119, (1960)
322. *Geiger, A., N. Horvath & Y. Kawakita:* The incorporation of ^{14}C-derived from glucose into the proteins of the brain cortex, at rest and during activity. J. Neurochem. (Oxford) 5, 311, (1960)
323. *Geiger, A., Y. Kawakita, S. S. Barkulis, L. Nebel, R. Stehenson, D. Ling, W. Scruggs and G. H. Sandberg:* Major pathways of glucose utilization in the brain in brain perfusion experiments in vivo and in situ. J. Neurochem. (Oxford) 5, 323, (1960)
324. *Geiger, A. & S. Yamasaki:* Cytine and uridine requirements of the brain. J. Neurochem. 1, 93, (1956)
325. *Geller:* Stoffwechselstörungen und schizophrene Krankheitsbilder. Nervenarzt 13, 499, (1940)
326. — Glukuronsäureausscheidung im Harn schizophrener Frauen. Schweiz. Med. Wschr. 82/22, 599—601, (1952)
327. *Geller, W.:* Die Bedeutung der Menstruationsstörungen bei der akuten Schizophrenie. Ärztl. Forschung 7/1, 14—22, (1953)

328. *Leller, W. & G. Mappes:* Über die tödlichen Katatonien. Arch. Psychiat. 189, 147—161, (1952)
329. *Gellhorn, E.:* Physiological foundations of neurology and psychiatry. Univ. of Minnesota Press, Minneapolis 1953. Zit. nach Richter
330. *Gellhorn, E., J. Feldman & A. Allen:* Effect of emotional excitement on the insulin content of the blood; contribution to physiology of the psychoses. Arch. Neurol. Psychiat. (Chicago) 47, 234, (1942)
331. *Geocaris, K. H. & J. E. Kooiker:* Blood pressure responses of chronic schizophrenic patients to epinephrine and mecholyl. Amer. J. Psychiat. 112, 808—813, (1956)
332. *Georgi, F.:* Arch. Psychiat. Nervenkr. 71, 55, (1924)
333. — Fortschr. Neurol. Psychiat. 6, 340, (1934)
334. — Schweiz. med. Wschr. 79, 121, (1949)
335. *Georgi, F., R. Fischer & R. Weber:* Psychophysische Korrelationen. VI. Modellversuche zum Schizophrenieproblem. Meskalintoxikose.. Schweiz. Med. Wschr. 1194, (1948)
336. — Psychophysische Korrelationen. VI. Modellversuche zum Schizophrenieproblem. Meskalintoxikose und Leberfunktion. Schweiz. Med. Wschr. 79, 121, (1949)
337. *Georgi, F., R. Fischer, R. Weber & P. Weis:* Psychophysische Korrelationen. V. Schizophrenie und Leberstoffwechsel. Schweiz. Med. Wschr. 78, 1194, (1948)
338. *Georgi, F., C. C. Honegger, D. Jordan, H. P. Riederer & M. Rottenberg:* Zur Physiologie und Pathophysiologie körpereigener Amine. Klin. Wschr. 34, 799, (1956)
339. *Georgi, F. & P. Rieder:* Biologische Toxizitätsbestimmungen pathologischer Körperflüssigkeiten. Acta anat. 30, 286, (1957)
340. — Über körpereigene Amine bei Gesunden und Schizophrenen. Acta psychiat. scand. 36, 98, (1961)
341. *Georgi, F., P. Rieder & R. Weber:* Remarks on Fischer's article: „Stress and the toxicity of schizophrenic serum“. Science, 120, 504, (1954)
342. *Gerard, K.:* Dynamics of cortical processes in end-state forms of schizophrenia (Polnisch). Neurol. Neurochir. polska 4, 313—316, (1954). Ref. Zbl. ges. Neurol. 274, (1954)
343. *Gerkelidze, T. A.:* Osobennosti narushennii funktsii zheludka pri shizoprenii (peculiarities of intestinal disorders in schizophrenia). In: Lechenie dushnevnobolnikh edit. by V. A. Giliarowskii and L. E. Kaganovskaia: Collection of scientific papers, Moskau 1940. Zit. nach *Wortis, J.* Soviet Psychiatry.
344. *Gerlach, E., A. Fleckenstein u. E. Gross:* Der intermediäre Phosphatstoffwechsel des Menschen-Erythrozyten. Pflügers Arch. ges. Physiol. 266, 528, (1958)
345. *Gerlach, E. & K. Lübben:* Der Phosphatstoffwechsel in Tauben- und Menschen-Erythrozyten unter dem Einfluß von 2,4-Dinitrophenol, Natriumcyamid, Monojodacetat sowie von Thyroxin und Triaethylenmelamin. Pflügers Arch. ges. Physiol. 269, 520, (1959)
346. *Gibbs, F. A. (Ed.):* Blood tests in mental illness. Chicago, Brain Research Foundation 1957
347. *Gilda, E. F.:* Metabolic and physiologic disturbances in the psychoses. Discussion p. 454 in Chapter 26 of The Biologie of Mental Health and Disease. P. B. Hoeber, New York 1952
348. *Gilda, E. F., F. McLean, V. L. & E. R. Man:* Arch. Neurol. & Psychiat. 49, 852, (1943)
349. *Gjessing, R.:* Arch. Psychiat. Nervenkr. 96, 319, (1932); 104, 355, (1936)
350. — Disturbances of somatic functions in catatonia with a periodic course, and their compensation. J. Ment. Sci. 84, 608, (1938)
351. — Beiträge zur Kenntnis der Pathophysiologie periodisch katatoner Zustände. IV: Versuch einer Ausgleichung der Funktionsstörungen. Arch. f. Psychiat. 108, 525, (1939)
352. — Biological investigations in endogenous psychoses. Acta psychiat. suppl. Vol. 47, (1947)

353. — Beiträge zur Somatologie der periodischen Katatonie. Mitt., V.—VIII. Arch. Psychiat. 191, 191—336, (1953)
354. *Gjessing, R., A. Bernhardsen & H. Froshaug:* Investigations of amino acids in a periodic catatonic patient. J. Ment. Sci. 104, 188, (1958)
355. *Glynn, I. M.:* An adenosine triphosphatase from electric organ activated by sodium and potassium and inhibited by ouabain or oligomycin. Biochem. J. 84, 75 P, (1962)
356. *Gökay, F. K. & N. Polvan:* Z. ges. Neurol. Psychiat. 165, 470, (1939)
357. *Goldfarb, W.:* Effect of various modes of administration of insulin on the hypoglycemia in patients undergoing insulin shock therapy. Amer. J. Psychiat. 99, 698, (1943)
358. *Golding-Bird:* Lyon méd. 19, 223, 875. Zit. nach Keup
359. *Goldkuhl, E., V. Kafka & A. Östrom:* Zur Biologie der Schizophrenie. Acta psychiat. Suppl. 47, 118, (1947)
360. *Goldkuhl, E. & A. Örström:* Ämnesomsättningen i blod fran schizofreni patienter mätt med radioaktivt fosfor (metabolic changes in the blood of schizophrenics observed with the aid of radioactive phosphorus.) Nordisk Psychiatr. Medlemsblad 2, 30, (1948). Ref. Expercta Med. Neurol. & Psychiat. 2, 2248, (1949)
361. *Goldner, M. D.:* Clinacal significance of insulin inhibition by blood of schizophrenic patients. Arch. Neur. & Psychiat. 47, 501, (1942)
362. *Goldner, M. D. & H. T. Ricketts:* Significance of insuline inhibition by blood of schizophrenic patients. Arch. Neuro. & Psychiat. 48, 522, (1942)
363. *Gooszen, J. A. H.:* Onderzoeckingen ever de histaminestoffwisseling bij schizophrenen. Thesis, Boisle Duc 1951. Ref. Excerp. Med. Neurol. & Psychiat. 4, 878, (1951)
364. *Goranson, E. S. & S. D. Erulkar:* The effect of insulin on the aerobic phosphorylation of creatin in the tissues from alloxan diabetic rats. Arch. Biochem. Biophys. 24, 40, (1949)
365. *Gordan, F., M. Estess, J. E. Adams, K. M. Bowman & A. Simon:* Cerebral oxygen uptake in chronic schizophrenic reaction. Arch. Neurol. & Psychiat. 73, 544, (1955)
366. *Gordon, M., Ph. Hawley, M. K. Gaitonde:* Some aspects of oxidative metabolism of glucose in brain suspensions. Neurology 8, Suppl. 1, 75, (1958)
367. *Gornall, A. G., B. Eglitis, A. Miller, A. B. Stockes & J. G. Dewan:* Longterm clinical and metabolic observations in periodic catatonia. Amer. J. Psychiat. 109, 584—594, (1953)
368. *Gottfried, S. P. & I. Minsky:* Studies on excretion of total neutral 17-ketosteroids in schizophrenic patients. Arch. Neurol. Psychiatr. (Chicago) 66, 708—713, (1951)
369. *Gottfried, S. P., S. Natelson & J. B. Pincus:* Response of serum citric acid levels in schizophrenics to the intramuscular administration of insulin. J. Nerv. Ment. Dis. 117, 59—64, (1953)
370. *Gottfried, S. P. & H. H. Willner:* Blood chemistry of schizophrenic patients before, during and after shock therapy. Arch. Neurol. Psychiat. 62, 809, (1949)
371. *Gottlieb, J. S. & F. E. Coburn:* Psychopharmacological studies of schizophrenia and depression. Intravenous administration of sodium amytal and amphetamine sulfate separatedly and in various combinations. Arch. Neurol. & Psychiat. 51, 260, (1944)
372. *Gottlieb, J. S., Ch. E. Frohmann, P. G. S. Beckett, G. Tournay & R. Senf:* Production of high-energy phosphate bonds in schizophrenia. Arch. Gen. Psychiat. 1, 243, (1959)
372a. *Gottlieb, J. S., C. E. Frohmann, G. Tourney and G. P. S. Beckett:* Energy transfer system in schizophrenia. Arch. Neurol. Psychiat. 81, 504, (1959)
373. *Gottlieb, J. S. & J. M. Hope:* Prognostic value of intravenous administration of sodium amytal in cases of schizophrenia. Arch. Neur. & Psychiat. 46, 86, (1941)

374. *Gottlieb, J. S., H. Krouse & A. W. Freidingen:* Psychopharmacologic studies of schizophrenia and depressions. II. Comparsion of tolerance to sodium amytal and amphetamine sulfate. Arch. Neur. & Psychiat. 54, 372, (1945)
375. *Graetz, B., M. Reiss & G. Waldon:* Benzoic acid detoxication in schizophrenic patients. J. Ment. Sci. 100/418, 145—148, (1954)
376. *Granowitz, E. & A. Pletscher:* Die diagnostische Bedeutung der 5-Hydroxy-indolessigsäure-Ausscheidung im Urin. Helvet. med. Acta 24, 21 (1957)
377. *Green, D. E. & D. Richter:* Adrenalin and adrenochrome. Biochem. J. 31, 596, (1937)
378. *Greville, G. D.:* Proc. Roy Soc. Med. 38, 671, (1945). Zit. nach Richter
379. *Greving, H.:* Nervenarzt 13, 1, (1940)
380. — Pathophysiologische Beiträge zur Kenntnis körperlicher Vorgänge bei endogenen Psychosen, besonders bei der Schizophrenie. Arch. Psych. 112, 613, (1941)
381. *Grinker, R. R., H. M. Serota:* Electroencephalographic studies of cortico-hypothalamic relations in schizophrenia. Amer. J. Psychiat. 98, 385, (1941/42)
382. *Grinschgl, G.:* Probleme des Aminosäurestoffwechsels im Gehirn. Wien. Ztschr. Nervenhk. 9, 171, (1954)
383. *Gross, J. & L. Hošak:* Über die Anwendung des Hydrazids der Cyanessigsäure in der psychiatrischen Therapie. Ztschr. Psychol. Neurol. & Med. Psychol. 12, 4, (1960)
384. *Grunebaum, H. & M. D. Altschule:* Sodium of thermal sweat in treated and untreated patients with mental disease. Arch. Neur. & Psychiat. 63, 444, (1950)
385. *Guveia Monteiro, J.:* Algumas provas de exploraçao hepatica em esquizofrenicos. Gaz. Med. Portug. 7/3, 536—537, (1954). Ref. Excerpta Med. Neurol. Psychiat. 8, 747, (1955)
386. *Halle, L., J. F. Ross & J. Siroky:* Electroencephalographic studies during the course of insulin coma treatment of schizophrenia. J. Nerv. Ment. Dis. 119, 315—325, (1954)
387. *Hamberger, A.:* Oxidation of tricarboxylic acid cycle intermediates by nerve cell bodies and glial cells. J. Neurochem. 8, 31, (1961)
388. *Hardwick, S. W. & A. B. Stokes:* Metabolic investigations in periodic catatonia. Proc. Royal. Soc. Med. 34, 733, (1941)
389. *Harper, H. A.:* Review of physiological chemistry, 7th Ed. Lange Med. Publ. Los Angeles (Calif.) 1959
390. *Harris, M. M.:* Insulin sensitivity of patients with mental disease. Factors in their serum affecting action of insulin. Arch. Neurol. Psychiat. (Chicago) 48, 761, (1942)
391. *Hassler, R.:* Ist die Schizophrenie eine Zwischenhirnerkrankung? Sitzung Berlin, Dtsch. Neurol. & Psychiat. 1949. Zbl. ges. Neurol. Psychiat. 108, (1950)
392. *Hauptmann, A.:* Z. ges. Neurol. Psychiat. 29, 323, (1915)
393. *Hayashi, S.:* Eine spezifische Störung des Glucosestoffwechsels im Hirngewebe bei chronischer Weckaminvergiftung und damit zusammenhängende Erscheinungen bei Schizophrenen. Folia psychiat. neurol. jap., suppl. 6, 34, (1960)
394. *Heald, P. J.:* Phosphorus metabolism of brain. London, Pergamon Press, 1960
395. *Heath, R. G., B. E. Leach, L. W. Byers, S. Martens & C. A. Feigley:* Pharmacological and biological psychotherapy. Amer. J. Psychiat. 114, 683, (1958)
396. *Heath, R. G., S. Martens, B. E. Leach, M. Cohen & C. Angel:* Effect in behaviour in humans with the administration of taraxein. Amer. J. Psychiat. 114, 14, (1957)
397. *Heath, R. G., S. Martens, B. E. Leach, M. Cohen & C. A. Feigley:* Behavioral changes in non-psychotic volunteers following the administration of taraxein, the substance obtained from serum of schicophrenic patients. Amer. J. Psychiat. 114, 917, (1958)
398. *Heath, R. G., R. R. Monroe & W. A. Mickle:* Stimulation of the amygdaloid nucleus in a schizophrenic patient. Amer. J. Psychiat. 111, 862—863, (1954/55)
399. *Heidrich, R. & R. Hampel:* Untersuchungen über die Funktion des Hypophysen-Nebennierenrinden-Systems bei Schizophrenen mit Hilfe des Thorn-Tests. Psychiat. Neurol. Med. Psychol. 5, 236—243, (1953)
400. *Heilemann:* Allg. Z. Psychiatrie 67, 414, (1910)

401. *Heilmeyer, Keiderling & Stüwe:* Kupfer und Eisen als körpereigene Wirkstoffe. Jena 1942
402. *Heller, I. H. & S. Hesse:* Substrate utilization of peripheral nerves. Neurology (Minneap.) 8, Suppl. 1, 60, (1958)
403. *Hempel, K.:* Histologische Untersuchungen am Supranucleus medialis-dorsalis thalami bei Schizophrenie. J. Hirnforschung 4, (1958)
404. *Hemphill, R. E.:* Hypothyreotic catatonia: a schizophrenic symptom complex. J. Ment. Sci. 88, 1, (1942)
405. *Hemphill, R. E. & M. Reiss:* Serum gonadotrophine and testis biopsy in the treatment of schizophrenia. J. Ment. Sci. 91, 1, (1945)
406. — Proc. Roy. Soc. Med. 41, 13, (1948)
407. *Hemphill, R. E., M. Reiss & A. L. Taylor:* A study of the histology of the testis in schizophrenia and other mental disorders. J. Ment. Sci. 90, 681, (1944)
408. *Hennemann, D. H., M. D. Altschule & R. M. Gonz:* Carbohydrate metabolism in schizophrenia, manic-depressive, and involutional psychoses. Arch. Int. Med. 94, 402, (1954)
409. — Carbohydrate metabolism in brain disease: III. Fructose metabolism in schizophrenic, manic-depressive and involutional psychoses. Arch. Neurol. Psychiat. (Chicago) 72/6, 696—704, (1954)
410. *Hennemann. D. H., M. D. Altschule, R. M. Goncz & Ph. Davis:* Carbohydrate metabolism in brain disease. V. Effect of epinephrine on intermediary metabolism in schizophrenic and manic depressive psychoses. Arch. Int. Med. (Chicago) 95, 594—600, (1955). Ref. Zbl. ges. Neurol. 134, 111, (1955)
411. *Hennemann, D. H., M. D. Altschule & R. M Goncz:* Carbohydrate metabolism in brain disease. IV. Effects of administered glucose in patients with chronic schizophrenia and manic-depressive psychoses. Arch. Int. Med. (Chicago) 95, 241—246, (1955)
412. *Henry, G. W.:* J. Nerv. Ment. Dis. 70, 598, (1929)
413. *Henschel, H., J. Brozek & A. Keys:* Indirect vasodilatation in normal man and in schizophrenic patients. J. appl. Physiol. (Washington) 4/5, 340—344, (1951). Ref. Excerpta Med. Neurol. Psychiat. 5, 790, (1952)
414. *Hermann, K.:* Hosp. tid. 1135, (1932). Zit. nach Zbl. ges. Neurol. Psychiat. 66, 177, (1933)
415. — Einige Untersuchungen von Forssman-Antistoffen bei Schizophrenie. Z. Neurol. 172, 608, (1941)
416. *Hess, H. H. & A. Pope:* Intralaminar distribution of adenosine triphosphatase activity in rat cerebral cortex. J. Neurochem. 3, 287, (1959)
417. — Intralaminar distribution of adenosin triphosphatase activity in human frontal cortex. J. Neurochem. 8, 299, (1961)
418. *Heyck, H.:* Kritischer Beitrag zur Frage anatomischer Veränderungen im Thalamus bei Schizophrenen. Mtschr. Psychiat. 128, 106—128, (1954)
419. *Heyer & Grote:* Schweiz. Med. Wschr. 53, 283, (1923)
420. *Hiatt, H. H., W. S. Rothwell & M. K. Horwitt:* Eosinopenia produced by ACTH in patients with schizophrenia. Proc. Soc. exper. Biol. Med. (N. Y.) 79, 707—708, (1952)
421. *Hift, St. & G. Hofmann:* Der vollmitigierte Elektroschock. Theoretische Erwägungen an Hand einer neuen Schockmethode. Wien. med. Wschr. 104, (1954)
421a. *Hill, D.:* Electroencephalogram in schizophrenia. In: *Richter, D.* (Ed.) Schizophrenia. London, Pergamon Press, 1957
422. *Hill, D., St. J. Loe, J. Theobald & M. Wadell:* A central homeostatic mechanism in schizophrenia. J. Ment. Sci. 97, 111—131, (1951)
423. *Himwich, H. E.:* Brain metabolism and cerebral disorders. Baltimore. The Williams & Wilkins Co. 1951
424. *Himwich, H. E., K. M. Bowman, J. Wortis & J. F. Fazekas:* Biochemical changes occurring in the cerebral blood during the insulin treatment of schizophrenia. J. Nerv. Ment. Dis. 89, 273, (1939)
425. *Himwich, W. A. & H. E. Himwich:* Brain composition during the whole life span. Geriatrics 12, 19—27 (1957). Zbl. 141, 161, (1957)

426. *Himwich, W. A., W. T. Sullivan, B. Kelley, H. B. W. Benaron & B. E. Tucher:* Chemical constituents of human brain. J. Nerv. Ment. Dis. 122, 441, (1955)
427. *Hirschstein, R.:* The significance of characteristic autonomic nervous system responses in the adjustment, change and outcome in schizophrenia. J. Nerv. Ment. Dis. 122, 254—262, (1956)
428. *Hoagland, H.:* Metabolic and physiologic disturbances in the psychoses: pp. 434—448 in Chapter 26 of the Biology of Mental Health and Disease. P. B. Hoeber, New York 1952
429. — Adrenal steroids and personality disorders. The suprarenal cortex. Butterworths Scient. Publ. London 1953. Zit. nach Bleuler
430. — Some considerations on the role of the adrenal cortex in the origin of the psychoses. J. Nerv. Ment. Dis. 119, 75—76 (1954)
431. — Biochemical aspects of schizophrenia. J. Nerv. Ment. Dis. 126, (1958)
432. *Hoagland, H., E. Gallaway, F. Elmadjin & G. Pincus:* Adrenal cortical responsivity of psychotic patients in relation to electroshock treatment. Psychosom. Med. 12, 73, (1950)
433. *Hoagland, H., G. Pincus, F. Elmadjian, L. Romanoff, H. Freeman, J. M. Hope, J. Ballan, A. Berkeley & J. Carlo:* Study of adrenocortical physiology in normal and schizophrenic men. Arch. Neurol. Psychiat. 69, 470, (1953)
434. *Hoagland, H., M. Rinkel & R. Hyde:* Adrenocortical function and urinary phosphate excretion (comparison in schizophrenia and in LSD-induced psychotic episodes in normal persons). Arch. Neurol. Psychiat. (Chicago) 73, 100—109, (1955)
435. *Hoenig, J. & D. M. Leiberman:* The epileptic threshold in schizophrenia. J. Neurol. Neurosurg. Psychiat. 16/1, 30—34, (1953)
436. *Hoff, F.:* Unspezifische Therapie und natürliche Abwehrvorgänge. Berlin 1930.
437. *Hoff, H.:* Die organischen Grundlagen der Psychosen. Wien. Klin. Wschr. 63, (1951)
437a. — Lehrbuch der Psychiatrie. Basel, Hollinek, 1956
438. *Hoff, H., G. Hofmann & H. Tschabitscher:* Biochemische Faktoren im Rahmen der multifaktoriellen Genese psychiatrischer und neurologischer Erkrankungen. In: Memorial Research Monographs. Naka, Osaka 1960
439. *Hoffer, A.:* Effect of atropine on blood pressure of patients with mental and emotional disease. Arch. Neurol. Psychiat. (Chicago) 71, 80—86, (1954)
440. — Effect of atropine on leucocyte counts of patients with mental and emotional disease. Arch. Neurol. Psychiat. (Chicago) 72, 348—351, (1954)
441. — Objective criteria for the diagnosis of schizophrenia. Confinia Neurol. (Basel) 14, 385—390, (1954)
442. — Adrenochrome in blood plasma. Amer. J. Psychiatry 114, 752, (1958)
443. *Hoffer, A. & M. Mahon:* The presence of unidentifid substances in the urine of psychiatric patients. J. Neuropsychiat. 2, 331, (1961)
444. *Hoffer, A. & H. Osmond:* Schizophrenia, an automatic disease. J. Nerv. Ment. Dis. 122, 448—452, (1955)
445. — The chemical bases of clinical psychiatry. Toronto, Ryerson Press, 1960
446. *Hoffer, A., H. Osmond & J. Smithies:* Schizophrenia: a new approach. II. Result of a year's research. J. Ment. Dis. 100, 29—45, (1954)
447. *Hoffmann-Ostenhof, O.:* Enzymologie. Springer, Wien 1954
448. *Hofmann, G.:* Stoffwechseluntersuchungen bei rezidivierenden Psychosen in ihrer Beziehung zum Menstruationszyklus. Wien. Klin. Wschr. 74, 715, (1962)
449. *Hohorst, A. J., F. H. Kreutz & Th. Bücher:* Über Metabolitgehalte und Metabolitkonzentrationen in der Leber der Ratte. Biochem. Ztschr. 332, 18, (1959)
449a. *Holland, B., G. Cohen, M. Goldenberg, J. Sha & L. Leifer:* Adrenalin and Noradrenalin in urine and plasma of schizophrenics. Fed. Proc. 17, 378, (1958)
450. *Holmberg, G. K., M. E. Greig & A. J. Gibbons:* The effect of sera of psychotic patients and control subjects on the uptake of C-14 in the brains of mice after the injection of C-14 glucose. J. Neuropsychiat. 2, 15, (1960)
451. *Holmgren, H. & S. Wohlfahrt:* Blutzuckerstudien bei Geisteskranken und psychischAbnormen. Acta psychiatr. neurol. K'hvn. Suppl. 31, (1944)

452. — Course of the blood sugar curve in mentally healty subjects and in schizophrenics during adrenalin tolerance tests for a day and a night. Acta psychiat. Suppl. Bd. 46, 132, (1947)
453. *Holtz, P.:* Über den gegenwärtigen Stand der Serotoninforschung. Dtsch. med. Wschr. 681, (1958)
454. *Holtz, P. & E. Westermann:* Hemmung der Glutaminsäure-decarboxylase des Gehirns durch Adrenochrom. Naturwissenschaften 43, 38, (1956)
455. *Hopf, A.:* Orientierende Untersuchung zur Frage pathol. anatomischer Veränderungen im Pallidum und Striatum bei Schizophrenie. J. Hirnforschung 1, 96—145, (1954)
456. *Höpker, W.:* Die Wirkung des Glukosemangels auf das Gehirn. Leipzig, Thieme Verlag 1954
457. *Horst van der, L.:* Histopathology of clinically diagnosed schizophrenic psychoses or schizophrenia-like psychoses of unknown origin. Acta psychiat. neurol. K'hvn 28/2, 191—199, (1953)
458. *Horvath, S. M., E. Friedman:* The effects of large doses of intravenous insulin in psychotic non-diabetic patients. J. Clin. Endocrinol 1, 960, (1941)
459. *Horwitt, M. K., E. Liebert, O. Kreisler & P. Wittman:* Investigations of human requirements for B-complex vitamins. Bull. Nat. Research Council no. 116, Washington: Nat. Acad. Sci. 1948. Zit. nach Jackson
460. *Horwitt, M. K., B. J. Meyer, A. G. Meyer, C. C. Harvey & D. Haffron:* Serum copper and oxidase activity in schizophrenic patients. Arch. Neurol. & Psychiat. 78, 275, (1957)
461. *Hoskins, R. G.:* Arch. Neurol. Psychiat. 38, 1262, (1937)
462. — The Biology of Schizophrenia. W. W. Norton & Co., New York 1946
463. *Hoskins, R. G. & H. Freeman:* Some effects of a glycerin extract of suprarenal cortex potent by mouth. Endocrinology 17, 29, (1933)
464. *Howard, M. Q., L. H. Ziegler:* Psychoses and allied states occurring subsequent to thyroiddectomy. Amer. J. Psychiat. 98, 745, (1941/42)
465. *Hoyrup, E.:* A study of the potassium and sodium content of the blood serum in schizophrenic subjects. Acta Psychiat. et Neurol. 25, 179, (1950)
466. *Huber, G.:* Zur Frage der mit Hirnatrophie einhergehenden Schizophrenie. Arch. Psychiatr. 190/5, 429—448, (1953)
467. — Das Pneumoencephalogramm am Beginn schizophrener Erkrankungen. Arch. Psychiatr. 193, 406—426, (1955)
468. *Hühnerfeld, J. & W. Strebl:* Der bedingte Reflex im Lichte psychiatrischer Problemstellung. Analytischer Versuch bei einer Schizophrenen mit mikroskopischen Halluzinationen. Psychiat. Neurol. med. Psychol. 3, 171—177, (1951)
469. *Hurst, L. A.:* Research implications of converging advances in psychiatric genetics and the pharmacology of psychotropic drugs. III. Weltkongreß f. Psychiat. Montreal 1961. Vol. I. 538
470. *Huston, P. E., M. M. Singer:* Effect of sodium amytal and amphetamine sulfate on mental set in schizophrenia. Arch. Neurol. & Psychiat. 53, 365, (1945)
471. *Huszak, J. & J. Durko:* The metabolism of indol compounds in schizophrenia. Vortrag: 3. Weltkongreß f. Psychiatrie, Montreal 1961
472. *Hydén, H.:* Satellite cells in the nervous system. Scientific American 205, 6, 62, (1961)
473. *Hydén, H. & H. Hartelius:* Stimulation of the nucleoprotein production in the nerve cells by malononitrile and its effect on psychic functions in mental disorder. Acta Psychiat. & Neurol. Suppl. 48
474. — Stimulation of the nucleoprotein-production in the nerve cells by malononitrile and the effect on psychic functions in mental disorders. Acta psychiat. & Neurol. suppl. 48, (1948)
475. *Igersheimer, W. W.:* Arch. Neurol. Psychiat. 70, 794, (1953)
476. *McIlwain, H.:* Glutamic acid and glucose as subtrates for mammalian brain. J. Ment. Sci. 97, 674, (1951)
477. *Ingram, U. M.:* A specific difference between the globins of normal human and sickle cell anaemia haemoglobin. Nature 178, 792, (1956)
478. *Jaarsveld & Stockvis:* Arch. exp. Path. Pharmak. 10, 1879, Zit. nach Keup

479. *Jackson, D. D.:* The etiology of schizophrenia. New York, Basic Books 1960

480. *Jacobs, J. S. L. & C. Temperau:* Studies on a proetolytic enzyme system in schizophrenia. Arch. Neurol. Psychiat. (Chicago) 68, 388—392, (1952)

481. *Jahn, D.:* Klin. Wschr. 1, (1938)

482. *Jahn, D. & H. Greving:* Untersuchungen über die körperlichen Störungen der katatonen Stuporen und der tödlichen Katatonien. Arch. Psychiat. Nervenkr. 105, 105, (1936)

483. *Jantz, H.,* Leberfunktionsprüfung bei Schizophrenie. Sitz. am 23. Sept. 1949, Ges. dtsch. Neurol. Psychiat. Göttingen, Ref. Zentbl. ges. Neurol. Psychiat. 108, 313, (1950)

484. *Jatzkewitz, H.:* Zur Biochemie neurologischer und psychiatrischer Krankheitsbilder. Dtsch. med. Wschr. 86, 474, (1961)

485. *Johnson, Ch. E., G. L. A. Johnson:* Cerebrospinal fluid studies in advanced dementia praecox. Amer. J. Psychiat. 104, 778, (1947/48)

486. *De Jong, H. H.:* Experimental catatonia. Williams & Wilkins Co., Baltimore 1945

487. *De Jong, H. H. & E. Chase:* Emotional facial expressions of cats in bulbocapnin tatatonia. J. Nerv. & Ment. Dis. 98, 478, (1943)

488. *De Jong, H. H. & J. H. St. John:* J. Nerv. Ment. Dis. 101, 572, (1945)

489. *Jung, R.:* Neuropharmakologie. Klin. Wschr. 36, (1958)

490. *Jung, R. & E. A. Carmichael:* Arch. Psychiat. 107, 300, (1937)

491. *Kafka, V.:* Der Plasmastatus bei der Schizophrenie. Schweiz. med. Wschr. 83/Beiheft, 1506—1507, (1953)

492. *Kahn, E.:* What is S in a schizophrenic? Mtschr. Psychiat. Neurol. 124, 328, (1952)

492a. *Kallmann, F. J. & D. Reisner:* Twin studies on significance of genetic factors in tuberculoses. Amer. Rev. Tuberc. 47, 549, (1953)

493. *Kammerer, Th., F. Rohnen & A. Wackenheim:* L'électroencéphalogramme des schizophrènes. Cahier de Psychiat. Suppl. Strasbourg Médical, Juin 1955, 10, 20—30, (1955). Zit. nach Bleuler

494. *Kamp, H. V.:* Nuclear changes in the white blood cells of patients with schizophrenic reaction. J. Neuropsychiat. 4, 1, (1962)

495. *Kaplan, A. R.:* Biochemical studies in schizophrenia. A review. Eugen. Quart. 5, 86, (1958)

496. *Karlson, P.:* Kurzes Lehrbuch der Biochemie. Georg Thieme, Stuttgart 1962

497. *Katzenelbogen, S.:* The cerebrospinal fluid and its relation to the blood. John Hopkins Press, Baltimore 1935

498. — Arch. Neurol. Psychiat. 37, 881, (1937)

499. *Katzenelbogen, S., R. J. Haws, E. R. Snyder:* Biochemical studies of patients with schizophrenia (dextrose, oxygen and carbon dioxyd content of arterial and Venous blood from the cranial cavity). Arch. Neur. & Psychiat. 51, 469, (1944)

500. *Katzenelbogen, S. & E. R. Snyder:* Mineral constituents in blood serum and cells of schizophrenic patients: Distribution of sodium, potassium, calcium, magnesium, inorganic phosphorus and chloride. Arch. Neur. & Psychiat. 50, 162, (1943)

501. *Katzmann, R.:* Electrolyte distribution in mammalina central nervous system. Are glia high sodium cells? Neurology (Minneapol.) 11, 27, (1961)

502. *Kelsey, F. O., A. H. Gullock & F. E. Kelsey:* Thyroid activity in hospitalized psychiatric patients. Arch. Neurol. & Psychiat. 77, 543, (1957)

503. *Kemali, D., G. Romano:* Ulteriori dati chromatografici sul dismetabolismo indolico in schizophrenici. Acta neurol. (Napoli) 11, 959, (1956)

504. *Kennrad, M. A. & S. Levy:* The meaning of the abnormal electroencephalogram in schizophrenia. J. Nerv. Ment. Dis. 116/5, 413—423, (1952)

505. *Kety, S.:* Biochemical theories of schizophrenia. Science 129, 1529 u. 1590, (1959)

506. — Recent biochemical theories of schizophrenia. In: *Jackson, D. D.* (Ed.) The Etiology of Schizophrenia

507. *Kety, S. S., R. B. Woodford, M. H. Harmel, F. A. Freyhan, K. E. Appel & C. F. Schmidt:* Cerebral blood flow and metabolism in schizophrenia. (The effects of barbiturate semi-narcosis, insulin coma and electroshock.) Amer. J. Psychiat. 104, 765, (1947/48)
508. *Keup, W.:* „Die Biochemie der Schizophrenie." Eine kritische Stellungnahme. Mtschr. Psychiat. 128, 56—90, (1954)
509. — Leberfunktion und Serumeiweiß während der Largactilbehandlung Schizophrener. Mtschr. Psychiatr. 129, 476—487, (1955)
510. *McKhann, G. M. & D. B. Tower:* The regulation of -aminobytyric acid metabolism in cerebral cortex mitochondria. J. Neurochem. 7, 26, (1961)
511. *Kingley, G. R., H. Freed:* Effects of insulin and metrazol therapy on cerebrospinal fluid proteins. Arch. Neurol. & Psychiat. 45, 289, (1941)
512. *Kinoshita, J. H. & C. Wachtl:* J. biol. Chem. 233, 5, (1958). Zit. nach Harper
513. *Kinsey, N. E. & C. E. Frohmann:* Studies on the crystalline lense. Arch. Ophthal. 46, 536, (1951)
514. *Kirkman, H. N.:* Glucose-6-phosphate Dehydrogenase from human erythrozytes. J. Biol. Chem. 237, 2364, (1962)
515. *Kirkman, H. N. & E. M. Hendrickson:* Glucose-6-Phosphate Dehydrogenase from human Erythrozytes. J. biol. Chem. 237, 2371, (1962)
516. *Kirschbaum, W. R., G. Heilbrunn:* Biopsies of the brain of schizophrenic patients and experimental animals. Arch. Neurol. & Psychiat. 51, 155, (1944)
517. *Kishimota, K., N. Hirose, M. Mizoguchi, Y. Sakaido, Y. Sotokawa, I. Ishigmo, H. Takizawa:* The biochemical genetics of schizophrenia. Report in: J. Med. Sci. 16, 191—197, (1953). Ref. Zbl. ges. Neurol. 129, 407, (1954)
518. *Kitay, J. & M. D. Altschule:* Blood ketone concentration in patients with mental and emotional disorders. Arch. Neurol. Psychiat. 68, 506, (1952)
519. *Klein, R. & R. F. Nunn:* Clinical and biochemical analysis of a case of manic-depressive psychoses showing regular weekly cycles. J. Ment. Sci. (London) 91, 79—88, (1945)
520. *Klingenberg, M.:* Redox-Reaktionen in Mitochondrien. Kongreßbericht: Gemeinsame Tagung d. Dtsch. Ges. Phys. Chemie u. d. Österr. Biochem. Ges. Wien 1962
521. *Klotz, H. P. & N. Sivadon:* Transformation d'un hébéphréno-oligophrène eunuchoide par une implantation testostéronique. Bull. Soc. Méd. Hôp. Paris 65, 199, (1949)
522. *Kluge, E.:* Klinische und pathologisch-anatomische Befunde bei hyperkinetischen Psychosen. Z. Neur. 176, 423, (1943)
523. *Knaus, H.:* Zur hormonellen Genese und Therapie der Schizophrenie, menstueller Zyklus und Psychosen. Wien. Klin. Wschr. 152, (1948)
524. *Knight, A. C.:* Glucose tolerance in disturbed schizophrenic patients. Arch. Neur. & Psychiat. 60, 498, (1948)
525. *Knox, W. E.:* Biochemical genetics and human metabolism. In: *Kallmann, F. J.* (Ed.) Expanding Goals of Genetics in Psychiatry. New York, Grune & Stratton, 1962
526. *Kobayashi, H.:* Effect of crude DNP (deoxyribonucleoprotein) extracted from schizophrenic cerebrum upon rat's suprarenal cortex and liver. Fol. psychiat. neurol. Jap. 13, 124, (1959)
527. — Studies on the phosphorus compound metabolism in the rat brain tissue by use of radioactive phosphorus with special reference to insulin coma and to repetition of electric convulsions. Psychiat. Neurol. Jap. 63, 980, (1962)
528. *Kobets, A. V.:* The importance for the evaluation of schizophrenic pictures of the toxic effect of amytal sodium (russisch). Z. nevropath. psichiatr. Moskva 53/3, 214—218, (1953). Ref. Excerpta Med. Neurol. Psychit. 7, 640, (1954)
529. *Koch, W. & S. A. Mann:* Arch. Neurol. Psychiat. (London) 4, 174, (1909)
530. *Koersner, P.-E.:* Some observations of the hippuric acid test in schizophrenia. Acta psychiatr. Suppl. Bd. 47, 145, (1947)
531. *Komai, T.:* Changes in carbohydrate metabolism and cocarboxylase (TPP) quantity in rat brain tissues induced by insulin hypoglycemic coma. Psychiat. Neurol. Jap. 63, 50, Abstr. 5, (1961)

532. *Kopin, I.:* The effect of tryptophan loading and excretion of 5-hydroxyindoleacetic acid in normal and schizophrenic subjects. Science, 129, 835, (1959)
533. *Kornetzky, C.:* Personal communication. Zit. nach *Jackson*
534. *Kornmueller, A. E.:* Die Wirkung der Kohlensäure bei Epilepsie und Schizophrenie auf Grund hirnelektrischer Befunde. Münchn. Med. Wschr. I/30, (1942)
535. *Koska, M.:* A study on schizophrenia-Part I. Respiration and glycolysis of erythrozytes in schizophrenia. Fol. psychiatr. Jap. 7, 17—29, (1953)
536. — A study on schizophrenia. Part II. On the blood gas in schizophrenia. Fol. psychiatr. Jap. 7, 30—61, (1963)
537. — Corticoid patterns in urine of schizophrenic patients and treatment with panthotenic acid. Fol. psychiatr. Jap. 14, 307, (1960)
538. *Kothari, N. J., J. C. Saunders u. N. S. Kline.* Effect of phenothiazines and hydrazines on pitiutary-adrenal-cortical response. Psychopharmacologia (Berl.) 2, 22, (1961)
539. *Kral, V. A. & H. E. Lehman:* Further studies on the iron content of the cerebrospinal fluid in psychoses. Arch. Neurol. Psychiatr. (Chicago) 68, 321 bis 328, (1952)
540. *Kraus:* Frankfurter Z. Pathol. 52, 255, (1938)
541. *Krawczynski, J.:* The influence of serotonin, D-lysergic acid diethylamide and 2-brom-LSD on the incorporation of S 35 methionine into brain proteins and on the level of ATP in the brain. J. Neurochem. 7, 1, (1961)
542. *Krinsky, C. M. & J. S. Gottlieb:* Arch. Neurol. Psychiat. 35, 304, (1936)
543. *Kurokawa, M.:* Metabolic consequences of localized applications of electrical impulses to sections of cerebral white matter. J. Neurochem. (Oxford) 5, 283, (1960)
544. *Kuschinsky, G., U. Hille & H. Schimassek:* Klin. Wschr. 30, 421, (1952)
545. *Kutscher, W. & M. Schippers:* Über die Glycogenbildung aus C_4-Dikarbonsäuren. Hoppe Seylers Ztschr. ges. physiol. Chemie 298, 34, (1954)
546. *Kvamme, E.:* Acid soluble phosphorus compounds in human blood investigated with radiophosphorus. I. The action of insulin and glucose. Scand. J. Clin. Lab. Investigation 3, 140, (1951)
547. *Lafferay, A. R., W. J. Knox & M. L. Burkett:* Relationship of secretors and non-secretors of blood group substances in schizophrenics and non-schizophrenics. Dis. nerv. system. 21, 620, (1960)
548. *Läfrendahl, H. & T. Valatin:* Acta Med. Scand. 106, 70, (1938)
549. *Lange, K.:* Der intermediäre Stoffwechsel. Springer, Berlin, Göttingen, Heidelberg 1952
550. *Langfeldt, G.:* The insulin tolerance test in mental disorders. Acta Psychiatr. K'hvn. Suppl. 80, 189—199, (1953)
551. *Larue, G. H., C. A. Painchaud & G. Nadeau:* Metabolic variations in schizophrenia. Canad. Med. Ass. J. 62, 581, (1950). Zit. nach *Bellak*
552. *Latner, A. L.:* Lancet 194, (1947)
553. *Latzko, E.:* Unterschiedliche Aktivierung des aeroben Phosphateinbaues und der oxydativen Phosphorylierung durch Alkali-Ionen in Hefezellen. Ztschr. f. Physiol. Chemie 328, 131, (1962)
554. *Lauer, J. W., W. M. Inskrip, J. Bernsohn, E. A. Zeller:* Observations on schizophrenic patients after iproniazid and tryptophan. Arch. Neurol. & Psychiat. 80, 122, (1958)
555. *Larue, G. H., C. A. Painchaud & G. Nadeau:* Metabolic variations in schizophrenia. Canad. med. Ass. J. 62, 581, (1950)
556. *La Vane, A.:* Compendium of neuropsycho-pharmacology. J. Neuropsychiat. 2—6, (1961); 1—4, (1962)
557. *Lea, A. J.:* Adrenochrome as the cause of schizophrenia; investigation of some deductions from this hypothesis. J. Ment. Sci. 101, 538—547, (1955)
558. *Leach, B., M. Cohen, R. G. Heath & S. Martens:* Studies of the role of ceruloplasmin and albumin in adrenaline metabolism. Arch. Neurol. & Psychiat. 76, 635, (1956)
559. — The in vitro oxydation of epinephrine in plasma. Arch. Neurol. & Psychiatr. 76, 444, (1956)

560. *Lehmann, H. & J. A. M. Aager:* The hemoglobinopathies and thalassemia. In: The metabolic basis of inherited disease. *J. B. Stanbury* (Ed.) New York, McGraw-Hill 1960
561. *Lehmann, H. E. & V. A. Kral:* Studies on the iron content of cerebrospinal fluid in different psychotic conditions. Arch. Neurol. Psychiatr. (Chicago) 65, 326—336, (1951)
562. *Leipert, Th.:* Stoffwechsel und vegetative Regulation. Acta Neuroveg. 1, 1, (1950)
563. *Leipert, Th. & Th. Wanko:* Zur Frage der Hypoxie bei progressiver Muskelathrophie. Acta neuroveg. 13, 93, (1955)
564. *Lemke, R.:* Neurologische Befunde bei Schizophrenen. Psychiatr. Neurol. med. Psychol. 7, 226—229, (1955)
565. *Levens, H.-E.:* Med. Wschr. 104, (1950)
566. *Levi, R. & M. Savich:* Klinische Erfahrungen über die Leistungsfähigkeit des modifizierten Hippursäuretestes und einer neuen Leberstütztherapie bei Schizophrenen. Arch. Psychiatr. 188/1, 26—50, (1952)
567. *Levine, A. & P. Schilder:* The catatonic pupil. J. Nerv. & Ment. Dis. 96, 1, (1942)
568. *Levine, A., M. S. Goldstein, B. Huddelston & S. Klein:* Action of insulin on the permeability of cells to free hexose as studied by its effects on the distribution of galactose. Amer. J. Physiol. 163, 70, (1950)
569. — Rec. Progress in Hormon Research. 11, (1955)
570. *Levy, S. & M. A. Kennard:* Das EEG pattern of patients with psychologic disorders of various ages. J. Nerv. Ment. Dis. 118, 416—428, (1953)
571. *Lewis, N. D. C.:* Nerv. Ment. Dis. Monog. No. 35, Washington 1923. Zit. nach *Richter*
572. *Lhermitte, J.:* L'anatomie physiologiques des états schizophréniques. Encéphale (Paris) 43, 97—120, (1954)
573. *Lhermitte, J., L. Marchand & P. Guiraud:* Histopathologie générale structurale de la schizophrénie. Atti. 1. Congr. internaz. Istopat. Sistema nerv. Roma 1, 465—486 (1954). Zbl. ges. Neurol. 133, 166, (1955)
574. *Lindner, T.:* Nebennierentherapie und Schizophrenie. Sv. Läkartid, 1941, 2353 (schwed.). Ref. Zbl. 103, 226, (1943)
575. — Gedanken über die Ätiologie und Pathogenese der Schizophrenie mit besonderer Berücksichtigung der Kombination Leberleiden-Nebenniereninsuffizienz. Nord. Med. (Stockholm) 275, (1942). Ref. Zbl. 103, 235, (1943)
576. *Lindsay, J. S. B.:* Periodic catatonia. J. Ment. Sci. 94, 590, (1948)
577. *Lingjaerde, O.:* Leberuntersuchungen bei Geisteskranken. Acta Psych. & Neur. Suppl. V., (1934)
578. — Delirium acutum — eine akute Nebenniereninsuffizienz? Mit einigen Bemerkungen über die Rolle der Nebennieren in der Pathogenese gewisser Schizophrenien. Nervenarzt 14, 97, (1941)
579. — Akutes Delirium — „tödliche Katatonie" — akute Nebenniereninsuffizienz? Nord. Med. 1215, (1941). Ref. Zbl. 101, 447, (1942)
580. *Lingjaerde, O.:* Adrenocortical functions in the insane. Acta Psychiat. K'hvn. Suppl. 80, 202—216, (1953)
581. — Einige somatische Untersuchungen in Schizophrenen. Schizophrenie und Anorexia nervosa. Nord. Med. 41, 215, (1949)
582. — Dementia praecox as adaptation syndome; significance of refusal of food. Nord. Med. 44, 1683, (1950). Zit. nach *Bellak*
583. — Beiträge zur somatologischen Schizophrenieforschung. Bedeutung des Kohlehydratdefizits. Arch. Psychiat. 191/2, 114—133, (1953)
584. — Delirium acutum (Beitrag zum Studium der Pathogenese und der Terapie). Arch. Psychiat. 192/6, 599—612, (1954)
585. *Lingjaerde, O., C. L. Lane & H. Strome:* Blodtrykkets variasjon med alderen hos schizophrene. Nord. Med. 43, 167, (1950). Zit. nach Bleuler
586. — The variation of blood pressure with age in schizophrenics. Acta Psychiat. K'hvn. Suppl. 60, 133—135, (1951)
587. *Lingjaerde, O. & K. Stoa:* Tidsk. Norske Laegeforen 69, 181, (1949)

588. *Lingjaerde, O., O. E. Skaug & O. Lingjaerde:* The determination of thyroid function with radio-iodine (J 131) in mental patients. Acta psychiat. Scand. 35, 498, (1960)
589. *Lipani, G.:* Curve sideremiche da carico orale con ferro ridotto in amenti e schizofrenici. Acta Neurol. (Napoli) 7, 350—358 (1952)
590. *Locher, R.:* Mtschr. Psychiatr. Neurol. 103, 278, (1941)
591. *Löfvendahl, H. & T. Valatin:* Über die Kohlehydratumsetzung bei Schizophrenie. Svens. läkartid. (1940). Ref. Zbl. ges. Neurol. 98, 606, (1941)
592. — Über den Kohlehydratstoffwechsel bei Schizophrenie. Acta med. Scand. 106, 70, (1941)
593. *Loehner, C. A.:* Further observations on the use of adrenal cortex extract in the psychotic and non-psychotic patient. Endocrinology 27, 378, (1940)
594. *Lohse, E. & G. Bjarnhjedinsson:* Frequency of hypertrichosis in schizophrenic women as compared to normal. Acta Psych. & Neur. 20, 185, (1945)
595. *Loiacono, G.:* Il probleme dell' eziologia TBC delle schizofrenie considerato alla stregna dell trattamento con l'idrazide dell' acido isonicotinico. Pisani Palermo 67/2, 301—310, (1953). Ref. Excerpta Med. Neurol. Psychiatr. 8, 88, (1955)
596. *Lolley, R. N., W. M. Balfour & F. E. Samson jr.:* The high energy phosphates in developing brain. J. Neurochem. 7, 289, (1961)
597. *Loman, J. & A. Myerson:* Circulation of the brain and face. Determinations of oxygen and sugar in arterial and in internal and external jugular Venous blood. Arch. Neurol. & Psychiat. 57, 94, (1947)
598. *Longo, V.:* Vaccinoterapia aspezifica endovenosa ed endorachidea della psicosi schizofreniche. Osp. psichiatr. 9, 477, (1941). Ref. Zbl. 103, 62, (1942)
599. *Longo, V., G. A. Buscaino, F. D'Andrea, A. Uras, E. Ferrari, F. Rinaldi, F. Pasolini & E. Failla:* Prove combinate di funzionalità epatica negli schizofrenici e negli amenti. Acta Neurol. 3, 21, (1953)
600. *Looney, J. M.:* Changes in lactic acid, PH and gases produced in the blood of normal and schizophrenic subjects by exercise. J. Ment. Sci. 198, 57, (1939)
601. *Looney, J. M. & H. M. Childs:* Arch. Neurol. Psychiatr. 30, 567, (1933)
602. *Lovegrove, T. D., J. B. Derrick, C. W. Buck & G. E. Hobbs:* The glyoxylic acid test for schizophrenia: Observation in two hospitals. J. Nerv. Ment. Dis. 129, 581, (1959)
603. *Lovett-Doust, J. W.:* Proc. Roy. Soc. Med. 44, 347, (1951). Zit. nach Richter
604. — Canad. Med. Ass. J. 69, 108, (1953). Zit. nach Richter
605. *Loewenstein, E.:* Tubercle bacilli in the spinal fluid of dementia praecox. J. Nerv. & Ment. Dis. 101, 576, (1945)
606. *Löwenthal, A., M. van Sande, D. Karcher:* Heterogeneity of lactic and malic dehydrogenase in cerebrospinal fluid. J. Neurochem. 7, 135, (1961)
607. *Lowett Doust, J. W.:* Spectroscopic and photoelectric oximetry in schizophrenia and other psychiatric states. J. Ment. Sci. 98, 143, (1952)
608. *Lucy, J. D.:* Histamine tolerance in schizophrenia. Arch. Neurol. Psychiat. (Chicago) 71, 629—639, (1954)
609. *Luft, R. & B. Sjögren:* Nord. Med. 46, 1319, (1951)
610. *Lundvall:* Hygiea 1142, (1907)
611. *Macht, D. I.:* J. Amer. med. Ass. 148, 265, (1952)
612. *Mackinnon, I. J.: P. H. Hock, L. Cammer & H. B. Waelsch:* The use of malononitrile in the treatment of mental illnesses. Prel. Report. Amer. J. Psychiatr. 105, 686, (1949)
613. *Maderna, A.:* Modificazioni degli eosinofili circolanti dopo adrenalina e ACTH in 46 schizofreniche. Pisani Palermo 66/2, 169—184, (1952). Ref. Excerpta Med. Neurol. Psychiat. 6, 814, (1953)
614. *Major, S.:* The electrocardiogram in catatonic schizophrenia. New York State J. of Med. 48, 1489, (1948)
615. *Malis, G. jr. & S. I. Dolgich:* Der Virusfaktor in der Pathogenese der Schizophrenie. Z. Nevropat i. d. t. 54, 728—731, (1954). Ref. Zbl. ges. Neur. 131, 81, (1955)

616. *Mall, G.:* Das Problem der Abwehrproteinasen bei schizophrenen Psychosen. Allg. Z. Psychiat. 119, 110, (1941)
617. — Schweiz. med. Wschr. 83, 1518, (1953)
618. *Mall, G., H. Binder & B. Graetz:* Untersuchungen über die Leucozytenfermente bei Schizophrenen unter besonderer Berücksichtigung des Leucozytentrypsins. Arch. Psychiat. 188/4, 317—327, (1952)
619. *Mall, G. & H. Juenemann:* Untersuchungen über die Hippursäureausscheidung und Glykokolldisponibilität bei Schizophrenen. Arch. Psychiat. 188/4, 289—300, (1952)
620. *Man, E. B., P. G. Bettcher & W. T. Brown:* Variations in plasma daminoacid nitrogen of schizophrenics. Yale J. Bio. Med. 20, 167, (1947). Zit. nach *Bellak*
621. *Mann, J. D. & E. H. Labrosse:* The urinary excretion of phenolic acids by normal und schizophrenic males. Arch. Gen. Psychiat. 1, 547, (1959)
622. *Mann, S. A.:* J. Ment. Sci. 71, 443, (1925)
623. *Manuelidis, E. E.:* Pathologisch-anatomische Begleitbefunde bei endogenen Psychosen. Vergleichende Untersuchungen bei Geisteskranken und Geistesgesunden mit besonderer Berücksichtigung von Tuberkulose, Carcinom und Arteriosklerose. Ztschr. menschl. Vererb. Konst. Lehre 30, 572—587, (1952)
624. *Margolis, R. V., S. S. Barkulis & A. Geiger:* A comparison between the incorporation of 14 C derived from glucose into N-actyl-L aspartic acid and aspartic acid brain perfusion experiments. J. Neurochem. 5, 379, (1960)
625. *Mariani, E. & G. Vella:* Le fracioni proteichi glicidiche e lipidiche nel siero di sangue di schizophrenici. Riv. Neurol. 30, 742, (1960). Ref. Zentrbl. Neurol. Psychiat. 163, 228
626. *Markowitz, H., C. J. Gubler, J. P. Mahoney, G. E. Cartwright & M. M. Wintrobe:* Studies on copper metabolism. XIV. Copper, ceruloplasmin and oxidase activity in sera of normal human subjects, pregnants and patients with infection, hepatolenticular degeneration and the nephrotic syndrome. J. Clin. Invest. 34, 1498, (1955)
627. *Marshall, J. K.:* Disturbances of hormone. J. Amer. Med. Ass. 141, 458, (1949)
628. *Martens, S., B. E. Leach, R. G. Heath & M. Cohen:* Glutathione levels in mental and physical illness. Arch. Neurol. & Psychiat. 76, 630, (1956)
629. *May, P. R. A.:* Pupillary abnormalities in schizophrenia and during muscular effort. J. Ment. Sci. 94, 89, (1948)
630. *Meadow, A., M. Greenblatt, D. H. Funkenstein & H. C. Solomon:* Relationship between capacity for abstraction in schizophrenia and psychologic response to automatic drugs. J. Nerv. Ment. Dis. 118, 332—338, (1953)
631. *Mecko, O.:* Riv. di pat. nerv. 44, 677, (1934). Zit. nach Richter
632. *Meduna, L. J., F. J. Gerty & V. G. Urse:* Biochemical disturbances in mental disorders. I. Anti-insulin effect of blood in cases of schizophrenia. Arch. Neurol. & Psychiat. 47, 38, (1942)
633. — Biochemical disturbances in mental disorders (L. anti-insulin effect of blood in cases of schizophrenia). Dis. Nerv. Syst. (N. Y.) 9/8, 248, (1948)
634. *Meduna, L. J. & J. A. Vaichulis:* A hyperglycemic factor in the urine of the so-called schizophrenics. Dis. Nerv. Syst. 9, 248, (1948)
635. *Messimy, R., H. Berdet, M. Feld, C. Henyer & D. Petit-Dutaillis:* Etudes anatomo-pathologiques de fragments cérébraux prélévés par topectomie préfrontale chez 10 schizophrènes. Rev. neurol. (Paris) 84, 230—243, (1951)
636. *Metz, B.:* The brain ACH-ACHE-CHA system in respiratory control. Neurology (Minneap.) 11, 37, (1961)
637. *Meyer, A.:* Critical evaluation of histopathological findings in schizophrenia. Atti. 1. Congr. internaz. Istopat. Sistema nerv. Roma 1, 649—666, (1954). Ref. Zbl. Neurol. 133, 167, (1955)
638. *Meyer, A. & M. Meyer:* Nucleoproteins in the nerve cells of mental patients: A critical remark. J. Ment. Sci. 95, 180, (1949)
639. *Meyer, W.:* Psychophysiological responsiveness to psychological stress in early chronic schizophrenic reactions. Psychosomat. Med. 15, 456—462, (1953)

640. *Meyers, D., Th. E. Shoemaker, W. C. Adamson & L. Sussmann:* Effect of „malononitrile" on physical and mental status of schizophrenic patients. Arch. Neurol. & Psychiat. 63, 586, (1950)
641. *Micalizzi, F.:* Comportamento della velocità di eritrosedimentazione nelle schizofreniche durante le fasi del ciclo mestruale. Pisani Palermo 67/2, 191—198, (1953). Ref. Excerpta Med. Neurol. Psychiat. 8, 80, (1955)
642. *Michael, S. T., J. M. Looney & E. J. Boskovic:* Synthesis of hippuric acid in dementia praecox. Arch. Neurol. & Psych. 52, 57, (1944)
643. *Michaux, L. & R. Granier:* Mouvements oculgyres automatiques et asynergiques dans les psychoses discordantes. Le strabism kinétique. Valeur diagnostique. Intérêt doctrinal. Ann. Med. psychol. 105, 288, (1947)
644. *Milhorat, A. T., S. M. Small & O. Diethelm:* Leucocytosis during various emotional states. Arch. Neurol. Psych. (Chicago) 47, 779, (1942)
645. *Minski, L.:* J. Ment. Sci. 83, 437, (1937)
646. *Moeller-Maintz, M. & C. Moeller:* Beitrag zur Endokrinologie der Hypoglykämie. Dtsch. Arch. klin. Med. 193, 656, (1948)
647. *Moller, E.:* Non-diabetic glycosuria in chronic schizophrenia. Acta psychiat. 24, 223, (1949)
648. *Morel, F. & E. Wild:* Les ventricules cérébraux dans la démance précoce. Mschr. Psychiat. 127, 1—10, (1954)
649. *Morgan, M. S. & F. J. Pilgrim:* Concentration of hyperclycemic factor from urine of schizophrenics. Proc. Soc. Exp. Biol. & Med. 79, 106, (1952)
650. *Morozov, V. M.:* Zum Problem der Virusätiologie der Schizophrenie (Suchforschungen) russisch. Z. Nevropat. i. t. d. 54, 732—734, (1954). Ref. Zbl. ges. Neurol. 131, 81, (1955)
651. — Über virusähnliche Körperchen bei Schizophrenen (russisch). Z. Nevropat. i. t. d. 54, 735—740, (1954). Ref. Zbl. ges. Neurol. 131, 329, (1955)
652. *Moya, F., J. Dewar, M. McIntosh, S. Hirsch & R. Townsend:* Hyperglycemic action and toxicity of the urine of schizophrenic patients. Canad. Biochem. & Phys. 36, 505, (1958)
653. *Moya, F., J. C. Szerb, M. McIntosh:* Identification of a hyperglycemic factor in urine. Canad. J. Biochem. & Physiol. 34, 563, (1956)
654. *Mudd, J. B. & T. T. McManus:* Metabolism of acetate by cell-free preparations from spinach leaves. J. Biol. Chem. 237, 2057, (1962)
655. *Mueller, H. R.:* Über das Verhalten katatoner und nicht katatoner Formen der Schizophrenie im Quick'schen Hippursäuretest. Confinia Neurol. (Basel) 15, 250—265, (1955)
656. *Mueller, P. S.:* Plasma-free fatty acid response to insulin in schizophrenia. Arch. gen. Psychiat. 7, 140, (1962)
657. *Munch-Petersen, S.:* On serum copper in patients with schizophrenia. Acta Psychiat. K'hvn. 25, 423—427, (1950)
658. *Munkvad, I.:* Acta Psychiat. Neurol. 25, 89, (1950)
659. *Murphy, J. P., M. A. Neumann:* Fatal cerebrovascular accident associated with catatonic schizophrenia. Report of a case. Arch. Neur. & Psychiat. 49, 724, (1943)
660. *Mutrux, S. & B. Glasson:* Study of cholinesterase of blood and cerebrospinal fluid in various psychiatric syndromes. Mschr. Psychiat. Neurol. 114, 20, (1947)
661. *Nadeau, G. & G.-H. Larue:* Further study of blood cholesterol in schizophrenia. Canad. Med. Ass. J. 66, 320—323 (1952)
662. *Nadeau, G., Y. Rouleau, J. Delage, M. Coulombe & M. Bouchard:* Physiopathologic patterns suggested by the treatment of schizophrenic patients with histamine (with particular reference to the insulin tolerance test). J. Clin. Exper. Psychopath. 16, 85—103, (1955)
663. *Nagel, W.:* Physiologische Untersuchungsmethoden in der neueren Schizophrenieforschung. Schweiz. med. Wschr. 71, 391, (1941)
664. — Zur Pathophysiologie der Schizophrenie. Schweiz. Arch. Neurol. Psychiat. 49, 195, (1942)
665. — Vegetative Regulationen und schizophrene Psychose. Schweiz. Arch. Neurol. Psychiat. 52, 55, (1943)

666. *Nandi, D. N.:* Thymol-turbidity test in schizophrenia. Indian J. Med. Res. 40/3, 295—302, (1952). Ref. Excerpta Med. Neurol. Psychiatr. 7, 441, (1954)
667. — Studies in the schizophrenic metabolism. A study of liver function by Quick's (1938) benzoid acid test. Indian J. Med. Research. 40/3, 303—311, (1952). Ref. Excerpta Med. Neurol. & Psychiatr. 7, 441, (1954)
668. *Nettere, H.:* Theoretische Biochemie. Physikalisch-chemische Grundlagen der Lebensvorgänge. Springer, Berlin 1959
669. *Neubürger, K.:* Z. ges. Neurol. Psychiatr. 150, 670, (1934)
670. *Nobile, S. & R. Brizzi: La* pneumoencefalografia negli schizophrenici. Riv. Sper. Freniatr. 77/4, 705—713, (1953). Ref. Zbl. ges. Neurol. 129, 112, (1954)
671. *Nossal, P. M.:* The metabolism of erythrozytes. I. The respiration in the absence and presence of methylen blue. Austral. J. Exper. Biol. Med. 26, 123, (1948). Zit. nach Boszormenyi, (1955)
672. *Nyiroe, J.* und *B. Rohny:* Arbeitshypothese und orientierende Untersuchungen über die Atiologie der Schizophrenie. Psychiatr. neurol. Wschr. (Halle) 135, (1941)
673. — Arbeitshypothese und orientierende Untersuchungen über die Atiologie der Schizophrenie. Psychiat. Neurol. Wschr. 43, 135, (1941)
674. *Oepen, H.:* Über Xanthuren-Säure-Bestimmung bei Erkrankungen des Nervensystems. Arch. Psychiat. Nervenkr. 202, 423, (1961)
675. *Oezek, M. & R. S. Gerede:* Blutgerinnungsphysiologische Untersuchungen bei Psychosen. I. Mitteilung. Prothrombinkomplex-Gerinnungs- und Blutungszeitbestimmungen im schizophrenen Formenkreis. Arch. Psychiat. 193, 630—639, (1955)
676. — Blutgerinnungsphysiologische Untersuchungen bei Psychosen. II. Mitteilung. Bestimmung der Blutgerinnungsfaktoren bei Schizophrenen. Arch. Psychiat. 193, 640—644, (1955)
677. *Olds, S. & M. E. Olds:* Positive reinforcement produced by stimulating the hypothalamus with iproniazid and other compounds. Science 27, 1175, (1958)
678. *Oltman, J. E. & S. Friedman:* Cephalin-Cholesterol flocculation and thymol turbidity tests in schizophrenia. Arch. Neurol & Psychiat. 64, 60, (1950)
679. *Ortstrom, A.:* Isolation of phosphoglycolic acid from human erythroytes. Arch. Biochem. & Biophys. 33, 484, (1951)
680. *Oerstroem, A. & O. Skaug:* The isolation from the blood of chronic schizophrenic patients of compounds active in radioactive phosphate turnover. Acta Psychiat. K'hvn. 25, 437—441, (1950)
681. *Osmond, H. & J Smythies:* Schizophrenia, a new approach. J. Ment. Sci. 98/411, 309—315, (1952)
682. *Ottolenghi-Preti, F.:* Le funzioni genitale nelle schizofreniche (studia su 200 casi). Ann. Ostet. Ginec. Milano 75/4, 444—470, (1955). Ref. Excerpta Med. Neurol. Psychiat, 8, 87, (1955)
683. *Paasonen, M. K., P. D. McLean & N. J. Giarman:* 5-hydroxy-tryptamine (serotonin, enteramine) content of structures of the limbic system. J. Neurochem. 1, 326, (1957)
684. *Palladin, A. W.:* Der Stoffwechsel im Gehirn bei verschiedenem funktionellen Zustand. Wr. klin. Wsch. 27, 473, (1954)
685. *Papenberg, K.:* Zum Nachweis und zur klinischen Bedeutung der freien Nukleotide in menschlichen Organextrakten. Klin. Wschr. 39, 739 (1961)
686. *Papez, J. W.:* Inclusion bodies associated with destruction of Nissel substance and cytoplasm of nerve cells in 11 biopsies from prefrontal cortex in acute dementa praecox. Anat. ec. 100, 753, (1948)
687. — Form of living organisms in psychotic patients. J. Nerv. Ment. Dis. 116/5, 375—391, (1952)
688. *Papez, J. W. & J. F. Bateman:* Cytological changes in nerve cells in dementia praecox. J. Nerv. Ment. Dis. 110, 425, (1949)
689. *Papez, J. W. & J. Batesman:* Changes in nervous tissues and study of living organisms in mental disease. J. Nerv. Ment. Dis. 114/5, 400—412 (1951)
690. *Papez, J. W. & B. P. Papez:* The hypophysis cerebri in psychosis. J. Nerv. Ment. Dis. 119, 326—343, (1954)

691. *Pappalardo, P.:* Il potere colesterolitico del siero di sangue in ammalati mentali. Acta Neurol. (Napoli) 8/1, 92—98, (1953). Ref. Excerpta Med. Neurol. Psychiat. 61, 881, (1953)
692. *Parin, P.:* Über abnorme Ernährungszustände bei Schizophrenen. Schweiz. Arch. Neurol. 72, 231—243, (1953)
693. *Patzig, B.:* Erbliche Stoffwechselstörung als Ursache schizophrener Erkrankungen. 2. Int. Kongr. f. Psychiatrie. Zürich 1957
694. *Patzig, B. & B. Block:* Zur Auffassung des schizophrenen Prozeßgeschehens nach Tierversuchen mit C 14-radioaktivem Mescalin. Naturwissenschaften 40, 13, (1953)
695. *Patzig, B. & W. P. Schmitz:* Besteht bei schizophrenen Psychosen eine besondere Aktivität im Hypophysen-Nebennierenrinden-System im Sinne eines Dauerstreß? (Ergebnisse von Uro-Pepsin-Untersuchungen.) Nervenarzt 25, 104—111, (1954)
696. *Pechstein, H.:* Reaction to stress in schizophrenia. Psychiat. Quart. 26/3, 425—432, (1952)
697. *Pederson, A. L.:* Investigations into the metabolism of androgen in normalhaired and in hypertrichotic schizophrenic women. Acta psychiat. Suppl. Bd. 47, 130, (1947)
698. *Pellegrino, V. & O. Sepe:* Ricerche biologiche su schizofrenici comportamento del potere complementare del siero di sangue. Quadri di Acta neurol. (Napoli) 6, 189—204, (1951). Ref. Excerpta Med. Neurol. Psychiat. 5, 166, (1952)
699. *Pellegrino, V. & R. Vizioli:* Ricerche biologiche su schizofrenici sulla labilità serica con particolare riguardo allo reazione di Wuhrmann-Wunderly. Acta Neurol. Napoli 6, 189—204, (1951). Ref. Excerpta Med. Neurol. Psychiat. 5, 166, (1952)
700. *Pennacchietti, M.:* Schizofrenie 5, 247, 401, (1935). Zit. nach Keup
701. *Pennis, H. H.:* Clinical reactions of schizophrenics to sodium amytal, pervitin-hydrocloride, mescaline-sulfate and d-lysergic acid diethylamide. (LSD 25). J. Nerv. Ment. Dis. 119, 95—112, (1954)
702. *Pentschew, A.:* Nervenarzt 20, 220, (1949)
703. *Perntz, A.:* Turnover of ether-soluble plasma phosphatides in schizophrenia (studied by means of radioactive phosphorus). Acta psychiat. neurol. 26, 411, (1951)
704. *Persic, N.:* Über die Reaktion der Eosinopilen im Blut und den Leberzellen nach „Liquorresoufflage" bei Schizophrenen. Neuropsihijatrija (serbisch) 3, 52—62, (1955). Zit. nach Bleuler
705. *Persky, H., S. R. Gamm & R. R. Grinkler:* Psychosomat. Med. 14, 34, (1952)
706. *Persky, H., R. R. Grinker & I. A. Mirsky:* J. clin. Invest. 29, 110, (1950)
707. *Perters, G.:* Dementia praecox in Kapt. IX. 1—52, 13/4. Teil Handbuch d. speziellen pathologischen Anatomie und Histologie. Springer Verlag, Berlin 1956
708. *Peters, H. N. & O. D. Murphree:* The conditional reflex in the chronic schizophrenic. J. Clin. Psychol. 10/2, 126—130, (1954)
709. *Petersen, R. G., C. W. Sem-Jacobsen & H. W. Dodge:* Symposium in intracerebral electrography. The depth electrogram in schizophrenic patients. Proc. Staff Meeting Mayo Clinic 28, 170—175, (1953)
710. *Petersen, V. P. & M. Schou:* Intracellular distribution on brain phopholipides. Acta physiol. Scand. 33, 309, (1955)
711. *Petran, V.:* Die perkutane Histaminreaktion bei Geisteskrankheiten, insbesondere bei der Schizophrenie. Neuro. & Psychi. Ceska 4, 187, (1941) (tschechisch). Ref. Zbl. 102, 30, (1942)
712. *Pfister, H. O.:* Amer. J. Psychiat. Suppl. 109, 4, 94, (1938)
713. *Piaget, R. M.:* Zur Frage einer Leberstütztherapie bei Schizophrenie. Conf. neurol. (Basel) 10, 33, (1949)
714. *Pick, Fr.:* Repercussion de l'impaludation de psychopathes sur la cristallisation spontanée de l'hémoglobine in vitro du sang frais. Bull. de la Soc. de Pathologie exotique 54, 1209, (1961)
715. *Pieper, J. & R. Faber:* Quick-Test bei Schizophrenie. Klin. Wschr. 31, 157—158, (1953)

716. *Di Pietro, D. & S. Weinhouse:* Glucose oxidation in rat brain slices and homogenates. Arch. Biochem. 80, 268, (1959)

717. *Pincus, G. & F. Elmadjian:* The lymphocytic response to heat stress in normal and psychotic subjects. J. clin. Endocrin. 6, 295, (1946)

718. *Pincus, G. & H. Hoagland:* Adrenal cortical responses to stress in normal men and in those with personality disorder. Part. I. Some stress response in normal and psychotic subjects. Part. II. Analysis of the pituitary adrenal mechanism in man. Amer. J. Psychiat. 106, 641 u. 651, (1950)

719. *Pincus, G., H. Hoagland, H. Freeman, F. Elmadjian & L. P. Romanoff:* A study of pituitary adrenocortical function in normal and psychotic men. Psychosomat. Med. 11, 74, (1949)

720. *Platania, S.:* Etiologia dell'amenza e della demenza precoce. Nota 5. Nuova contributo di recerche sierodiagnostiche de agglutonazione e primi saggi sul liquor. Osp. psychiatr. 9, 179, (1941). Ref. Zbl. 101, 506, (1942)

721. *Platania, P.:* Iperpiroterapia vaccinica endovenosa nelle psicosi schizofreniche e confusionali. Acta Neur. (Napoli) 1, (1946)

722. *Ploog, D.:* Der Sympatholtest im Verlauf endogener Psychosen. (Ein Beitrag zur Frage körperlich-seelischer Wechselbeziehungen.) Nervenarzt 24, 102—107, (1953)

723. *Podolsky, E.:* The chemistry of mental illness: Indian J. Psychiatr. 1, 108, (1958)

724. *Poggiali, A.:* Ricerche sul tasso ematico della fosfatasi alcalina in ammalati mentali. Neopsychiatr. 19/2, 184—193, (1953). Ref. Exzerpta Med. Neurol. Psychiatr. 8, 279, (1955)

725. *Poisner, A. M.:* Serum phenylalanine in schizophrenia. Biochemical genetic aspects. J. Nerv. Ment. Dis. 131, 74, (1960)

726. *Poloni, A.:* Azioni sulla diurese del liquor di depressi, maniaci e schizofrenici. Rass. Neuropsychiatr. (Salerno) 193—199, (1951). Ref. Zbl. ges. Neurol. 119, 195, (1952)

727. — Modificazioni del tracciato elettroencefalografico in soggetti trattati con il liquor di schizofrenici ed epilettici. Riv. Neurol. 24/5, 863—868, (1954). Ref. Excerpta Med. Neurol. Psychiat. 8, 667, (1955)

728. — Serotonina et schizofrenia. Cervello 31, 231—242, 271—294, 355—381, (1955)

729. *Poloni, A. & G. Maffezzom:* Cervello 28, 15, (1952)

730. *Pommé, B., C. Dastugue, P. Bastide & P. Besseyrias:* Reparation erythroplasmatique des activités transaminasiques G. O. T. et C. P. T. au cours du delirium tremens. Rev. Neurol. 102, 691, (1960). Ref. Zentrbl. ges. Neurol. Psychiat. 163, 18

731. *Pond, M. H.:* Some studies of the amino-acids in body fluids in patients with various forms of mental disease, by paper chromatography. J. ment. Sci. 96, 1048, (1950)

732. *Pope, A.:* Architectonic distribution of acetylcholin in the frontal isocortex of psychotic and non psychotic patients. Arch. Neurol. 68, 425, (1952)

733. — Enzymatic changes in mental diseases. In: Chapter 27 of The Biology of Mental Health and Disease. Paul B. Hoeber, Inc. New York 1952

734. *Pope, A., W. F. Caveness & K. E. Livingston:* Architectonic distribution of acetylcholinesterase in the frontal isocortex of psychotic and non-psychotic patients. Arch. Neurol. Psychiat. 68, 425, (1952)

735. *Pope, A., J. S. Meath, W. F. Caveness, K. E. Invingston & R. H. Thompson:* Histochemical distribution of cholinesterase and acid phosphatase in prefrontal cortex of psychotic and non-psychotic patients. Trans. Amer. Neurol. Ass. 74, 147, (1949)

736. *Pötzl, O.:* Die Wirkungsweise der Schockbehandlung. Wien. med. Wschr. 97, 11, (1947)

737. *Price, J. M., R. R. Brown & H. A. Peters:* Tryptophan metabolism in porphyria, schizophrenia and a variety of neurological and psychiatric diseases. Neurology (Minneapolis) 9, 456, (1959)

738. *Proctor, L. D., J. G. Dewan, B. H. McNeel:* Variations in the glucose tolerance, observations in schizophrenics before and after shock treatment. Amer. J. Psychiatr. 100, 652, (1943/44)
739. *Protopopov, V. P.:* Patofiziologiche-skiie osnovy ratsionalnot terapii shizofrenii (Pathophyologic basis of rational therapy of schizophrenia). Gos. medizdat. Kiev, p. 151, (1946). Zit. nach *J. Wortis:* Soviet psychiatry.
740. *Purpura, P. P.* Electrophysiological analysis of psychogenetic drug action. Arch. Neurol. Psychiat. (Chicago) 75, 122, (1956)
741. *Quadbeck, G. & W. Schmitt:* Zum Wirkungsmechanismus neuroplegischer Substanzen. Arch. exp. Pathol. Pharmak. 237, 94, (1959)
742. *Quastel, J. H. & W. T. Wales:* Lancet 11, 301, (1938)
743. — Lancet 1, 402 (1940)
744. — Proc. Roy. Soc. Med. 38, 677, (1945)
745. — The contribution of enzymology to neurochemistry. J. Nerv. Ment. Dis. 128 u. 381, (1959)
746. — (Ed.) Methods in medical research. Vol. 9. Year Book Med. Publ. Inc. Chicago 1961
747. *Quastel, J. H. & D. M. J. Quastel:* The chemistry of brain metabolism in health and disease. Springfield Ill. Ch. Thomas Pull. 1961
748. *Raffaelsen, O. J.:* Action of phenothiazine derivatives on carbohydrate uptake of isolated rat diaphragm and isolated rat spinal cord. Psychopharmacologia (Berlin) 2, 185, (1961)
749. *Rames, E. D. & W. Simon:* The rapid intravenous glucose tolerance test in psychiatric patients. Arch. Neurol. Psychiatr. (Chicago) 74, 40—45, (1955)
750. *Ramirez-del-Villar, E., J. Marategui, C. Bachmann & J. Vargas:* Niveles de acido neuroaminico total en el liquido cefalorraguidea. Estudios en sujetos normales y en esquizofrenicos. Nerv. Neuro.-psiquiat. 23, 473, (1960). Ref. Zbl. ges. Neurol. 163, 225
751. *Randall, L. O.:* J. biol. chem. 124, 481, (1938)
752. *Rappaport, D. A., P. R. Fritz, J. R. Allen & A. Moraczewski:* Nucleosid metabolism in brain extracts from rat, rabbit and Guinea pig. J. Neurochem. 6, 21, (1960)
753. *Rauch, H. J.:* Die Neurofibrillen der Großhirnrinde und ihre Veränderungen bei Epilepsie und Schizophrenie. Sitzung 11. 9. 1948, Jahresversammlg. dtsch. Neurol. & Psychiatr. Marburg/Lahn. Ref. Zbl. 107, 30, (1949)
754. *Ravin, H. A. & M. D. Altschule:* J. Ment. Sci. 88, 428, (1952)
755. — Serum cholesterinase activity in mental disease. Arch. Neurol. Psychiatr. (Chicago) 68, 645—650, (1952)
756. *Redetzki, H. & F. O. Bourke:* Action of monoamine oxidase inhibitors on dehydrogenases. Arch. int. Pharmacodyn. 130, 299, (1961). Ref. Zbl. ges. Neurol. 167, 12
757. *Reichlin, S. & M. G. Koussa:* Peripheral thyroxine metabolism in patients with psychiatric and neurogical diseases. Arch. gen. Psychiat. 1, 434, (1959)
758. *Relly, O. S.:* Observations on ceruloplasmin and methods for the determination. Neurology (Minneap.) 11, 259, (1961)
759. *Reiss, M.:* Untersuchungen über das endokrine Equilibrium von Geisteskranken. Arch. Psychiatr. Nervenkr. 187, (1952)
760. — Correlation between changes in mental states and thyroid activity after different forms of treatment. J. Ment. Sci. 100, 687—703, (1954)
761. — Psychoendocrinology. J. Ment. Sci. 101, 683, (1955)
762. — Endokrinologische Untersuchungen bei Schizophrenen. 5. Symposium dtsch. Ges. Endokrinologie 1958
763. — Endocrine research in psychiatry. III. Weltkongreß f. Psychiatr. Montreal 1961. Vol. I. 121
764. *Reiss, M., R. E. Hemphill, Gordon & Cook:* Regulation of urinary steroid excretion. 2. Spontaneous changes in the pattern of daily excretion in mental patients. Biochem. J. 45, 574, (1949)
765. *Reiss, M., S. R. Stitch:* The fractionation of urinary neutral 17-ketosteroids from chronic male schizophrenics. J. Ment. Sci. 100/420, 704—710, (1954)

766. *Rheingold, J. C.:* Psychosom. Med. 1, 397, (1939)
767. *Richter, D.:* Proc. Roy. Soc. Med. 33, 615, (1940)
768. — Recent progress in psychiatry. J. Ment. Sci. 74, (1944)
769. — Recent progress in psychiatry (Ed.: G. W. T. H. Fleming). Churchill, London 1950
770. — Biochemical aspects of schizophrenia. In: Schizophrenia: Somatic aspects, London, Pergamon, pp. 53—75, 1957
771. — Protein metabolism of the brain. Brit. Med. J. 5132, (1959)
772. *Richter, D. & R. P. Hullin:* Biochem. J. 48, 406, (1951)
773. *Richter, D. & M. Lee:* J. Ment. Sci. 88, 1, (1942)
774. — J. Ment. Sci. 88, 428, (1942)
775. *Riebeling, G.:* Pathophysiologie der Psychosen (1952—1953). Fortschr. Neurol. 22/5, 181—213, (1954)
776. — Pathophysiologie der Psychosen (1957—1958). Fortschr. Neurol. Psychiatr. 27, 427, (1959)
777. *Rieder, H. P.:* Zur Anwendung biologischer Tests im Rahmen der Schizophrenieforschung. Schweiz. Med. Wschr. 83/38, 1541—1543, (1953)
778. — Biologische Toxiditätsbestimmung pathologischer Körperflüssigkeiten. III. Prüfung von Urinextrakten Geisteskranker mit Hilfe des Spinnentestes. Psychiat. Neurol. 134, 378, (1957)
779. *Riegelhaupt, L. M.:* Investigations on the glyoxylic acid reactions on urine from schizophrenics and other psychotic patients. J. Nerv. & Ment. Dis. 123, 383, (1956)
780. *Rimbaud, L. und Mitarbeiter:* Maladie de Cushing et diéncephale. Presse méd. (Paris) 20, 10, (1946)
781. *Rinaldi, F.:* Gli accessi convulsivi degli schizofrenici (Rivista sintetica e studio clinico et elettroencefalografico di tre casi). Acta Neurol. Napoli 9, 455—484 (1954). Ref. Zbl. ges. Neurol. 132, 135, (1955)
782. *Rinkel, M., R. W. Hyde & H. C. Solomon:* Experimental Psychosis III. A chemical concept of psychosis. Dis. Nerv. System 15, 3, (1954)
783. *Rinkel, M., R. W. Hyde, H. C. Solomon & H. Hoagland:* Experimental psychiatry II. Clinical and physio-chemical observations in experimental psychosis. Amer. J. Psychiat. 111, 881—895, (1955)
783a. *Rinkel, K. & H. C. Solomon:* Chemical theories of psychosis. J. Clin Exper. Psychopath. 18, 323, (1957)
784. *Roberts, C. S., W. J. Turner & J. H. Huddleson:* Variations of blood diastase and glucose in depression. J. Nerv. Ment. Dis. 99, 250, (1944)
785. *Robinson, G. W. jr. & P. J. Shelton:* Incidence and interpretation of diabetic-like dextrose tolerance curves in nervous and mental patients. J. Amer. Med. Ass. 114, 2279, (1940)
786. *Romasenko, V. A.:* Histopathologic changes in hypertoxic schizophrenia (russisch). Z. Nevropat. Psychiatr. Moskva 53, 762—769, (1953). Ref. Excerpta Med. Neurol. Psychiat. 7, 847, (1954)
787. *Ronco, P., L. Munichi & P. Pappalardo:* Comportamento dell'tasso serico delle transaminasi ossalacetica e piruvica in alcune malattie mentali durante il carico endovena di acido glutamico e del sale sodico dell' acido alfa-cheto glutarico. Acta neurol. (Napoli) 16, 295, (1961). Ref. Zbl. 165, 11
788. *Rosenbaum, M., E. Roseman, Ch. D. Aring, E. B. Ferris:* Intercranial blood flow in dementia paralytica, cerebral artophy and schizophrenia. Arch. Neur. & Psychiat. 47, 793, (1942)
789. *Rothlin, E.:* Lysergic acid diethylamide and related substances. Ann. New York Acad. Sci. 66, 668, (1957)
790. *Rouleau, Y., G. Nadeau, J. Delage, M. Coulombe & M. Bouchard:* An appraisal of histamine therapy in schizophrenia. Amer. J. Psychiatr. 110, 856, (1954)
791. *Rowntree, D. W. & W. W. Kay:* Clinical biochemical and physiological studies in cases of recurrent schizophrenia. J. Ment. Sci. 98/410, 100—121, (1952)
792. *Rowntree, D. W., S. Nevin & A. Wilson:* The effects of diisopropylfluorophosphonate in schizophrenia and manic depressive psychoses. J. Ment. neurosurg. psych. 13, 47, (1950)

793. *Ruemmele, W.:* Vergleichende Untersuchungen am Bluteiweiß von klinisch gesunden und chronisch Katatonen. Conf. Neurol. (Basel) 14/1, 32—50, (1954)
794. *Ruffino, A., A. Adinolfi, G. Budillon & G. Capobianco:* Mechanism of inhibition of respiration by glyoxylate in liver and kidney particles. Biochem. J. 84, 82 P, (1962)
795. *Ruffino, A., A. Adinolfi & M. Romano:* Inhibitory effect of glyoxylate on the acetyl transfer in pigeon liver. Biochem. J. 84, 83 P, (1962)
796. *Rupli, A.:* Zum Problem der Desaminierung und Bestimmung von Ketonsäuren bei Schizophrenie. Conf. Neurol. (Basel) 14/6, 343—371, (1954)
797. *Rupp, Ch.:* General pathologic findings associated with cases of so-called functional psychoses. J. Nerv. Ment. Dis. 110, 419, (1949)
798. *Sacchi, L.:* Acta Neurol. 5, 679, (1950)
799. *Sacerdoti, G.:* Sull'istaminoterapia nelle psicosi: rilievi clinici e biologici: Note Psychiatr., Pesaro, 79/3, 271—294, (1953). Ref. Excerpta Med. Neurol. Psychiatr. 7, 908, (1954)
800. *Sacerdoti, G. & G. R. Vergo:* Il test dell'attività ovarica provocata nelle amenorree di malate mentali. Lav. Neuropsichiatr. 15/1, 57—70, (1954). Ref. Exc. Med. Neurol. Psychiat. 8, 1015, (1955)
801. *Sachs, J. & G. C. Culbreth:* Phosphate transport and turnover in the brain. Amer. J. Physiol. 165, 251, (1951)
802. *Sackler, A. M., M. D. Sackler & R. R. Sackler:* Non-convulsive biochemotherapy with histamine. A prel. report on the treatment of hospitalized schizoprenic, manic-depressive and involutional psychotics. J. Nerv. Ment. Dis. 110, 149, (1949)
803. *Sackler, R. R., M. D. Sackler, F. Marti-Ibanez, Co tui & H. W. von Ophuiszen:* Neuroendocrinologic basis for a metabolic concept of several psychiatric disorders. Int. Rec. Med. 166, 88—90, (1953)
804. *Sackler, M. D., R. H. Sanders, A. M. Sackler & R. R. Sackler:* Plasma glutamic acid levels in health and disease.. J. clin. exp. Psychopathol. 15, 26, (1954)
805. *Sakel, M.:* Zur Methodik der Hyperglykämiebehandlung von Psychosen. Wien. klin. Wschr. 49, (1936)
806. — Schizophrenia. New York 1958
807. *Sakel, M. & K. Dussig:* Ergebnisse der Hypoglykämiebehandlung der Schizophrenie. Z. ges. Neurol. Psychiatr. 155, (1936)
808. *Sakurada, Sh., Z. Tanaka & T. Sakurada:* Studies on protein-bound polysaccharides hexose (PBP) of the cerebrospinal fluid in neuropsychiatric fields. I. Method for quantitative measurement and survey in normal subjects and schizoprenic patients. Folia psychiatr. neurol. Jap. 14, 59, (1960)
809. *Salvatore, M.:* Ricerche sul potere amilolitico dei liquido organici (urine, sangue, liquore) nei malatti di mente. Rass. studi psychiat. 49, 349, (1960). Ref. Zbl. ges. Neurol. 160, 122
810. *Samorajski, T.:* The application of dephosphopyridine nucleotide diaphorase methods in a study of dorsal ganglia and spinal cord. J. Neurochem. (Oxford) 5, 349, (1960)
811. *Samson, F., D. Rahl & H. Himwich:* Study of the hypoglycemic brain. Arch. Neurol. Psychiat. (Chicago) 81, (1959)
812. *Sandion, R. A. & J. S. McGregor:* Year's experience of intravenous insulin in hypoglycemic shock. J. Ment. Sci. 88, 387—406, (1942)
813. *Sands, D. E.:* Some recent developments in psycho-endocrinology. J. clin. & exper. Psychopath. 17, 238, (1956)
814. *Sano, I.:* Über die kalte Millon Reaktion beim schizophrenen Formenkreis und dem Träger derselben. Fol. Psychiatr. Jap. 8, 218—231, (1954). Ref. Zbl. ges. Neurol. 133, 135, (1955)
815. *Santagati & T. de Sanctis:* Ricerche encefalografiche nella schizoprenia. Riv. sper. freniatr. 76, 603—638, (1952). Ref. Zbl. ges. Neurol. 121, 349, (1953)
816. *Saunders, J. C.:* Drugs, a tool for research in psychiatry J. ment. Sci. 107, 31, (1961)
817. *De Sauvage Nolting, W. J. J.:* A curious relation between schizophrenia and the vitamin C-content of blood during pre- and postnatal period. Fol. psy-

chiatr. Neerl. 55, 388—402, (1952). Ref. Excerpta Med. Neurol. Psychiatr. 6, 642, (1953)

818. — Vitamin C and schizophrenia. Geneesk. gids, Haag 31, 424—425, (1953). Ref. Excerpta Med. Neurol. Psychiatr. 7, 444, (1954)
819. *Scaccianoce, M.:* Valore dell' attività procain-esteraciso del siero di sangue come prova die funzionalità epatica. Prime ricerche in schizofrenici. Acta Neurol. Napoli 6, 735—740, (1951). Ref. Zbl. des. Neurol. 122, 154, (1953)
820. *Schapiro, A. K.:* An attempt to demonstrate a catatonigenic agent in cerebrospinal fluid of catatonic schizophrenic patients. J. Nerv. Ment. Dis. 123, 65, (1956)
821. *Scharenberg, K. & E. O. Brown:* Histopathology of catatonic states. A study with silver carbonate. J. Neuropath. (Baltimore) 13, 592—600, (1954)
822. *Scheid, K. F.:* Febrile Episoden bei schizophrenen Psychosen. Leipzig 1937
823. *Scheidegger, S.:* Der gegenwärtige Stand der anatomischen Erforschung der Schizophrenie. Confinia Neurol. (Basel) 5, 65, (1942)
824. — Liver tissue changes in schizophrenia (brief critical notes). J. Neuropath. (Baltimore) 12/4, 397—399, (1953)
825. *Scheinberg, I. H., A. G. Morell, G. S. Harris & A. Berger:* Concentration of ceruloplasmin in plasma of schizophrenic patients. Science 126, 925, (1957)
826. *Schmid, W.:* Zur Biochemie der monoaminooxydasehemmenden Substanzen. Psychiatr. & Neurol. (Basel) 140, 225, (1960)
827. *Schneck, J. M.:* Pyknolepsy: with a report of its occurence in a case of schizophrenia. J. Nerv. Ment. Dis. 102, 276, (1945)
828. *Schneider, R. A. & V. M. Zangari:* Psychosomat. Med. 13, 289, (1951)
829. *Schneider, W. C.* The distribution of succinic dehydrogenase, cytochrom oxydase, adenosine triphosphatase and phosphorus compounds in normal rat tissue. J. Biol. Chem. 165, 585, (1946)
830. *Schou, M.:* Biochem. Biophys. Acta 4, 422, (1950)
831. *Schou, H. T. & C. Trolle:* Acta psychiatr. 16, 243, (1941)
832. *Schultz, J. H.:* Mschr. Psychiat. Neurol. 35, 71, 128, (1914)
833. *Schwartz, A., H. S. Bachelard & M. McIlwain:* The sodium-stimulated adenosin triphosphatase activity and ohter properties of cerebral microsomal fractions and subfractions. Biochem. J. 84, 626, (1962)
834. *Seelich, F.:* Zur Frage der Reaktionswege des Stoffwechsels von Krebszellen. Vortrag Österr. Biochem. Ges. 1962
835. *Segal, jr. E.:* Zur Neurodynamik der Gefäßreflexe bei der halluzinatorisch-paranoiden Form der Schizophrenie. Z. Nevropat. i. t. d. 53, 182—190, (1953). Ref. Zbl. ges. Neurol. 126, 280, (1954)
836. *Seguin, F.:* Canad. Med. Ass. J. 64, 51, (1951)
837. *Seidel, K.:* Differente Zusammensetzung der Aminosäuren des menschlichen Gehirns u. d. peripheren Nerven. Verh. dtsch. Ges. inn. Med. 1959, 197. Ref. Zentralbl. Neurol. Psychiatr. 157, 91
838. *Selwyn, M. J.:* Soluble adenosin-triphosphatase of mitochondria. Biochem. J. 84, 62 P, (1962)
839. *Selye, H.:* Stress, Montreal 1950. First Annual Report on Stress, Montreal 1951
840. *Selye, H. & C. Fortsier:* Adaptive reaction to stress. Psychosomat. Med. 12, 149, (1950)
841. *Sem-Jacobsen, C. W.:* Electroencephalographic rhythm from the depth of the frontal lobes in 60 psychotic patients. Electroencephalogr. 7, 193—210, (1955)
842. *Sem-Jacobsen, C. W., M. C. Petersen, J. A. Lazerte, H. W. Dodge & C. B. Holman:* Intracerebral electrographic recordings from psychotic patients during hallucinations and agitation. Amer. J. Psychiatr. 112, 278—288, (1955)
843. *Sem-Jacobsen, C. W., M. C. Petersen, H. W. Dodge, H. H. Lynge, J. A. Lazerte & B. C. Holman:* Acta Psychiatr. K'hvn. Suppl. 106, 222—226, (1956)
844. *Serejsky, M.:* Z. ges. Neurol. Psychiat. 18, 491, (1913)
845. *Sharpe, J. S.:* J. Ment. Sci. 80, 75, (1934)
846. *Shattock, F. M.:* The somatic manifestations of schizophrenia. Aclinical study of their significance. J. Ment. Sci. (London) 96, 32, 142, (1950)
847. — Proc. Roy. Soc. Med. 43, 623, (1950)

848. *Shemin, D. & D. Rittenberg:* J. biol. Chem. 167, 875, (1947)
849. *Sherman, I. C., J. C. Mergener & A. A. Low.:* The comparative effects of coma doses of amorphous insulin administered intravenously and subcutanously to psychotic patients. Amer. J. Psychiat. 98, 77, (1941)
850. *Silferskiold, B. & S. Stenberg:* Blood sugar and cholesterol in electric shock. Acta psychiatr. neurol. K'hvn. 18, 339, (1943)
851. *Silhol, P.:* Paris méd. 23, 216, (1933). Zit. nach Keup
852. *Siverstein, A. & L. Kline:* Autonomic pharmacology in schizophrenia (Review of the literature and report of preliminary investigations). Arch. Neurol. Psychiat. (Chicago) 75, 389—399, (1956)
853. *Simon, W.:* Vasospasm of the radial arteries in schizophrenia. A report of two cases. The Military Surgeon 101, 290, (1947). Zit. nach Bleuler
854. *Simon, W. & J. T. Garvey:* Glucose tolerance in chronic schizophrenia and senile states. Arch. Neurol. Psychiatr. (Chicago) 65, 717—723, (1951)
855. *Sjövall, Th.:* Preliminary studies on a possible serum toxicity in schizophrenia. Acta psychiatr. Suppl. Bd. 47, 105, (1947)
856. *Slater, E. C. & A. Kemp jr.:* On the suggested requirement of adenosine triphosphate for the aerobic oxydation of succinate in rat-liver mitochondria. Biochem. J. 84, 65 P, (1962)
857. *Smith, K. & A. V. Moody:* Schizophrenia in the Siamese fighting fish. Dis. Nerv. System 17, 327, (1956)
858. *Smith, S.:* The problem of liver function in schizophrenia. J. Nerv. Ment. Dis. 120, 245—252, (1954)
859. *Sokoloff, L., S. Perlin, C. Kornetsky & S. S. Kety:* The effects of D'lysergic acid diethylamide on cerebral circulation and all-over metabolism. Ann. New York, Adad. Sci. 66, 468, (1957). Zit. nach Jackson
860. *Speijer, N.:* Influencing of a periodical psychosis („Degenerations psychose") in connection with haematologic and biochemical alterations. Mschr. Psychiatr. Neurol. 118, 69, (1949)
861. *Spett, K.:* Functional investigations on carbohydrate metabolism in schizophrenia (polnisch mit engl. Zusammenfasung). Neurol. Neurochir. Psychiatr. polska 3, 491—506, (1953). Zit. nach Bleuler
862. *Spiegal-Adolf, M., P. H. Wilcox & E. A. Spiegal:* Cerebrospinal fluid changes in electroshock treatment of psychoses. Amer. J. Psychiatr. 104, 697, (1948)
862a. *Spiel, W.:* Die endogenen Psychosen im Kindes- und Jugendalter. Bibliotheca psychiatrica fass. 113, Basel, Karger 1961
863. *Sporn, M. B., W. Dingman, A. Defalco:* A method for studying metabolic pathways in the brain of the intact animal. The conversion of proline to other amino acids. J. Neurochem. 4, 141, (1959)
864. *Staehelin, J. E.:* Über praeschizophrene Somatose. Schweiz. med. Wschr. 73, 215, (1953)
865. — Psychopathologie der Zwischen- und Mittelhirnerkrankungen. Schweiz. Arch. Neurol. 53, 374—395, (1944)
866. *Stadie, W. G.:* Current concepts of the action of insulin. Physiol. Rev. 34, 52, (1954)
867. *Stanbury, J. B., J. B. Wyngarden & D. S. Frederickson (Ed.):* The metabolic basis of inherited disease. New York, McGraw-Hill 1960
868. *Stancu, A. C., P. C. Clark & L. H. Snyder:* Studies in human inheritance. XXXIX. A statistical analysis of Rh-H2 incompatibility, with illustrative data from cases of dementia praecox. Ohio State Med. J. 43, 628, (1947). Zit. nach Bleuler
869. *Stauder, K. H.:* Arch. Psychiatr. Nervenkr. 102, 614, (1943)
870. *Stefanachi, L.:* Determinazioni dell'attività lattico-deidrogenasico sul siero e sul liquor di pazienti affetti da malattie neurologiche e psychiatriche. Rass. Studi psychiatr. 48, 929, (1959)
871. *Stein, M., E. Ronzoni & E. F. Gildea:* Physiological responses to heat stress and ACTH of normal and schizophrenic subjects. Amer. J. Psychiatr. 108, 450—455, (1951)
872. *Steiner, G. & A. Strauss:* In Bumkes Handb. 264, (1932). Zit. nach Keup

873. *Stennett, R. G. & C. R. Callowhill:* Mental health and the *Akerfeldt* test. Canad. psychiatr. Ass. J. 5, 1, (1960)
874. *Stern, E. S.:* J. Ment. Sci. 83, 408, (1937)
875. *Stevenson, I., A. J. Sanchez jr.:* The antidotal action of sodium succinate in the mescalin psychosis. Amer. J. Psychiatr. 114, 328, (1957)
876. *Stevenson, J. A. F., E. V. Metcalfe, G. E. Hobbs:* Eosinophile response in schizophrenic patients. Influence of the diurnal cycle and the type of schizophrenia. Arch. Neurol. Psychiatr. (Chicago) 70/6, 802—812, (1953)
877. *Stocker, S. B.:* Lancet 709, (1952)
878. *Stoll, W. A.:* Jodtraceruntersuchungen der Schilddrüse nach *Reiss* bei chron. Schizophrenie. Schweiz. Arch. Neurol. 77, 310—329, (1956)
879. *Stone, W. E., J. K. Tews & E. N. Mitchell:* Chemical concomitants of convulsive activity in the cerebrum. Neurology (Minneapol.) 10, 241, (1960)
880. *Struwe, E. F,:* Benzosäureentgiftung bei Schizophrenie (Untersuchungen mit der kombinierten Hipursäureprobe). Nervenarzt 27, 25—28, (1956)
881. *Surikov, M. P., G. K. Usharov, B. N. Il'ina, A. A. Verbliunskaia & L. K. Kholkhlov:* Glutathione in the treatment of mental patients. Zh. Nevropat. 57, 237, (1957). Zit. nach Jackson
882. *Svorad, D.:* Über die Beziehungen zwischen den tagesperiodischen Schwankungen des Glykogengehaltes im Gehirn und der vegetativen Reaktivität bei Ratten. Acta Neuroveg. (Wien) 20, 33, (1959)
883. *Szara, St.: Experientia 11, (1956)*
884. — Hallucinogenic effects and metabolism of tryptamine derivates in man. Fed. Proc. 20, 885, (1961)
885. *Szara, St. & J. Axelrod:* Hydroxylation and N-demethylation of N, N-dimethyltryptamine. Experientia 15, 216, (1959)
885a. *Szara, St., J. Axelrod & S. Perlin:* Is adrenochrom present in the blood? Amer. J. Psychiat. 115, 162, (1958)
886. *Szara, St. & L. Rockland:* Psychiological effects and metabolism of N, N-diethyltryptamine an hallucinogenic drug. Vortrag: 3. Weltkongreß f. Psychiatrie.
887. *Sze-Chuh Cheng:* A sensitive assay method for ADP and the determination of ATP, ADP and CrP in single nerve trunks. J. Neurochem. 7, 271, (1961)
888. *Takagaki, C., S. Hirano & Y. Nagata:* Some observations on the effect of D-glutamate on the glucose metabolism and the accumulation of potassium ions in brain cortex slices. J. Neurochem. 4, 124, (1955)
889. *Takahashi, Y.:* An enzymological study on brain tissue of schizophrenic patients. Carbohydrate metabolism. Part. I. Glucose Fol. psychiatr. Jap. 7, 214—237, (1953)
890. — An enzymological study on brain tissue of schizophrenic patients. Part II. Lactic acid. Fol. psychiatr. Jap. 7, 238—251, (1953)
891. — An enzymological study on brain tissue of schizophrenic patients. Carbohydrate metabolism. Fol. Psychiatr. Neurol. Jap. 7, 214, 238 u. 252, (1953)
892. *Takahashi, Y. & Y. Akabane:* Brain hexokinase activity. Arch. gen. psychiatr. 3, 674, (1960)
893. *Takahashi, Y. & F. Ogushi:* A biochemical study of schizophrenia. Report I. An enzymological study on brain tissue and serum of schizophrenic patients. Cholinesterase. Fol. Psychiatr. Jap. 6, 244—261, (1953)
894. *Tameka, Z. & J. Sakurada:* Clinico-biochemical studies on glutamic acid. Folia Psychiatr. Neurol. Jap. 12, (1958)
895. *Tatarenko, N. P.:* Zur Pathophysiologie der Schizophrenie. Z. Nevropat. 54, 710, (1954). Ref. Zbl. Neurol. Psychiatr. 189, (1955)
895a. *Tateska, J. H. & J. Katz:* Study of correlations between electroencephalographic and psychologic patterns in emotionally disturbed children. Psychosomat. Med. 17, 62, (1955)
896. *Taylor, I. M., J. M. Weller & A. B. Hastings:* Effect of cholinesterase and cholinacetylase inhibitors on the potassium concentrations gradient and potassium exchange of human erythrozytes. Amer. J. Physiol. 168, 659, (1952)

897. *Terao, T.:* Studies of amino-acid metabolism. Psychiat. Neurol. Jap. 60, 2061, Abstract 137, (1960)
898. *Thelle, P.:* Investigations in vitro of the turnover of acid labile phosphate in blood corpuscles of schizophrenics and normal persons. Acta Psychiatr. K'hvn. 28, 213—218, (1953)
899. *Thielmann & E. Blume:* Intrazelluläre Verteilung von Hexokinase und ATP in der Leber alloxandiabetischer Mäuse. Ztschr. Physiol. Chem. 328, 164, (1962)
900. *Thomas, J. C., B. Gilsenan & E. J. C. Hewitt:* Insulin shock therapy. I. Carbohydrate metabolism in schizophrenia. J. Ment. Sci. 85, 696, (1939)
901. *Tod, H.:* Biochem. J. 29, 914, (1935)
902. *Tod, H. & M. S. Jones:* Quart. J. Med. 6, 1, (1937)
903. *Todrick, A., A. C. Tait & E. F. Marshall:* Blood platelet 5-hydroxytryptamine levels in psychiatric patients. J. Ment. Sci. 106, 884, (1960)
904. *Torack, R. M., M. Besen & N. H. Beckel:* The localization of adenosintriphosphatase in capillaries of the brain as revealed by electron microscopy. Neurology (Minneapolis) 11, 71, (1961)
905. *Tourney, G., O. W. Nelson & J. S. Gottlieb:* Morphology of the testes in schizophrenia. Arch. Neurol. Psychiatr. (Chicago) 70, 240—253, (1953)
906. *Tower, D. B.:* Glutamic acid metabolism in the mammalian central nervous system. In: Preprint IV. Internat. Congress of Biochemie. Symposium III., 1
907. *Tower, D. B. & D. McEachern:* Acetylcholine and neuronal. activity: Cholinesterase patterns and aectylcholine in cerebrospinal fluids of patients with cranio-cerebral trauma. Canad. J. Research. 27, 105, (1949)
908. *Trautner, E. M., S. Gershon & G. E. Puerrheim:* Treatment of schizophrenia by combined barbiturate-succinate therapy. The Med. J. of Australia, July, 181, (1954)
909. *Trautner, E. M. & E. R. Trethewie:* The analytic effects of succinate in coma and in the confusional states. The Med. J. of Australia, December, 848, (1953)
910. *Tsuwoda, T.:* Effect of mescaline on respiration of cerebral tissue. Folia Psychiatr. neurol. Jap. 14, 156, (1960)
911. *Turner, W. J., S. Merlis & A. Carl:* Concerning theories of indoles in schizophrenigenesis. Amer. J. Psychiatr. 112, 466, (1955)
912. *Udenfriend, S., D. F. Bogdansky & H. C. Weissbach:* Metabolism of the nervous system. (Ed. D. *Richter*) London 1957
913. — Symposium 8, preprint nr. 5 Int. Congr. Biochemie, Vienna 1958
914. *Ullrich, M.:* Somatische Befunde bei der Schizophrenie und das Verhalten des Kupfer-Eisenspiegels. Diss. Jena 1942. Zit. nach Bleuler
915. *Urecchia, C. J. & Retezeanu:* Mschr. Psychiatr. Neurol. 105, 1923, (1942)
916. *Usunoff, G.:* Über einen Fall von Schizophrenie mit hämorrhagischen Erscheinungen. Arch. Psych. 114, 594, (1942)
917. *Utena, H. & T. Ezoe:* Jap. J. Psychiat. 52, 204, (1952). Zit. nach Richter
918. *Utter, M. F.:* Mechanismus der Hemmung der anaeroben Glykolyse im Gehirn durch Na-Ionen. J. Biol. Chem. 185, 499, (1950)
919. *Vargha, M., G. Y. Tass, I. Huszak:* Das Verhalten der Eosinophilenzahl in Schizophrenie-Fällen auf die Wirkung verschiedener Schockbehandlungen. Psychosomat. Neurol. Med. Psychol. 6/2, 29—35, (1954)
920. *Veech, R. L., M. D. Altschule, H. Sulkowitch & Ph. D. Holliday:* The urinary lead-acetate substances in schizophrenia. Arch. gen. Psychiatr. 3, 642, (1960)
921. *Viefhues, H.:* Über das Verhalten der Serumtryptasen bei der Schizophrenie. Ber. Kongr. Neurol. Tübingen 1947, S. 109, (1949)
922. *Vogel, F.:* Lehrbuch der allgemeinen Humangenetik. Berlin, Springer 1961
923. *Vogt, C. & O. Vogt:* Über anatomische Substrate. Bemerkungen zu pathoanatomischen Befunden bei Schizophrenen. Ärztl. Forschung 2, 101, (1948)
924. — Biologische Grundanschauungen; zugleich eine Basis für eine Kritik anatomischer Hirnveränderungen bei Schizophrenen. Ärztl. Forschung 2, 121, (1949)
925. — Vorbemerkungen zu einer ätiologischen Klassifikation der Schizophrenie und anderer „funktioneller" Psychosen. Psychiatr. Neurol. med. Psychol. 5, 1—2, 4—8, (1953)

926. — Altérations anatomiques de la schizophrénie et d'autres psychoses dites fonctionelles. Atti 1. Congr. internaz. Istopat. Sistema nerv. Roma 1, 515—532, (1954). Ref. Zbl. ges. Neurol. 133, 134, (1955)
927. *Voldet, G., G. Garrone & P. Schifferli:* Le test de Quick à l'acide hippurique et les épreuves protidiques sériques aspécifiques dans quelques psychoses. Schweiz. Med. Wschr. 83, 427—429, (1953)
928. *Waalke, T. P., A. Sjverdsma, C. R. Creveling, H. Weissbach & S. Udenfriend:* Serotonine, norepinephrine and related compounds in bananas. Science 127, 648, (1958)
929. *Wachsmuth, R.:* Das Leberproblem in der Psychiatrie. Ärztl. Forschung 9, I/424—422, (1955)
930. — Stoffwechsel und Schizophrenie. Ärztl. Forschung 13, (1959)
931. *Waelsch, H.:* Glutamic acid and cerebral function. Adv. in Protein Chem. 6, 299, (1951)
932. *Wagner-Jauregg, J.:* Die Einwirkung der Malaria auf die progressive Paralyse. Psychiatr. neurol. Wschr. (1918)
933. *Walker, D. G.:* The development of hepatic hexokinases after birth. Biochem. J. 84, 118 P, (1962)
934. *Weber, R.:* Ein Weg zur Isolierung basischer Fraktionen im Urin Schizophrener. Schweiz. Arch. Neurol. 71, 412—416, (1953)
935. — Zur Problematik einer chemischen Arbeitsrichtung der Schizophrenieforschung. Schweiz. Med. Wschr. 83/38, 1539—1541, (1953)
936. *Weiland, I. J.:* Biology of schizophrenia. Cincinnati J. of Med. 30, 426, (1949). Zit. nach Bleuler
937. *Weil-Malherbe, A.:* The action of glutamic acid in hypoglycaemic coma. J. Ment. Sci. 95, (1949)
938. — Die Chemie und der Stoffwechsel des Nervengewebes. In: 3. Collouium d. dtsch. Ges. f. physiol. Chemie, Berlin 1952
939. *Weil-Malherbe, A. & A. Bone:* The effect of insulin on the levels of adrenaline and noradrenaline in human blood. J. Endocrinol. 11, (1954)
940. *Weil-Malherbe, A. & D. W. Lidell:* J. Neurol. 17, 247, (1954)
941. *Weiner, N.:* The content of adenine nucleotides and creatin phosphate in brain of normal and anaesthetized rats: A critical study of some factors influencing their assay. J. Neurochem. 7, 251, (1961)
942. *Weinstein, M. R.:* Histopathological changes in the brain in schizophrenia. A critical review. Arch. Neurol. Psychiatr. (Chicago) 71/5, 539—553, (1954)
943. *Wendt, G. G. & W. Zell:* Schizophrenie und Fingerleistenmuster. Arch. Psychiatr. 186, 456—463, (1951)
944. *Werbin, H. S. M., L. Seldin, L. Cohen & J. S. A. Miller:* Effect of epinephrine on the adrenocortical activity of psychotic patients. Psychosomat. Med. (N. Y.) 14, 469—475, (1952)
944a. *Werner, H.:* Zit. nach Fortschritte der Arzneimittelforschung (V. Band). E. Jucker (Ed.), Sandoz AG., Basel
945. *Whitehorn, J. C.:* The effect of glucose upon blood phosphates in schizophrenia. J. Nerv. & Ment. Dis. 5, 257, (1928). Zit. nach *Altschule*
946. *Wiedron, W. S.:* Toxemia of pregnancy and schizophrenia. J. Nerv. & Ment. Dis. 120, 1—9, (1954)
947. *Wigert, V.:* Dementia praecox, ein Hauptproblem der Psychiatrie. Nord. Med. (Stockholm) 3, (schwed.) 1941. Ref. Zbl. 101, 246, (1942)
948. *Wikoff, H. L., R. L. Martin & Th. R. Marvin:* Bromine content in the blood in mental diseases. I. Dementia praecox. Arch. Neuro. & Psychiatr. 53, 305, (1945)
949. *Wilson, W. P., J. F. Schieve & P. Scheinberg:* Effect of series of electroshock treatment on cerebral blood flow and metabolism. Arch. Neurol. & Psychiat. 68, 651, (1952)
950. *Winkelman, N. W.:* Histopathology of mental disease. In: Chapter 28 of The Biology of Mental Health & Disease. Paul B. Hoeber Inc. New York, (1952)
951. *Winkelman, N. W. & M. H. Book:* Observations on the histopathology of schizophrenia. I. The cortex. Amer. J. Psychiatr. 105, 889, (1949)

952. *Winograd, A. I. & A. E. Renold:* J. Biol. Chem. 233, 267, (1958). Zit. nach Harper
953. *Winter, C. A. & L. Flataker:* Effect of blood plasma from psychotic patients upon performance of trained rats. Arch. Neurol. & Psychiatr. 80, 441, (1958)
954. *Witpf, H.:* Psychische Störungen bei sogenannter multipler Blutdrüsensklerose (Falta). Arch. Psychiatr. 180, 465, (1948)
955. *Wohlfahrt, S.:* Blutzucker und Pulsreaktionen beim therapeutischen Schock, sowie bei experimenteller Affektsteigerung. Mtschr. Psychiat. Neurol. 108, 121, (1943)
956. *Wolf, A. & D. Cowen:* Histopathology of schizophrenia and other psychoses of unknwon origin. In: Chapter 28 of The Biology of Mental Health and Disease. Paul B. Hoeber Inc. New York, (1952)
957. *Wollemann, M.:* Der Mechanismus der Succinyl-CoA-Synthese in Gehirnextrakten. Acta Physiol. Acad. Sci. Hung. 16, 153, (1959). Ref. Zbl. ges. Neurol. Psychiat. 158, 15
958. *Wong, J. T.:* The hippuric acid and liver function test in schizophrenia. J. Nerv. Ment. Dis. 102, 183, (1945)
959. *Wooley, D. W. & E. Shaw:* A biochemical and pharmacological suggestion about certain mental disorders. Science 119, 587, (1954)
960. — Some neurophysiological aspects of serotonine. Brit. Med. J. 2, 122—132, (1954)
961. *Wortis, J.:* Serum toxicity in various psychiatric disorders. Amer. J. Psychiatr. 116, 309, (1959)
962. *Wortis, J., K. M. Bowman & W. Goldfarb:* Human brain metabolism. Amer. J. Psychiatr. 97, 552, (1940)
963. *Wortis, J., E. Bueding & W. E. Wilson:* Proc. Soc. exp. Biol. Med. 43, 279, (1940)
964. *Yde, A. & E. Buelow-Johansen:* Einige Betrachtungen über die Harmodynamik bei Schizophrenie. Acta Psychiatr. 17, 207, (1942)
965. *Young, H. K., H. K. Berry, E. Beerstecher & J. S. Berry:* Metabolic patterns of schizophrenic and control groups. University of Texas Publ. no. 5109, (1951). Zit. nach Jackson
966. *Yuwiller, A., I. M. Jenkins & A. Dukay:* Serum oxidase tests and schizophrenia. Arch. gen. Psychiatr. 4, 395, (1961)
967. *Zara, E.:* Ricerche sul ricambio della vitamina C nei dementi precoci. 2. Sul comportamento e sul significato del rapporto acido ascorbico/acido deidroascorbico urinario. Osp. psichiatr. 9, 409, (1961). Ref. Zbl. 102, 394, (1942)
968. *Zaushkevich, T. D. & R. M. Shulgina:* Thiocyanate compounds in the urine of schizophrenics. J. Ment. Sci. 88, 578, (1942)
969. *Zeise, W.:* Über den Einfluß der Glutaminsäure auf das irreversible Insulin Koma. Arch. Psychiatr. Nervenkr. 194, (1953)
970. *Zeitlhofer, J., H. Tschabitscher & Th. Wanko:* Zur Pathologie des protrahierten Insulinschocks. Wien. Z. Nervenheilk. 9, (1954)
971. *Zeller, E. A., J. Bernsohn, W. M. Inskip & J. W. Lauer:* On the effect of a monoamine oxidase inhibitor on the behaviour and tryptophan metabolism of schizophrenic patients. Naturwissenschaften 44, 427, (1957)
972. *Ziegler, E.:* Messung und Bedeutung des Redoxpotentials im Blut in vivo und in vitro. Aulendorf i. Württ. Edition, Cantor 1960
973. *Zimmermann, R.:* Z. ges. Neurol. Psychiatr. 22, 266, (1914); 34, 1, (1916)
974. *Zimmermann, F. H. & M. Th. Mae & Eaton:* The cephalin-cholesterol flocculation test in schizophrenia. Amer. J. Psychiatr. 105, 225, (1948)
975. *Zubiani, A. & M. Beluffi:* Contributo allo studio dell potere cholinesterasico del siero di sangue nella schizophrenia. Osped. Maggiore 39/5, 233—242, (1951). Ref. Excerpta Med. Neurol. Psychiatr. 5, 680, (1952)
976. *Zurabasvili, A. D.:* Über die cerebralen Grundlagen der Schizophrenie im Lichte der Elektroenphaleographie. Nevropat. i. t. d. 18, 3, 9—16, (russisch). Ref. Zbl. ges. Neurol. Psychiat. 111, 31, (1950)

SACHVERZEICHNIS